W0067641

Anamnese und Untersuchung

Owen Epstein MB BCh FRCP
Consultant Physician and Gastroenterologist,
Royal Free Hospital NHS Trust, London, UK

G. David Perkin BA MB FRCP
Consultant Neurologist,
Regional Neurosciences Centre,
Charing Cross Hospital, London, UK

John Cookson MD FRCP
Professor of Medical Education,
Hull and York Medical School,
University of York, York, UK

David P. de Bono (verstorben)

Deutsche Bearbeitung von Prof. Dr. Dr. h.c. mult. K. Kochsiek, Würzburg

übersetzt von Renate FitzRoy
MSc Transl. & Technol. (MITI),
St. Andrews, Schottland

1. deutsche Auflage
entspricht der 3. englischen Auflage

126 Abbildungen in 167 Einzeldarstellungen

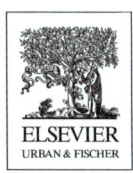

ELSEVIER
URBAN & FISCHER

URBAN & FISCHER
München · Jena

Zuschriften und Kritik bitte an:
Elsevier GmbH, Urban & Fischer Verlag, Lektorat Medizinstudium, Karlstraße 45, 80333 München
medizinstudium@elsevier.de

Titel der Originalausgabe: Pocket Guide to Clinical Examination. Third Edition by Epstein, Perkin, Cookson and de Bono. ISBN 0-7234-3230-9

MOSBY
An imprint of Elsevier Limited.
© 2004, Elsevier Science Limited. All rights reserved.

Diese Ausgabe wird mit Lizenz von Elsevier Science Limited herausgegeben und wurde im Auftrag der Elsevier GmbH, München, übersetzt. Für die korrekte Übersetzung ist allein die Elsevier GmbH, München, verantwortlich und nicht Elsevier Science Limited.

Wichtiger Hinweis für den Benutzer
Die Erkenntnisse in der Medizin unterliegen laufendem Wandel durch Forschung und klinische Erfahrungen. Herausgeber und Autoren dieses Werkes haben große Sorgfalt darauf verwendet, dass die in diesem Werk gemachten therapeutischen Angaben (insbesondere hinsichtlich Indikation, Dosierung und unerwünschter Wirkungen) dem derzeitigen Wissensstand entsprechen. Das entbindet den Nutzer dieses Werkes aber nicht von der Verpflichtung, anhand der Beipackzettel zu verschreibender Präparate zu überprüfen, ob die dort gemachten Angaben von denen in diesem Buch abweichen und seine Verordnung in eigener Verantwortung zu treffen.

Wie allgemein üblich wurden Warenzeichen bzw. Namen (z.B. bei Pharmapräparaten) nicht besonders gekennzeichnet.

Bibliografische Information Der Deutschen Bibliothek
Die Deutsche Bibliothek verzeichnet diese Publikation in der Deutschen Nationalbibliografie; detaillierte bibliografische Daten sind im Internet unter http://dnb.ddb.de abrufbar.

Um den Textfluss nicht zu stören, wurde bei Patienten und Berufsbezeichnungen die grammatikalisch maskuline Form gewählt. Selbstverständlich sind in diesen Fällen immer Frauen und Männer gemeint.

Planung und Lektorat: Dipl.-Biol. Susanne Szczepanek, Nathalie Blanck
Redaktion: Dr. med. Sibylle Tönjes, Kiel
Herstellung: Cornelia Reiter
Satz: abavo GmbH, Buchloe
Druck und Bindung: Appl, Wemding
Umschlaggestaltung: SpieszDesign, Neu-Ulm
Titelfotografie: Fontshop

Gedruckt auf Nopacout prestige 90 g

ISBN-10 3-437-41083-0
ISBN-13 978-3-437-41083-3

Aktuelle Informationen finden Sie im Internet unter www.elsevier.com und www.elsevier.de

Inhaltsverzeichnis

Inhaltsverzeichnis

Vorwort des Bearbeiters der deutschen Ausgabe

Neben der Erhebung der Anamnese ist die sorgfältige klinische Untersuchung das wichtigste und aussagekräftigste Diagnostikum der Medizin.

Dieser Satz hat auch im Zeitalter modernster biochemischer und bildgebender Verfahren seine Gültigkeit nicht verloren. Die klinische Untersuchung ist die Grundlage für alle weiterführenden Maßnahmen. Sie hat damit auch eine bedeutsame ökonomische Funktion. Mit der klinischen Untersuchung wird aber auch die Basis gelegt für das Vertrauen des Patienten zu seinem Arzt. Ohne dieses Vertrauensverhältnis bleibt jede ärztliche Tätigkeit Stückwerk.

Mit dem vorliegenden Leitfaden zu **Anamnese und Untersuchung** soll das Interesse für die Untersuchungen mit den fünf Sinnen geweckt und ihre Bedeutung für die ärztliche Tätigkeit herausgestellt werden. Es soll Studenten als angehende Ärzte ebenso ansprechen wie Kollegen am Krankenbett oder in der Praxis.

Prof. Dr. Kurt Kochsiek
Würzburg

Vorwort der englischen Ausgabe

The third edition of *Pocket Guide to Clinical Examination* builds on its reputation as a handy reference to the parent book in this series, *Clinical Examination,* 3rd edn. The pocket book contains the core information necessary to take a thorough history and conduct a full physical examination. Like the parent textbook, this pocket guide is richly illustrated in full colour and includes numerous icon boxes which both summarise important information and provide a framework for quick revision. The book is designed to be easily portable, and this third edition contains more content and is designed to be more durable than its predecessor.

O.E.
London

Übersicht der Themenkästen

 Symptome und Befunde

 Risikofaktoren

 Differenzialdiagnostik

 Untersuchung älterer Patienten

 Zusammenfassung

 Fragen an den Patienten

 Notfall

Übersicht der Differenzialdiagnosen

Übersicht der Differenzialdiagnosen

1 Dokumentation und Anamneseerhebung

Bevor man mit der klinischen Untersuchung beginnt, muss man unbedingt wissen, was eine Patientenakte enthalten muss: eine ausführliche Anamnese, klinische Untersuchungsbefunde und Planungen für weiterführende Untersuchungen sowie für die Therapie.

1.1 Problemorientierte Patientenakte (POMR)

POMR steht für Problem-oriented Medical Record und umfasst die Strukturierung einer patientenbegleitenden Dokumentation (☞ Abb. 1.1). Von großer Bedeutung ist der Verlauf der klinischen Symptomatik und anderer Auffälligkeiten des Patienten sowie eine genaue Dokumentation der klinischen und laborchemischen Untersuchung und der Behandlungspläne. Zum POMR gehört auch ein Verlaufsdiagramm mit allen klinischen und biochemischen Messwerten.

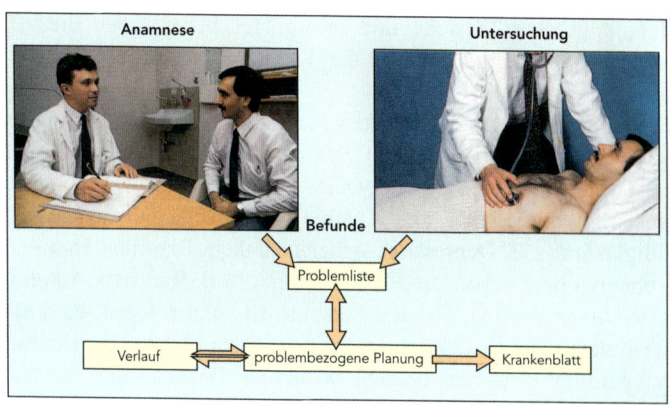

Abb. 1.1 Problem-oriented Medical Record (POMR)

Anamnese

Mit der Anamnese wird durch gezielte Fragestellung ein individuelles Beschwerdeprofil des Patienten erstellt. Am Ende des ersten Patientengesprächs sollten Sie ein klares Bild von der Persönlichkeit des Patienten, seinem sozialen Umfeld und seinen klinischen Beschwerden haben und Sie sollten in der Lage sein, Überlegungen zur Differenzialdiagnostik anzustellen.

Zur Anamnese gehören Fragen über aktuelle Beschwerden, sozialen Hintergrund, Ausbildung, beruflichen Werdegang, individuelle Gewohnheiten, Reisen, familiäres Umfeld und Familienanamnese sowie über Erkrankungen der Hauptorgansysteme.

Untersuchung

Die Untersuchung bestätigt oder widerlegt die aufgrund der Anamnese gestellte Verdachtsdiagnose. Die erhobenen Befunde werden in der Krankenakte dokumentiert. Sie dienen als Grundlage zur Erstellung einer detaillierten Auflistung der Probleme.

Erstellen einer Krankenakte (☞ Tab. 1.1)

Teilen Sie die Beschwerden ein in akute, bei denen unmittelbarer Handlungsbedarf besteht, und in weniger bedeutsame, die z.B. schon abgeklärt sind, aber für den Krankheitsverlauf relevant sein könnten.

Zu den **Einträgen** in die Krankenakte können gesicherte Diagnosen gehören (z.B. Colitis ulcerosa), Symptome (z.B. Dyspnoe), körperliche Untersuchungsbefunde (z.B. systolisches Austreibungsgeräusch), Laborbefunde (z.B. Anämie), psychische und soziale Auffälligkeiten (z.B. Depression, Arbeitslosigkeit, Ehe- und Familienprobleme) oder besondere Risikofaktoren (z.B. Rauchen, Alkohol- oder Drogenabusus). Die Krankenakte ist so anzulegen, dass alle **Veränderungen** berücksichtigt werden können, ohne dass ein Eintrag gelöscht zu werden braucht, wenn neue Befunde eine Revision der bisherigen Beurteilung erfordern. Damit alle Einträge korrekt und auf dem neuesten Stand sind, muss die Krankenakte ständig überarbeitet werden.

Tab. 1.1   Liste der Beschwerden, erstellt am 9. Januar 2002

Name des Patienten			Krankenhaus	
Nr.	Aktuelle Beschwerden	Datum	Frühere Beschwerden	Datum
1	Ikterus (Jan. 02)	9.1.02		
2	Anorexie (Dez. 02)	9.1.02		
3	Gewichtsverlust	9.1.02		
4	Rezidivierende rektale Blutungen	9.1.02		
5	Rauchen (seit 1980)	9.1.02		
6	Arbeitslos	9.1.02		
7	Stottern	9.1.02		
8			Duodenal-ulkus (1986)	9.1.02
9				
10				

Erste problemorientierte Planung

Die Krankenakte wird so aufgebaut, dass sich aus ihr ohne größere Schwierigkeiten die Therapieplanung ableiten lässt, wobei vier Aspekte berücksichtigt werden müssen:

- **Diagnostische Untersuchungen.** Schreiben Sie neben jedes Symptom die Differentialdiagnosen und entwerfen Sie den Ablauf der weiterführenden Untersuchungen in einer logischen Reihenfolge – am Krankenbett oder auf Station durchzuführende Untersuchungen, konventionelle Röntgenaufnahmen, Ultraschall, Blutuntersuchungen und spezielle bildgebende Verfahren
- **Verlaufsbeobachtung.** Überlegen Sie, welche Symptome ständig überwacht werden müssen. Dokumentieren Sie die entsprechenden Untersuchungen und legen Sie fest, in welchen Abständen sie wiederholt werden sollen.
- **Therapie.** Ist eine medikamentöse Behandlung indiziert, dokumentieren Sie Präparat und Dosierung.
- **Patientenaufklärung.** Ein Patient, der seine Erkrankung, ihren wahrscheinlichen Verlauf und die Wirkung der Behandlung versteht, hat eine positivere Einstellung zu seiner Erkrankung.

Verlaufsdokumentation (SOAP)

Die POMR liefert einen klar strukturierten Standard für die Aufzeichnung des weiteren Verlaufs:

- **Subjektiv (S):** Aufzeichnung aller Änderungen in der Symptomatik des Patienten.
- **Objektiv (O):** Aufzeichnung aller Änderungen der körperlichen Befunde und anderer Untersuchungsergebnissen, die für Diagnose, Verlauf und Therapie relevant sein könnten.
- **Analyse (A):** Prüfen Sie, ob die vorliegenden Informationen die Verdachtsdiagnose bestätigen oder eine Änderung der Beurteilung erforderlich machen.
- **Planung (P):** Überdenken Sie, ob und wie die ursprüngliche Planung abgewandelt werden muss.

Tabellen

Mit Tabellen lassen sich die Daten übersichtlich aufzeichnen, so dass auf einen Blick Trends und Entwicklungen erfasst werden können (☞ Tab. 1.2). Ebenso informativ können Diagramme sein (☞ Abb. 1.2).

Tab. 1.2 Beispiel für eine Tabelle

Datum	9.1.02	11.1.02	13.1.02	14.1.02	7.2.02	14.2.02
Untersuchung (Normalwerte)						
Bilirubin (0,1–1mg/dl))	13,7	11,2	7,6		1,6	0,6
GOT (10–50 U/l)	1425	1038	625		65	29
GPT (10–50 U/l)	1778	1211	764	ENTLASSEN	72	35
Albumin (3,5–5,5 g/dl)	4,4	4,2	4,2		4,6	4,7
Quick (70–130%)	74	73	79		96	95
Hämoglobin (14–18 g/dl)	14,3	14,5	13,9		14,2	14,8
Harnstoff (10–50 mg/dl)	17	26	31		29	35

1

Tab. 1.2 Beispiel für eine Tabelle (Fortsetzung)

Datum	9.1.02	11.1.02	13.1.02	14.1.02	7.2.02	14.2.02
Untersuchung (Normalwerte)						
Blutzucker (60–110 mg/dl)	68	78	75	ENTLASSEN	80	77
Hepatitistest			HbA-IgM +			
Cholesterin (130–220 mg/dl)			211			217

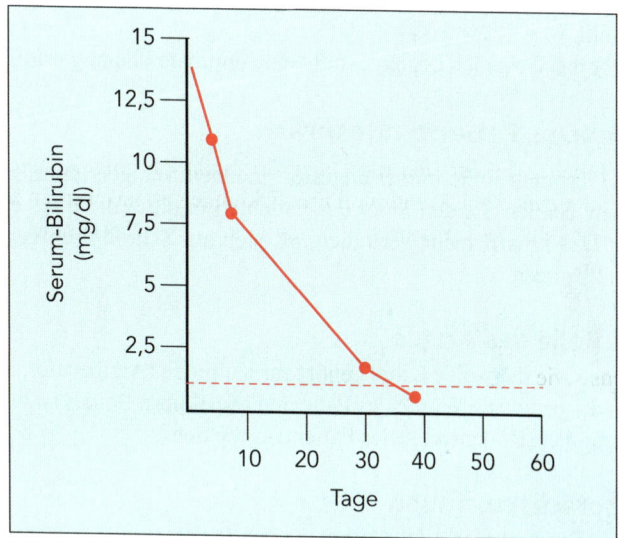

Abb. 1.2 Beispiel für ein Diagramm, das den Rückgang der Bilirubin-werte im Rahmen einer akuten Hepatitis A darstellt.

1.2 Schweigepflicht

Die klinischen Aufzeichnungen enthalten vertrauliche Informationen, die unbedingt geschützt werden müssen. Stellen Sie sicher, dass der Zugang zu den Krankenakten einer Kontrolle unterliegt und nur Personen, die direkt mit der Pflege und Behandlung von Patienten zu tun haben und die damit der Schweigepflicht unterliegen, die Akten einsehen und Eintragungen vornehmen können.

1.3 Gesprächstechnik und Anamneseerhebung

Im Gespräch werden sowohl offene, als auch geschlossene Fragen gestellt.
Bevor das Gespräch beginnt, sollte eine optimale Planung erfolgen.

1.4 Das Patientengespräch

Das Gespräch sollte immer ungestört in einem ruhigen Raum stattfinden. Stellen Sie den Stuhl des Patienten in die Nähe Ihres eigenen. Das schafft mehr Vertrauen, als sich am Schreibtisch gegenüber zu sitzen.

Die Rolle des Arztes

Ebenso wie der weiße Kittel gehört zur Kultur des Arztberufes, dass man die personale Würde des Patienten respektiert. Beides ist wichtig, für das „Rollenspiel" des Patientengesprächs.

Gesprächseröffnung

Bitten Sie zu Anfang des Gesprächs den Patienten in einer offenen Frage, seine Beschwerden zu beschreiben und fassen Sie dann seine Äußerungen zusammen.

Anamnese
Vorgeschichte der aktuellen Beschwerden

Aus der einleitenden Frage folgen konsekutiv weitere Fragen, so dass sich ein strukturiertes Schema entwickelt. Symptome, die von einem bestimmten Organsystem ausgehen, sind in der Regel an einer typischen Stelle zu lokalisieren und haben einen typischen Charakter. Erfragen Sie die lokalen Symptome, wann und wie sie begonnen haben, ob sie sich verstärken oder abschwächen und welche Faktoren für eine Verschlimmerung oder Erleichterung verantwortlich sind.

Verwenden Sie zur Abklärung von Schmerzen das nachfolgende Schema:

 Symptome und Befunde
Vier grundlegende Fragen, die in der Anamnese beantwortet werden sollten:

- Von welchem Organ oder welchen Organen gehen die Symptome aus?
- Was ist die wahrscheinliche Ursache?
- Gibt es irgendwelche Risikofaktoren?
- Liegen Komplikationen vor?

Sozialanamnese

Erkundigen Sie sich nach Schulbildung, zurückliegender und augenblicklicher beruflicher Tätigkeit. Machen Sie sich ein Bild von der Kontaktfähigkeit des Patienten, erkundigen Sie sich nach Freundschaften, Partnerbeziehungen und Familienverhältnissen.

Berufsanamnese

Erkundigen Sie sich nach den Bedingungen am Arbeitsplatz. Diese können von entscheidender Bedeutung sein, wenn der Verdacht besteht, dass der Patient am Arbeitsplatz einer besonderen Gefährdung ausgesetzt ist.

Medikamentenanamnese

Erkundigen Sie sich nach rezeptfreien Medikamenten. NSAID lösen häufig Verdauungsstörungen aus, kodeinhaltige Analgetika Verstopfung und Antihistaminika können Benommenheit verursachen. Erkundigen Sie sich nach Medikamentenallergien und dokumentieren Sie diese sorgfältig.

Fragen Sie den Patienten auch nach Drogenkonsum.

Tabakkonsum

Fragen Sie den Patienten, was, wie viel und wie lange er schon raucht. Ist der Patient Exraucher – wann hat er aufgehört und wie lange war oder ist er abstinent?

Alkoholkonsum

Angaben zum Alkoholkonsum sind oft wenig verlässlich mit einer Tendenz, die tatsächliche Menge zu unterschätzen. Rechnen Sie die Menge in Einheiten aus. Durch bestimmte Fragen lässt sich auf Abhängigkeit schließen, ohne dass der Patient genaue Mengenangaben machen muss. Erkundigen Sie sich nach morgendlicher Übelkeit, Erbrechen und Tremor, die alle typisch für eine bestehende Abhängigkeit sind. Kommt der Patient an manchen Tagen auch ohne Alkohol aus?

 Symptome und Befunde
Alkohol-Einheiten

Eine Einheit (10–15 g reiner Alkohol) entspricht etwa
- 1 Glas Bier (340 ml)
- 1 Glas Wein (115 ml)
- 2 Gläsern Spirituosen (43 ml)

Reiseanamnese

Fragen Sie den Patienten, ob er in letzter Zeit eine Fernreise unternommen hat. Wenn ja, erkundigen Sie sich, welche Länder der Patient besucht hat und wie die Hygienestandards waren.

 Risikofaktoren
Reisen

Virale Infektionen
- Hepatitis A, B und E
- Gelbfieber
- Tollwut
- Poliomyelitis

Bakterielle Infektionen
- Salmonellen
- Shigellen
- Enteropathogene Escherichia coli
- Cholera

- Meningitis
- Tetanus
- Borreliose, Lyme-Disease

Von Parasiten und Protozoen verursachte Erkrankungen
- Malaria
- Schistosomiasis (Bilharziose)
- Trypanosomiasis (Schlafkrankheit, Chagas-Krankheit)
- Amöbiasis

1

Häusliche Verhältnisse

- Lebt der Patient alleine? Wird er von Gemeindeeinrichtungen oder Familienmitgliedern unterstützt?
- Kann sich der Patient selbst versorgen – sich waschen, sich rasieren, kochen?
- Welche finanziellen Auswirkungen hat die Erkrankung für den Patienten oder seine Angehörigen?

Familienanamnese

Ist irgendein Familienmitglied relativ früh verstorben? Wenn ja, an welcher Ursache? Bei Verdacht auf eine erbliche Erkrankung (z.B. Chorea Huntington) kann ein Stammbaum weiterhelfen (☞ Abb. 1.3). Deutet das Vererbungsmuster auf eine rezessiven Erbgang hin, fragen Sie nach einer Blutsverwandtschaft der Eltern.

 Differenzialdiagnostik
Häufige familiär gehäuft auftretende Erkrankungen

- Hyperlipidämie (ischämische Herzerkrankung)
- Diabetes mellitus
- Hypertonie
- Myopie
- Alkoholismus
- Depression
- Osteoporose
- Krebserkrankungen (Darm, Ovarien, Mamma)

Organanamnese

Gehen Sie nach einem festen Schema vor, damit sie kein Organsystem vergessen!

Kardiovaskuläres System

- Schmerzen im Brustkorb
- Dyspnoe
- Ödeme an den Sprunggelenken
- Palpitationen

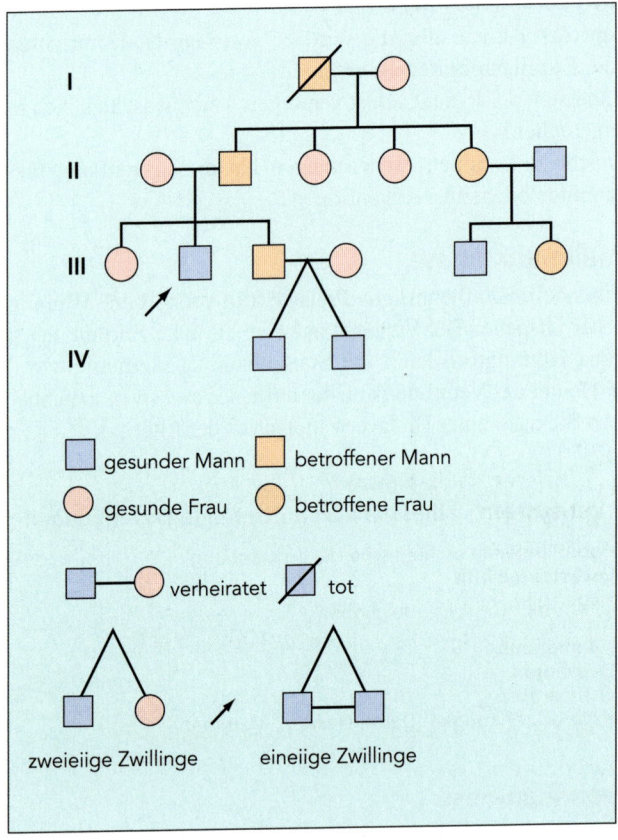

Abb. 1.3 Standard-Familienstammbaum

Respiratorisches System

- Husten
- Hämoptyse
- Kurzatmigkeit
- Schmerzen

Gastrointestinales System
- Gewichtsveränderungen
- Abdominalschmerz
- Erbrechen
- Meteorismus und Sodbrennen
- Dysphagie
- Stuhlgewohnheiten

Urogenitales System
- Häufigkeit des Wasserlassens. Drücken Sie den Befund als Verhältniswert aus: Tag/Nacht = 6−8/0−1
- Schmerzen
- Störungen der Blasenfunktion
- Menstruation
- Sexuelle Aktivität

Nervensystem
- Kopfschmerz
- Bewusstlosigkeit
- Schwindel und Benommenheit
- Störungen der Sprache und verwandter Funktionen
- Gedächtnis

Hirnnervensymptome
- Sehstörungen
- Doppeltsehen
- Taubheitsgefühl im Gesicht
- Gehörverlust
- Oropharyngeale Dysphagie
- Motorische oder sensorische Störungen der Extremitäten
- Koordinationsstörungen

Endokrinologische Anamnese
- Diabetes mellitus (Polydipsie, Polyurie)
- Hyper- oder Hypothyreose

Bewegungsapparat

- Schmerzen in Knochen oder Gelenken
- Schwellung, Empfindlichkeit, Rötung
- Einzelnes Gelenk betroffen oder diffuse Symptomatik

Haut

- Exanthem
- Pruritus
- Chemikalien oder Kosmetika

Beschwerdebilder

Depression und Demenz

Zu Beginn einer Demenz sind die Patienten oft noch einsichtig und auch noch über länger zurückliegende Ereignisse orientiert (Langzeitgedächtnis). Typisch für die Alzheimer-Krankheit ist die fehlende Einsicht und die Unfähigkeit, den Gedächtnisverlust zu realisieren. Dies steht in Gegensatz zur Altersdemenz, bei der der Patient sich oft Sorgen um seinen Gedächtnisverlust macht. Beziehen Sie Verwandte, Freunde und Betreuer in die Beurteilung ein (Fremdanamnese).

 Untersuchung älterer Patienten
Anamneseerhebung

Die Aufnahme der Krankengeschichte älterer Patienten kann mit besonderen Problemen verbunden sein. Denken Sie an Folgendes:

Schwerhörigkeit
- Bei älteren Menschen weit verbreitet.
- Ein Hörgerät kann helfen.
- Wichtig: sprechen Sie langsam und deutlich.
- Schauen Sie den Patienten an und vermeiden Sie Nebengeräusche.
- Nötigenfalls können Sie Ihre Fragen in großen Buchstaben aufschreiben.

Sehbehinderung
- Bei älteren Menschen sind Katarakte, Glaukome und Makuladegeneration häufig.
- Sorgen Sie für gute Beleuchtung.
- Lassen Sie den Patienten von einem Helfer oder Betreuer ins Sprech- und Untersuchungszimmer und wieder hinaus begleiten.

Untersuchung älterer Patienten (Fortsetzung)
Anamneseerhebung

Demenz
- Demenz tritt häufig bei Patienten auf, die physisch fit und gesund erscheinen.
- Typisch sind Vergesslichkeit, Wiederholung und unangemessene Antworten.
- Oft wird die Demenz zuerst von Verwandten, Freunden und Betreuern bemerkt.

Folgende Aspekte sind wichtig bei der Anamnese älterer Patienten:
- Häusliche Umgebung und allgemeine Lebensumstände
- Verfügbarkeit von sozialen Betreuungsdiensten
- Betreuungsmöglichkeiten durch die Familie
- Wirtschaftliche Lage – Rente
- Mobilität im Haus und außer Haus
- Genaue Medikamentenanamnese – Einhaltung der Medikation?
- Versorgung mit sauberer Wäsche
- Testament

Zusammenfassung
Anamnese

- Begrüßung
- Beachten Sie die Körpersprache des Patienten.
- Fangen Sie mit offenen Fragen an.
- Erfragen Sie die Vorgeschichte der augenblicklichen Beschwerden mittels geschlossener Fragen:
  - Welches Organsystem ist betroffen?
  - Wahrscheinliche Ursache?
  - Prädisponierende Faktoren?
  - Komplikationen?
- Sozialanamnese
- Medizinische Anamnese
- Ausbildung
- Arbeitsplatz
- Medikamente, Drogen und Tabak
- Alkoholkonsum
- Auslandsreisen
- Persönliche Umstände
- Familienanamnese
- Organanamnese
  - Kardiovaskuläres System
  - Respirationstrakt
  - Gastrointestinaltrakt
  - Urogenitaltrakt
  - Nervensystem
  - Endokrines System
  - Bewegungsapparat
  - Haut und Haare

2 Allgemeine Untersuchung

Die Untersuchung beginnt bereits, wenn sie den Patienten zum ersten Mal sehen. Gesichtsausdruck, Klang der Stimme und Körperhaltung können z.B. auf eine Depression hinweisen, auch wenn der Patient nicht über eine depressive Stimmungslage klagt.

Die **körperliche Untersuchung** schließt sich unmittelbar an die Anamnese an und stützt sich auf Ihre Hauptsinnesorgane – auf Sehen, Hören und Tasten. Inspektion, Palpation, Perkussion und Auskultation sind die Grundlage der körperlichen Untersuchung für jedes Organsystem.

Die körperliche Untersuchung beginnt mit einer allgemeinen Untersuchung, gefolgt von der Untersuchung von Haut, Kopf und Hals, Herz und Lunge, Abdomen, Bewegungsapparat und Nervensystem.

2.1 Erste Eindrücke bei der allgemeinen Untersuchung

Stellen Sie bei der ersten Begegnung fest, ob der Patient gesund oder krank aussieht und ob es **körperliche Auffälligkeiten** gibt. Beobachten Sie seine Haltung, seinen Gang und die Art, wie er sich bewegt. Schnell erkennbar sollten der langsame, schlurfende Gang und der Pillendrehertremor eines Parkinson-Syndroms oder der unsichere Seemannsgang eines ataktischen Patienten sein. Patienten mit proximaler Muskelschwäche haben z.B. Mühe, sich aus dem Sitzen zu erheben und zeigen einen watschelnden Gang. Beachten Sie, ob der Patient mit einem Stock oder anderen Hilfsmitteln geht.

Kleinwuchs kann konstitutionell, genetisch oder durch Wachstumsstörungen bedingt sein, die intrauterin, während der Kindheit oder im Jugendalter aufgetreten sind.

 Symptome und Befunde
Der allgemeine Eindruck

- Wirkt der Patient ausgeglichen oder unzufrieden?
- Fühlt sich der Patient wohl oder geht es ihm schlecht?
- Ist eine bestimmte Symptomatik zu erkennen?
- Ist der Patient gut ernährt?
- Ist der Patient ausreichend hydriert?

Aus der **Körperhaltung** lassen sich nützliche Rückschlüsse ziehen. Patienten mit akuter Pankreatitis finden Schmerzerleichterung, wenn sie die Beine beim Liegen an den Körper ziehen. Patienten mit Peritonitis vermeiden jede Bewegung, da diese die Schmerzen verstärkt. Patienten mit akuter Perikarditis finden Erleichterung, wenn sie nach vorn geneigt sitzen. Patienten mit einer Linksherzinsuffizienz können leichter atmen, wenn sie mit angehobenem Oberkörper – 3–4 Kissen unter dem Rücken – liegen (Orthopnoe).

2.2 Untersuchung des Patienten

Zur Untersuchung muss der Patient sich vollständig entkleiden. Versuchen Sie dabei, einen Gesamteindruck zu gewinnen. Bei der Inspektion des Gesichts könnte Ihnen beispielsweise ein Symptom wie eine Augenrötung oder ein anderes charakteristisches Merkmal auffallen, das zu einem bestimmten Syndrom gehört.

2.3 Augenuntersuchung

Symptome und Befunde
Schnelltest der Sehschärfe

- Überprüfen Sie für beide Augen getrennt die Fähigkeit, Zeitungsschrift zu lesen.
- Snellen-Tabellen

Differenzialdiagnostik
Hauptursachen für Augenrötungen

- Konjunktivitis (infektiös, allergisch, toxisch)
- Keratitis (infektiös, Fremdkörper, Sicca-Syndrom)
- Akutes Engwinkelglaukom
- Iritis
- Reiter-Syndrom

Symptome und Befunde
Stablampenuntersuchung des geröteten Auges

- Reagiert die Pupille auf den Lichteinfall?
- Ist die Pupille kleiner als erwartet oder hat sie Stecknadelkopf-größe?
- Ist Eiter vorhanden?
- Wie sieht die Rötung aus?
- Gibt es einen „weißen Fleck" auf der Kornea?
- Liegt ein Hypopyon (Eiteransammlung am Boden der vorderen Augenkammer) oder ein Hyphaema (Blutung in die vordere Augenkammer) vor?

2.4 Syndrome mit Gesichtsveränderungen

Zu den genetischen und chromosomalen Erkrankungen des Erwachsenenalters gehören Down-Syndrom, Ulrich-Turner-Syndrom, Marfan-Syndrom, Tuberöse Sklerose, Albinismus, Martin-Bell-Syndrom (Fragiles X), Peutz-Jeghers-Syndrom, Waardenburg-Syndrom, familiäre Hypercholesterinämie und Neurofibromatose.

 Symptome und Befunde
Down-Syndrom (Trisomie 21)

- Fazies – Schrägstellung der Fissura orbitalis und damit der Lidachse, Epikanthus, kleine Ohren
- Minderwuchs
- Hände – Vierfingerfurche in der Handfläche, gekrümmter kleiner Finger, kurze Hände
- Herzfehler (Vorhofseptumdefekt vom Ostium-primum-Typ mit oder ohne Beteiligung der Mitral- und/oder Trikuspidalklappe)
- Sandalenlücke zwischen erster und zweiter Zehe
- Lernbehinderung

2.5 Endokrine Symptomatik

Die Funktion der endokrinen Drüsen sollte bereits bei der allgemeinen körperlichen Untersuchung mit abgeklärt werden.
Erkrankungen der Schilddrüse, der Nebenschilddrüse, der Nebenniere und der Hypophyse gehen jeweils mit einer charakteristischen Symptomatik einher.

Klinische Untersuchung der Schilddrüse

Fragen an den Patienten
Hyperthyreose

- Haben Sie in letzter Zeit Gewicht verloren?
- Hat sich Ihr Appetit geändert (z.B. zugenommen)?
- Haben sich Ihre Stuhlgewohnheiten geändert (z.B. häufiger)?
- Hat sich Ihre Wärmetoleranz geändert?
- Leiden Sie unter starkem Schwitzen?
- Haben Sie Herzrasen oder Palpitationen?
- Haben Sie eine Veränderung in Ihrer Stimmungslage bemerkt?

Symptome und Befunde
Hyperthyreose

- Gewichtsverlust trotz Appetitzunahme
- In letzter Zeit verminderte Hitzetoleranz
- Erregtheit, Nervosität
- Heiße, verschwitzte Handflächen
- Feinschlägiger Tremor
- Schneller, evtl. unregelmäßiger Puls
- Tachykardie, Vorhofflimmern
- Lidretraktion und verlangsamter Lidschlag
- Struma mit oder ohne Überlagerungsgeräusch
- Gesteigerte Muskeleigenreflexe

Basedow-Krankheit

Symptome und Befunde
Basedow-Krankheit (Immunthyreoiditis)

- Diffuse Struma mit deutlichem Geräusch
- Prätibiales Myxödem, Akropachie
- Onycholysis
- Lidretraktion, verlangsamter Lidschlag
- Exophthalmus
- Konjunktivales Ödem

Hypothyreose

Die Symptome der Hypothyreose werden vom Patienten oft nicht bemerkt, sie können aber schon bei der allgemeinen Untersuchung festgestellt werden.

Fragen an den Patienten
Hypothyreose

- Hat sich Ihr Gewicht verändert?
- Haben sich Ihre Stuhlgewohnheiten geändert (z.B. Verstopfung)?
- Haben Sie Haarausfall?
- Haben Sie bemerkt, dass Sie Kälte schlechter ertragen?
- Hat sich Ihre Stimme verändert (z.B. heiser)
- Haben Sie Schmerzen in den Händen (z.B. Karpaltunnelsyndrom)?

 Symptome und Befunde
Hypothyreose

- Obstipation, Gewichtszunahme
- Haarausfall
- Angina pectoris
- Heisere, krächzende Stimme
- Trockene, schuppige Haut
- Lateral einsetzender Verlust der Augenbrauen
- Bradykardie
- Xanthelasma (Hyperlipidämie)
- Struma (vor allem bei Iodmangel)
- Perikard- oder Pleuraerguss
- Verzögerte Relaxation der Muskeleigenreflexe
- Karpaltunnelsyndrom

 Differenzialdiagnostik
Hypothyreose

Kongenitale Form
- Kongenitale Aplasie
- Angeborene Störungen des Thyroxinstoffwechsels

Erworbene Form
- Iodmangel (endemische Struma)
- Autoimmunthyreoiditis (Hashimoto-Thyreoiditis)
- Hypothyreose infolge einer Bestrahlungstherapie im Rahmen einer Hyperthyreose
- Postoperativ nach Thyreoidektomie
- Thyreostatika (z.B. Carbimazol)
- Tumoren und Granulome der Hypophyse

Hyperparathyreoidismus

Ein Hyperparathyreoidismus wird gewöhnlich im Rahmen einer **Routineblutuntersuchung** durch einen erhöhten Serumkalzium-spiegel entdeckt. Die klinische Symptomatik ist oft schwer zu er-kennen, weil die vom Patienten geschilderten Beschwerden die ei-gentlichen klinischen Symptome in den Hintergrund treten lassen. Der Patient klagt über Müdigkeit und Lethargie, starken Durst und vermehrte Urinausscheidung. Seine Gemütslage kann sich völlig verändert haben, in schweren Fällen sind Bewusstseinsstörungen bis zum Koma möglich. Häufig kommen auch Nierensteine vor, mit starken, akuten einseitigen Abdominalschmerzen, die in die Leisten ausstrahlen. Weiterhin sind eine proximale Muskelschwäche (auf-grund einer Myopathie), ein dünner opaker Ring um den Limbus der Kornea und Knochenschmerzen oder radiologische Hinweise auf einen Hyperparathyreoidismus möglich.

Hypoparathyreoidismus

Häufigste Ursache des Hypoparathyreoidismus ist die Entfernung von drei der vier Nebenschilddrüsen bei einer Operation im Halsbe-reich (meist einer Thyreoidektomie). Der Serumkalziumspiegel sinkt bei gleich bleibendem Albuminwert ab. Hauptsymptome aku-ter Hypoparathyreoidismus sind periorale und akrale **Parästhesien.** Die Übererregbarkeit von Nerven und Muskeln lässt sich durch Auslösen des Chvostek-Zeichens (☞ Abb. 2.1) und des Trousseau-Phänomens (☞ Abb. 2.2) nachweisen.

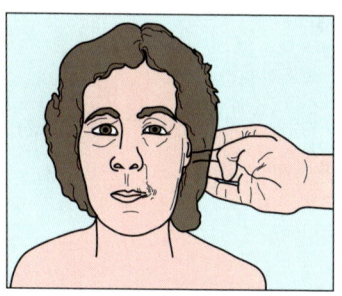

Abb. 2.1 Chvostek-Zeichen. Be-klopfen Sie den N. facialis in sei-nem Verlauf unmittelbar vor dem Ohr. Dadurch zuckt der Mundwin-kel derselben Seite, weil sich die überempfindlichen Gesichtsmus-keln kontrahieren.

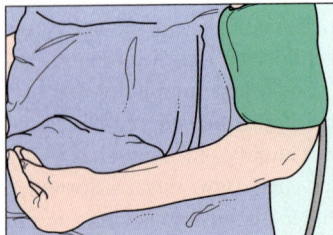

Abb. 2.2 Trousseau-Zeichen. Pumpen Sie eine Blutdruckmanschette höher als den systolischen Blutdruck auf. Innerhalb von etwa vier Minuten kommt es zu einem charakteristischen Karpopedalspasmus der Hand, mit einer Flexion der Metacarpophalangealgelenke, einer Extension der Interphalangealgelenke und einer Oppositionsstellung des Daumens. Diese Verkrampfung löst sich spontan, sobald der Druck aus der Manschette abgelassen wird.

Biochemische Funktionsprüfung der Schilddrüse

T_4 besitzt mehrere wichtige metabolische Wirkungen, so dass eine Über- oder Unterproduktion an ihrer typischen klinischen Symptomatik leicht zu erkennen sind. Eine Hyperthyreose wird durch Messung der Serumspiegel von T_4 und T_3 bestätigt. Bei einer Hypothyreose hingegen ist TSH im Serum erhöht und T_4 subnormal.

Nebennierenüberfunktion (Cushing-Syndrom)

Die endogene oder exogene Erhöhung von Glukokortikoiden verursacht Veränderungen im äußeren Erscheinungsbild des Patienten, die als Cushing-Syndrom leicht erkennbar sind.

 Differenzialdiagnostik Nebennierenüberfunktion

- Iatrogen durch Glukokortikoidgabe
- Bilaterale Nebennierenhyperplasie
- Gutartiges autonomes Adenom einer Nebenniere
- Nebennierenrindenkarzinom
- Nicht metastatische Auswirkungen eines Tumors (z. B. Bronchial Ca, das ACTH-ähnliche Peptide erzeugt)
- Pseudo-Cushing-Syndrom durch Alkoholismus

Symptome und Befunde
Cushing-Syndrom

- Vollmondgesicht
- Hirsutismus
- Akne
- Hypertonie
- Stiernacken (Fettablagerung)
- Stammfettsucht
- Proximale Muskelschwäche und -atrophie
- Striae rubrae (dunkelrot)

Nebenniereninsuffizienz und Addison-Krankheit

Bei akutem Versagen der Nebennierenrinde sind die Symptome unter Umständen wenig spezifisch und verwirrend. Der sicherste Hinweis ist ein drastischer Blutdruckabfall, wenn der Patient vom Liegen in den Stand wechselt (orthostatische Hypotonie).

 Symptome und Befunde

Symptome bei akuter Nebenniereninsuffizienz (Addison-Krise)

- Starke Dehydrierung, orthostatische Hypotonie, Schock
- Starke Übelkeit und Erbrechen mit Gewichtsverlust unklarer Genese
- Akuter Abdominalschmerz
- Hypoglykämie unklarer Genese
- Fieber unklarer Genese
- Hyponatriämie, Hyperkaliämie, evtl. Hyperkalzämie (sehr selten), Eosinophilie
- Hyperpigmentation oder Vitiligo

Syndrome bei Überproduktion von Hypophysenhormonen

Akromegalie

Azidophile (oder seltener chromophobe) Tumoren des vorderen Hypophysenlappens können zur übermäßigen Produktion von Wachstumshormonen führen.

**Symptome und Auffälligkeiten
Akromegalie**

- Grobe, prominente Gesichts- züge
- Progenie
- Prominente Nase und Stirn
- Verdickte Lippen und große Zunge
- „Schaufelhände"

- Starkes Schwitzen und fettige Haut
- Kyphose
- Hypertonie
- Entwicklung einer bitempora- len Hemianopsie
- Karpaltunnelsyndrom
- Verminderte Glukosetoleranz

Hyperprolaktinämie

Die mit Prolaktinüberproduktion einhergehende Symptomatik wird entweder geprägt durch die Wirkung des Prolaktins oder durch Destruktion des Hypophysentumors.

Syndrome bei Hypophysenunterfunktion

Hypopituitarismus

Die klinischen Zeichen folgen einem typischen Verlauf: Zunächst bricht die Produktion von Wachstumshormon und Gelbkörperhormon zusammen, dann folgen FSH- und schließlich ACTH-Mangel. Eingeschränkte ADH-Sekretion verursacht eine typische Symptomatik, den so genannten zentralen **Diabetes insipidus.** Der Patient leidet unter enormer Polyurie und scheidet stark verdünnten Urin aus, selbst wenn ihm über längere Zeit Wasser vorenthalten wird.

 **Symptome und Auffälligkeiten
Hypopituitarismus**

Frauen

- Amenorrhö, Sterilität
- Vaginalatrophie, Dyspareunie
- Brustatrophie
- Verlust der Achsel- und Scham- behaarung

Männer

- Libidoverlust oder Impotenz, Infertilität
- weiche, atrophische Hoden und Verlust sekundärer Geschlechts- merkmale

- TSH-Mangel, schwache bis mäßige Hypo- thyreose
- ACTH-Mangel

    – Schwäche
    – Orthostatische Hypotonie
    – Blässe
    – Hypoglykämie

2.6 Ernährung

Feststellung des Ernährungszustandes

Wiegen Sie den Patienten und messen Sie seine Körpergröße. Mit diesen Werten können Sie anhand von Standardtabellen beurteilen, ob der Patient normalgewichtig ist (☞ Abb. 2.3). Zur Gewichtsbeurteilung ist der Body-Mass-Index (BMI) die Methode der Wahl, da er Gewicht und Größe berücksichtigt. Er errechnet sich nach folgender Formel:

$$\frac{\text{Größe (m)}}{\text{Gewicht (kg)}^2}$$

Der normale BMI-Bereich liegt zwischen 20 und 25.

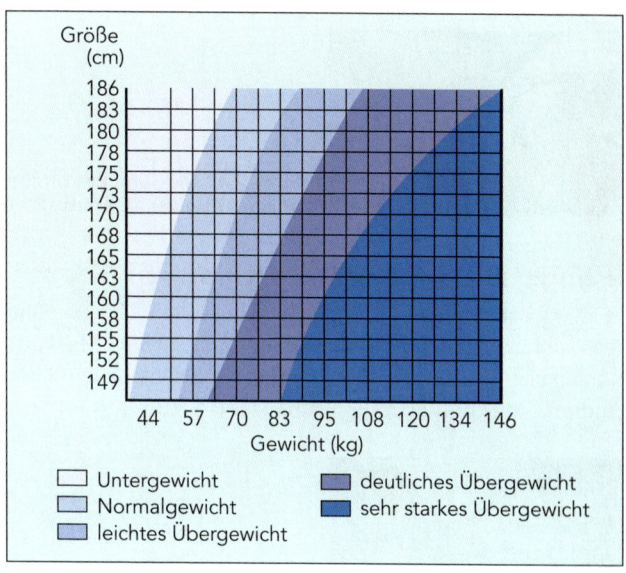

Abb. 2.3 Normwerte von Größe und Gewicht bei Erwachsenen

Bereits während der allgemeinen Untersuchung können Sie am entkleideten Patienten erkennen, ob er unter- oder übergewichtig ist. Hinweise auf Gewichtsverlust und Auszehrung sind eingefallene

Wangen und ein Hervortreten der Wangenknochen, des Humeruskopfs und der großen Gelenke, der Rippenbögen und der Hüftknochen. Eine Hypalbuminämie kann zu weißen Nägeln (Leukonychie) führen und ein Abfall des osmotischen Kapillardrucks zu Fußödemen. Eisenmangel kann bei den Nägeln eine Löffelform (Koilonychie) hervorrufen. Andere Anzeichen für eine Mangelernährung sind eine Entzündung und Risse am Mundwinkel (Angulus infectiosus), eine glatte Zunge mit wenigen Papillen (Glossitis atrophicans) und Exantheme (z.B. Pellagra).

Umfang der Oberarmmitte

Mit diesem Maß lässt sich die Verteilung von Muskeln und Fett abschätzen (☞ Abb. 2.4).

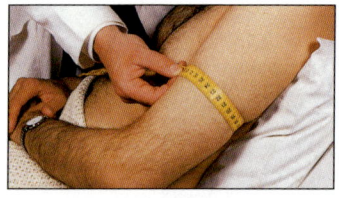

Abb. 2.4 Messung des Umfangs in der Mitte des Oberarms

Messung der subkutanen Fettschicht am Trizeps

Beim Erwachsenen lässt sich die Haut über dem Trizeps abheben und das subkutane Gewebe von der darunter liegenden Muskelsubstanz unterscheiden. Diese Falte aus Haut und subkutanem Gewebe gibt indirekt Auskunft über die Fettpolster (☞ Abb. 2.5)

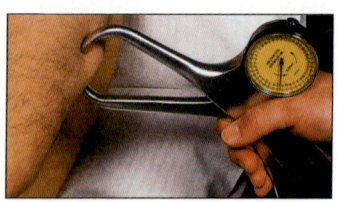

Abb. 2.5 Messen der Dicke der Trizepshautfalte

Klinische Beurteilung der Vitaminversorgung

 Symptome und Befunde
Vitaminmangelsymptomatik

Fettlösliche Vitamine	Klinische Anzeichen für Mangel
A	Trockene Augen und Haut, Nachtblindheit, Keratomalazie
D	Schwäche der proximalen Muskeln, Knochenschmerz, Osteomalazie
K	Blutungsneigung, Hämatombildung

 Symptome und Befunde
Avitaminosen bei wasserlöslichen Vitaminen

B₁ (Thiamin)
- Feuchte Beriberi
  - Periphere Vasodilatation
  - High output failure
  - Ödeme
- Trockene Beriberi
  - Sensible und motorische periphere Neuropathie
- Wernicke-Enzephalopathie
  - Ataxie, Nystagmus, Augenmuskellähmung
  - Veränderungen des mentalen Zustandes
- Korsakow-Psychose
  - Retrograde Amnesie, Lernbehinderung
  - Konfabulationen

B₂ (Riboflavin)
- Entzündung der Mundschleimhaut
- Angulus infectiosus
- Glossitis, normochrome Anämie

B₃ (Niacin)
- Pellagra
- Dermatitis (Photosensibilität)
- Diarrhö
- Demenz

B₆ (Pyridoxin)
- Periphere Neuropathie
- Sideroblastische Anämie

B₁₂ (Cobalamin)
- Megaloblastäre, makrozytäre Anämie
- Glossitis
- Funikuläre Myelose

Folsäure
- Megaloblastäre, makrozytäre Anämie
- Glossitis

C (Ascorbinsäure)
- Skorbut
  - Perifollikuläre Blutungen
  - Zahnfleischbluten, Purpura
  - Blutungen in Muskeln und Gelenke
- Anämie
- Osteoporose

2.7 Klinische Beurteilung des Volumenstatus

Eine Dehydratation führt rasch zu Durst, dem ersten Symptom einer Dehydratation. Weitere körperliche Symptome entwickeln sich erst bei mittelstarker bis starker Dehydratation. Inspizieren Sie die Zunge und stellen Sie fest, ob die Schleimhaut feucht und glänzend ist.

Bei **mäßiger Dehydratation** sind die Augen eingesunken, der Puls kann zur Kompensation des intravasalen Volumenmangels beschleunigt sein. Bei hypovolämischen Patienten fällt der Blutdruck ab, mit einer orthostatischen Hypotonie als Zeichen des intravaskulären Flüssigkeitsmangels. Zusätzlich gibt die Wiederauffüllzeit der Kapillaren einen Anhaltspunkt für die Auswirkungen des Volumenmangels auf den Kreislauf.

Bei **ausgeprägter Dehydratation** geht der Hautturgor verloren. Das lässt sich demonstrieren, indem man eine Hautfalte mit zwei Fingern anhebt, kurze Zeit festhält und dann wieder loslässt. Bei einem dehydrierten Patienten gleicht sich die Hautfalte nur langsam wieder aus, die Hautfalte „bleibt stehen".

Symptome und Befunde
Messen des Blutdrucks bei Veränderung der Körperlage

- Lassen Sie den Patienten sich für 2 Minuten auf den Rücken legen.
- Messen Sie seine Pulsfrequenz und seinen Blutdruck im Liegen.
- Fordern Sie den Patienten auf sich hinzustellen.
- Warten Sie 1 Minute.
- Messen Sie Herzfrequenz und Blutdruck nach 1 und nach 3 Minuten.
- Die Herzfrequenz sollte normalerweise um 8–12 Schläge/Minute ansteigen.
- Der systolische Blutdruck sinkt um 3–4 mmHg.
- Der diastolische Blutdruck steigt um 3–7 mmHg.
- Eine orthostatische Hypotonie liegt vor, wenn der systolische Druck um 20 mmHg und/oder der diastolische um 10 mmHg absinkt.

Symptome und Befunde
Messen der Wiederauffüllzeit der Kapillaren

- Bringen Sie die Hand des Patienten auf Herzhöhe.
- Komprimieren Sie 5 Sekunden die distale Phalanx des Mittelfingers.
- Lassen Sie sie wieder los.
- Die normale Wiederauffüllzeit beträgt 2–3 Sekunden (bei älteren Patienten 2–4 Sekunden).

2.8 Klinische Beurteilung des Schocks

 **Differenzialdiagnostik
Schock**

- Hypovolämischer Schock
  - Gastrointestinale Blutung
  - Trauma
  - Rupturiertes Aneurysma
  - Verbrennungen
  - Hämorrhagische Pankreatitis
  - Frakturen (z.B. Oberschen-kelhals)
  - Durchfall und Erbrechen
- Kardiogener Schock
  - Akuter Myokardinfarkt
  - Akute Arrhythmie
  - Akute Klappensegelruptur
  - Perikardtamponade
- Verteilungsschock
  - Gram-negative Sepsis
  - Toxisches Schocksyndrom
  - Anaphylaxie
  - Addison-Krise
  - Schwere Rückenmarks- und Gehirnverletzungen

 **Notfall
Beurteilung des Schweregrades bei Schock**

- Schneller Anstieg der Pulsfrequenz
- Reduziertes Pulsvolumen/reduzierte Pulsamplitude
- Orthostatische Hypotonie
- Hypotonie im Liegen
- Periphere Blässe
- Verzögerte Wiederauffüllzeit der Kapillaren
- Trockene Schleimhäute
- Oligurie
- Veränderter mentaler Zustand
- Symptome einer metabolischen Azidose

2.9 Hautfärbung

Blässe

Die Augenbindehaut ist normalerweise rot gefärbt, bei Anämie blass rosa.

Bei Unterkühlung oder Schock ist Blässe ein unzuverlässiges Zeichen, da hier auch ohne Blutverlust aufgrund der peripheren Vasokonstriktion Blässe und Entfärbung der Bindehaut eintreten können.

Plethora

Darunter versteht man ein gerötetes „wettergegerbtes" Gesicht mit einer ungewöhnlichen roten oder bläulichen (zyanotischen) Färbung. In der Regel wird Plethora im Gesicht durch eine außergewöhnlich hohe Hämoglobinkonzentration hervorgerufen (Polyglobulie). Ursache ist meist eine **chronische Lungenerkrankung,** bei der durch Hypoxie die Erythropoetinbildung stimuliert wird.

Die **Polycythaemia rubra vera** ist eine myeloproliferative Erkrankung, bei der die Hämoglobinwerte stark ansteigen. Hier tritt die Plethora ohne hypoxische Zyanose auf. Die Bindehaut hat einen charakteristischen Pflaumenfarbton und bei einer Fundusspiegelung zeigt sich aufgrund der erhöhten Viskosität des Blutes eine wurstartige Verdickung der Venen im Augenhintergrund.

Zyanose

Die Bezeichnung Zyanose bezieht sich auf die bläuliche oder violette Verfärbung der Haut oder der Schleimhäute durch ein Übermaß an reduziertem Hämoglobin (> 5,5 g/dl) im Kapillarblut.

Bei **peripherer Zyanose** erscheinen die Extremitäten zyanotisch, während die Zunge eine gesunde rosa Farbe aufweist. Als Ursache kommt alles infrage, was den peripheren Kreislauf verlangsamt und damit die Sauerstoffextraktion aus dem Hämoglobin erhöht.

Eine Verminderung der arteriellen Sauerstoffsättigung führt zur **zentralen Zyanose.** Dabei sind die Extremitäten zyanotisch und Zunge und Schleimhäute von bläulicher oder violetter Farbe. Eine zentrale Zyanose kann sich u. a. bei jeder Lungenerkrankung mit gestörtem Ventilations-Perfusions-Verhältnis entwickeln.

Ikterus

An den Skleren lässt sich die Gelbfärbung des Ikterus am besten erkennen.

Durch den Verzehr großer Mengen von Möhren oder anderer karotinhaltiger Gemüsesorten kann eine Karotinämie entstehen, die mit einem Ikterus verwechselt werden kann. Dabei fällt vor allem eine Gelbfärbung von Handflächen und Fußsohlen auf, während die Skleren im Gegensatz zum Ikterus weiß bleiben.

Pigmentierung

Bei einer Eisenüberladung (Hämochromatose) erscheint die Hautfarbe mitunter schiefergrau. Bei chronischer Cholestase (z. B. primäre biliäre Zirrhose) kann es vor allem an Druckstellen zur Hyperpigmentierung kommen. Nach einer bilateralen Adrenalektomie z.B. wegen einer Hyperplasie nimmt die Pigmentierung deutlich zu (Addison-Krankheit).

2.10 Ödeme

Die **Verteilung** des vergrößerten Flüssigkeitsvolumens bei Hypervolämie hängt von der Ursache, den Auswirkungen der Schwerkraft und der Aufnahmefähigkeit des Gewebes ab. Bei Rechtsherzinsuffizienz bemerkt der Patient zuerst ein Anschwellen der Knöchelregion (hydrostatisch bedingtes Ödem), das sich im Laufe des Tages verstärkt und in der Nacht wieder zu verschwinden scheint. Während der nächtlichen Liegephase findet durch Gravitations- und transkapilläre Kräfte eine Umverteilung statt, sodass das Ödem in den frühen Morgenstunden an den Beinen verschwunden zu sein scheint und überwiegend die Sakralregion betrifft.

Symptome von Ödemen

Bei **generalisiertem Ödem** bemerkt der Patient oft, dass die Schuhe enger werden und die Beine deutlich anschwellen. Gelegentlich ist ihm auch eine unerklärliche Gewichtszunahme aufgefallen. Diese Symptome weisen auf eine Allgemeinerkrankung wie Herzinsuffizienz oder Erkrankungen der Leber, der Niere, des Darmes oder auf Ernährungsstörungen als auslösende Ursache hin.

Lokalisierte Ödeme können dagegen z.B. durch eine Venenthrombose, eine lokalisierte Lymphstauung, eine lokale Entzündung oder eine allergische Reaktion bedingt sein. Eine Flüssigkeitsansammlung in der Pleura (Hydrothorax oder Pleuraerguss) kann Kurzatmigkeit verursachen. Ein Aszites kann sich durch Zunahme des Körperumfangs, Gewichtszunahme oder eine Nabelhernie bemerkbar machen.

Befunde bei Ödemen

Drücken Sie den Daumenballen oder die Spitze des Zeigefingers und des Mittelfingers für einige Sekunden in den Raum hinter dem Fußknöchel. Wenn Sie die Finger entfernen, bleibt die Delle eine Weile bestehen, bis sie sich wieder ausgleicht.

In **Rückenlage** ist ein Fußödem weniger ausgeprägt, während es im Sakral- und Lumbalbereich deutlich vorhanden ist. Bei **Anasarka** erstreckt sich das Ödem bis in die Oberschenkel, das Skrotum und die vordere Bauchdecke. Eine Anasarka tritt bei Hypoproteinämie (besonders beim nephrotischen Syndrom, Mangelernährung und schlechter Resorption), bei schwerer Herz- oder Niereninsuffizienz und allgemein erhöhter kapillärer Permeabilität (z. B. generalisierte allergische Reaktionen) auf.

Bei einer **tiefen Beinvenenthrombose** kann es zu einem lokalisierten Ödem kommen, indem das betroffene Bein anschwillt. Liegt außerdem eine Thrombophlebitis vor und schwellen die Muskeln rasch an, kann die Wadenmuskulatur druckempfindlich werden (Homans-Zeichen).

Lymphatische Ödeme haben einen hohen Proteingehalt. Die Schwellung ist deutlich, und beim Betasten zeigt sich eine Verhärtung und Verdickung der Haut. Dieses konsistenzvermehrte Ödem ist typisch für ein lymphatisches Ödem.

Typisch für einen **Aszites** ist eine Vergrößerung des Bauchraumes, vor allem in der Flanke. Bei der Untersuchung verlagert sich der dumpfe Perkussionsschall nach Umlagerung durch die auf dem Aszites schwimmenden Darmschlingen.

2.11 Messen der Körpertemperatur

Die Körpertemperatur kann mit dem Thermometer unter der Zunge, im Rektum und unter der Axilla gemessen werden.

Normale Körpertemperatur

Die im Mund sublingual gemessene Normaltemperatur beträgt in der Regel 37 °C. Die Rektaltemperatur liegt 0,5 °C höher, die Axillartemperatur 0,5 °C niedriger. Denken Sie daran, dass geringe individuelle Schwankungen zwischen 35,8 und 37,1 °C möglich sind. Auch im Tagesverlauf gibt es ein klares **Temperaturprofil.** Bei der morgendlichen Messung liegt die Temperatur gewöhnlich bei 37 °C, erreicht zwischen 18 und 22 Uhr ihren Höhepunkt, um ihren Tiefpunkt zwischen 2 und 4 Uhr zu erreichen. Bei menstruierenden Frauen geht die Ovulation mit einem Anstieg der Temperatur um 0,5 °C einher.

Fieber

Bei der sequenziellen Aufzeichnung der Körpertemperatur können verschiedene Muster entstehen (☞ Abb. 2.6)

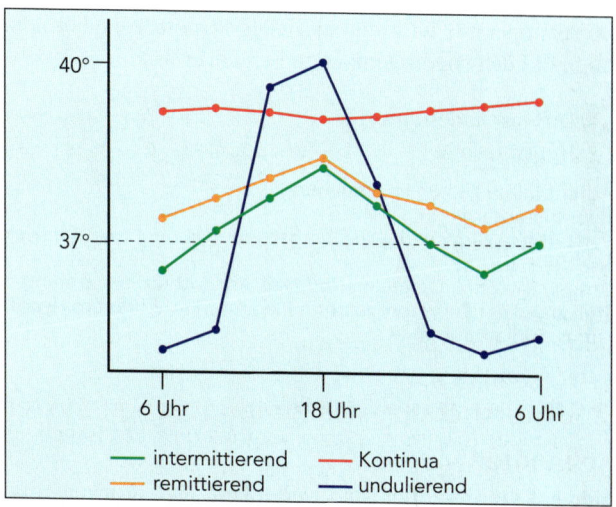

Abb. 2.6 Temperaturverlauf intermittierend, remittierend, Kontinua und undulierend

Schüttelfrost

Hohes Fieber kann von subjektiven Kälteempfindungen in Form von Gänsehaut, Zittern und Zähneklappern begleitet sein. Ein schneller Fieberabfall ist mit Wärmeempfindung und starkem Schwitzen verbunden.

 Differenzialdiagnostik
Schüttelfrost

- Biliäre Sepsis (Charcot-Trias)
  - Ikterus
  - Schmerzen und Empfindlichkeit im rechten Hypochondrium
  - Fieber und Schüttelfrost
- Pyelonephritis
- Viszeralabszesse (Leber, Lunge, parakolisch)
- Malaria

Hypothermie

Der Patient ist blass, die Haut fühlt sich kalt an und die Muskeln sind steif. Das Bewusstsein ist getrübt und wenn die Körpertemperatur unter 27 °C sinkt, tritt Bewusstlosigkeit ein. Zur Feststellung der Kerntemperatur wird ein spezielles Hypothermiethermometer benötigt, das den Niedrigtemperaturbereich erfasst.

> **DD** Differenzialdiagnostik
> **Hypothermie**
>
> - Aufenthalt in zu kühler Umgebung
> - Hypothyreose
> - Verstärkter Wärmeverlust bei Verbrennungen oder toxischer Nekrolyse der Haut
> - Drogen (Alkohol, Opiate, Barbiturate, Phenothiazine, Lithium)
> - Störungen der Thermoregulation (Sepsis, Erkrankung des Hypothalamus, Spinaltrauma)

2.12 Untersuchung des lymphatischen Systems

Lymphknoten

Infizierte Lymphknoten sind vergrößert und druckempfindlich (Lymphadenitis). Die darüber liegende Haut kann gerötet und entzündet sein. Sind oberflächliche Lymphgefäße, die eine Gruppe von Lymphknoten versorgen, entzündet (Lymphangitis), so sind die Kanäle als rote Streifen sichtbar, die von einer distal gelegenen Entzündungsstelle ausgehen.

Gesunde Lymphknoten sind nicht tastbar. Sofern Sie Lymphknoten ertasten, ermitteln Sie deren Größe (Länge und Breite), Beschaffenheit (weich, fest, gummiartig, hart oder zerfurcht), Empfindlichkeit und Verschieblichkeit im Hinblick auf benachbarte Lymphknoten und umliegendes Gewebe. Inspizieren Sie das Abflussgebiet, um den Ausgangspunkt zu finden. **Schmerzhafte druckempfindliche Knoten** deuten in der Regel auf eine Infektion hin, die nicht offensichtlich sein muss (z.B. infizierte Risse zwischen den Zehen). **Primär oder sekundär maligne Lymphknoten** sind gewöhnlich nicht druckempfindlich. Außerdem fühlen sie sich ungewöhnlich fest oder hart an und sind von unregelmäßiger Form. Sind sie auf dem umgebenden Gewebe nicht verschieblich, besteht ein starker Verdacht auf Bösartigkeit. **Miteinander verbackene Lymphknoten** kommen bei tuberkulöser Lymphadenitis vor.

Im Laufe einer Routineuntersuchung entdecken Sie gelegentlich einen oder mehrere **bewegliche, druckunempfindliche erbsengroße Lymphknoten.** Ehe Sie umfangreiche diagnostische Maßnahmen einleiten, um die Ursache zu finden, warten Sie ein paar Wochen ab und kontrollieren Sie den Knoten. Haben sich weder Symptome und Klinik noch die Größe des Knotens geändert, können Sie ihn als Residuum einer vorausgegangenen Erkrankung betrachten.

Lymphknoten im Kopf- und Halsbereich

Untersuchen Sie die Lymphknoten, die den unteren Gesichtsbereich und den Hals umgeben. **Palpieren** Sie die Knoten der Reihe nach, beginnend mit der submandibulären Gruppe auf der Mittellinie hinter der Unterkieferspitze. Dann ertasten Sie die mittleren Submandibularknoten und die Knoten an der Unterkieferkante. Tasten Sie die zu den Tonsillen gehörigen Lymphknoten am Kieferwinkel, die präaurikulären und retroaurikulären Knoten und die Knoten im Schläfenbereich. Schließlich werden die Lymphknoten entlang der Schädelbasis abgetastet.

Im Anschluss daran ertasten Sie die vertikalen Lymphknotengruppen am Nacken. Suchen Sie nach den oberflächlichen Halslymphknoten entlang des M. sternocleidomastoideus. Die hinteren Zervikalknoten liegen an der Vordergrenze des M. trapezius. Die Kette der tiefen Halslymphknoten liegt unterhalb und parallel zur Längsachse des M. sternocleidomastoideus. Schließen Sie die Untersuchung mit dem Ertasten der Subklavikularknoten und der Knoten in der Mitte des M. sternocleidomastoideus ab. Ist linksseitig ein Subklavikularknoten tastbar (Virchow-Knoten), denken Sie immer daran, dass dies ein Hinweis auf ein Magenkarzinom sein kann.

Lymphknoten in Ellenbeuge und Achsel

Um den Knoten in der Ellenbeuge zu ertasten, winkeln Sie den Arm des Patienten um 90° an. Palpieren Sie die epitrochanteren Lymphknoten, die in der Grube über und hinter dem mittleren Condylus humeri liegen. Zur Axillagruppe gehören vordere, hintere, zentral, lateral und brachial gelagerte Knoten. Die Untersuchungstechnik für diese Region wird in Kapitel 8 beschrieben.

Lymphknoten in Leiste und Kniekehle

Die oberflächlichen Knoten im Leistenbereich verlaufen in zwei Ketten. Die horizontale Kette können Sie unterhalb des Leistenbandes ertasten, die vertikale führt entlang der Vena saphena. Durch passives Beugen des Knies entspannen Sie die hintere Poplitealgrube, die Sie palpieren, indem Sie beide Seiten des Knies umfassen und mit den Fingern beider Hände die Grube abtasten.

Untersuchung älterer Patienten
Ernährung älterer Menschen

- Fehlernährung ist bei älteren Menschen besonders häufig
- Beteiligte Faktoren
  - Sozioökonomische Umstände
  - Unfähigkeit einzukaufen
  - Einsamkeit
  - Verlust von Geruchs- und Geschmackssinn und Zähnen
- Altersgerechte Normen bezüglich Größe, Gewicht, Oberarmumfang und Dicke der Trizepsfalte fehlen
- Zur Beurteilung der Ernährung ist die exakte Erhebung einer Ernährungsanamnese notwendig. Sie sollte durch Dritte bestätigt und durch Laborwerte kontrolliert werden.
- Beurteilung der Hydratation: bei unzureichender Hydratation Verlust der Hautelastizität

Zusammenfassung
Schema für den Ablauf der körperlichen Untersuchung

Allgemeine Beurteilung
- Erster Eindruck
- Klinische Syndrome (einschließlich endokriner Erkrankungen)
- Ernährungszustand
- Volumenstatus (Hydratationszustand)
- „Farbe"
- Ödeme
- Körpertemperatur
- Untersuchung der Lymphknoten

Zusammenfassung (Fortsetzung)
Schema für den Ablauf der körperlichen Untersuchung

Untersuchung der Haut
- Inspektion der Haut
- Palpation
- Beschreibung der Hauterscheinungen
- Haar
- Nägel

Untersuchung von Ohren, Nase und Hals
- Inspektion von äußerem Ohr und Trommelfell; Testung von Gehör und Gleichgewichtssinn
- Inspektion der Nase und Palpation/Perkussion der Nebenhöhlen
- Inspektion von Lippen, Zähnen, Zunge, Mundhöhle und Rachen, Inspektion und Palpation der Speicheldrüsen
- Palpation der regionalen Lymphknoten

Kardiovaskuläre Untersuchung
- Hände (Splitterblutungen unter Nägeln, Trommelschlägelfinger)
- Puls
- Blutdruck
- Füllung der Vena jugularis
- Herz (Inspektion, Palpation, Perkussion, Auskultation)
- Lunge (Rasselgeräusche, Ergüsse)
- Abdomen (Leberpulsationen)
- Extremitäten (peripherer Kreislauf, Arterienpulse, Ödeme)

Untersuchung der Atemwege
- Hände (Trommelschlägelfinger, Zyanose)
- Blutdruck (Pulsus paradoxus)
- Hals (Füllung der Vena jugularis, Trachea)
- Lunge (Inspektion, Palpation, Perkussion, Auskultation)
- Herz (Hinweise auf Cor pulmonale)

Untersuchung des Abdomens
- Hände (Flapping Tremor, Nägel, Handflächen)
- Ikterus und Zeichen von Lebererkrankungen
- Parotis
- Mund und Zunge
- Brust (Gynäkomastie, Spider naevi, oberer Leberrand)
- Abdomen (Inspektion, Palpation, Perkussion, Auskultation)
- Leistenregion
- Rektaluntersuchung

Männliche Genitalien
- Entwicklung der Geschlechtsmerkmale
- Penis
- Skrotum
- Hoden und Samenleiter
- Leistenregion

Zusammenfassung (Fortsetzung)
Schema für den Ablauf der körperlichen Untersuchung

Weibliche Geschlechtsorgane
- Entwicklung der Geschlechtsmerkmale
- Mamma (Inspektion, Palpation)
- Vulva (Inspektion, Palpation)
- Vagina (Inspektion, Palpation)
- Uterus und Adnexe (Palpation)

Bewegungsapparat
- Proximale und distale Muskeln (Inspektion, Palpation), Prüfung der „groben Kraft"
- Große Gelenke
- Kleine Gelenke
- Wirbelsäule

Psyche und Nervensystem
- Psychologisches Profil
- Mentaler Zustand
- Hirnnerven
- Prüfung der motorischen und sensorischen Nervenfunktion (zentral, peripher und Untersuchung der Kleinhirnfunktion)
- Autonomes Nervensystem

3 Haut, Nägel und Haare

3.1 Symptome von Hauterkrankungen

In der Anamnese soll geklärt werden, welche Faktoren die Erkrankung ausgelöst haben können und ob es sich um ein lokalisiertes Hautproblem oder die Manifestation einer Systemerkrankung handelt.

Fragen an den Patienten
Hautanamnese

- Hat die Erkrankung plötzlich oder allmählich begonnen?
- Juckt die Haut oder schmerzt sie?
- Geht die Krankheit mit der Absonderung von Blut oder Eiter einher?
- Wo haben Sie Beschwerden?
- Haben Sie in letzter Zeit Antibiotika oder andere Medikamente eingenommen?
- Haben Sie ein Medikament auf die Haut aufgetragen?
- Sind der Erkrankung systemische Symptome vorausgegangen – z.B. Fieber, Halsschmerzen, Appetitlosigkeit, Vaginalausfluss?
- Haben Sie in letzter Zeit eine Fernreise unternommen?
- Sind Sie von Insekten gestochen worden?
- Waren Sie möglicherweise Industriegiften oder toxischen Substanzen im Haus ausgesetzt?
- Sind Sie möglicherweise mit Geschlechtskrankheiten oder HIV in Berührung gekommen?
- Hatten Sie engen körperlichen Kontakt mit anderen Menschen, die an einer Hautkrankheit leiden?

Differenzialdiagnostik
Mit Juckreiz verbundene systemische Erkrankungen

- Intra- oder extrahepatische Verlegung der Gallenwege (Cholestase)
- Diabetes mellitus
- Polycythaemia rubra vera
- Chronische Niereninsuffizienz
- Lymphom (v.a. Hodgkin-Lymphom)

Haarausfall

Haarausfall ist bei Männern weit verbreitet. Der Patient bemerkt das langsame Fortschreiten des Haarausfalls an Geheimratsecken und das Größerwerden einer kahlen Stelle am Hinterkopf.

 Fragen an den Patienten
Haaranamnese

- Hat der Haarausfall plötzlich oder allmählich eingesetzt?
- Ist der Haarverlust nur auf den Kopf beschränkt oder ist auch der übrige Körper betroffen?
- Sind die kahlen Stellen lokal begrenzt oder generalisiert, symmetrisch oder asymmetrisch?
- Sind in der Familie Fälle von Haarausfall (besonders bei Männern) bekannt?
- Welche Medikamente haben Sie in letzter Zeit eingenommen?
- Gab es in der letzten Zeit irgendwelche Erkrankungen, besonderen Stress oder ein traumatisches Erlebnis?
- Gibt es Anzeichen für eine Systemerkrankung (z.B. Symptome einer Hyperthyreose)?

Patienten mit einer lokalisierten Alopezie (Alopecia areata) haben oft eine Autoimmunerkrankung. Schwere Krankheiten und Ernährungsstörungen sowie ein plötzlicher psychischer Schock können zu einem allerdings reversiblen Haarverlust führen.

Veränderungen des Haarwuchses

Ein Ausbleiben der Behaarung in Achsel und Scham in der Pubertät kann ein Hinweis auf eine Funktionsstörung von Hypophyse oder Gonaden sein.

Übermäßiger Haarwuchs im Gesicht ist für Frauen psychisch belastend. Der physiologische Hirsutismus ist je nach ethnischer Zugehörigkeit unterschiedlich – Japanerinnen und Chinesinnen sind am wenigsten, Frauen mediterraner, mittelöstlicher, indischer oder afrikanischer Herkunft am stärksten betroffen.

Differenzialdiagnostik
Hirsutismus

- Genetisch bedingte Unterschiede im Haarwuchs
- Hormonale Störung
    - Polyzystische Ovarien
    - Ovarielle Störungen oder Menopause
    - Virilisierende Wirkung eines Nebennierentumors
- Medikamente z.B.
    - Phenytoin
    - Gestagene
    - Anabolika
    - Ciclosporin

 Fragen an die Patientin
Hirsutismus

- Gibt es in Ihrer Familie Fälle von Hirsutismus?
- Ist Ihre Regelblutung regelmäßig, unregelmäßig oder hat sie ausgesetzt?
- Gibt es eine Vorgeschichte von primärer oder sekundärer Sterilität?
- Leiden Sie unter Sehstörungen oder Kopfschmerzen (Erkrankung der Hypophyse)?
- Welche Medikamente nehmen Sie ein (z.B. Phenytoin, Anabolika, Progesteron oder Gestagene)?

3.2 Untersuchung von Haut, Nägeln und Haar

Untersuchung der Haut

Von besonderer Bedeutung ist hier eine sorgfältige Inspektion.

Auffällige Hautfärbung

Eine Veränderung in der Hautfarbe kommt vor bei Ikterus, Eisenüberladung, endokrinen Störungen und Albinismus. Die Gelbfärbung eines **Ikterus** lässt sich am besten bei gutem Tageslicht an einer Gelbfärbung der Skleren, an Körper, Armen und Beinen erkennen. Eine **Eisenüberladung** (Hämosiderose und Hämochromatose) gibt der Haut eine schiefergraue Färbung. Typisch für die Addison-Krankheit ist eine Dunkelfärbung der Haut, die zunächst an Handflächen und Fußsohlen, an Narben und anderen Hautfalten sichtbar wird. Auch Mundschleimhaut und Zahnfleisch zeigen eine Hyperpigmentierung. Nach einer bilateralen Adrenalektomie im Rahmen einer Nebennierenhyperplasie kommt es zu einer charakteristischen Pigmentierung (Nelson-Syndrom).

Albinismus wird autosomal rezessiv vererbt. Haut und Haare sind weiß, und die Augen aufgrund der fehlenden Irispigmentierung rot. Außerdem kann ein Nystagmus vorliegen.

Umschriebene Veränderungen der Hautpigmentierung wie **Vitiligo** (☞ Abb. 3.1) und **Café-au-Lait-Flecke** (☞ Abb. 3.2) sind häufig. Bei der Untersuchung fällt Ihnen vielleicht eine diffuse Rötung im unteren Halsbereich auf, die auf psychische Erregung zurückzuführen ist. Als **Purpura** bezeichnet man rot-violette Effloreszenzen durch punktförmige Blutungen aus Hautgefäßen. Sie verblassen bei direktem Druck mit dem Glasspatel nicht. Sind die Effloreszenzen klein (< 5 mm), werden sie als **Petechien** bezeichnet, im Gegensatz zu den größeren Läsionen, die als Purpura bezeichnet werden.

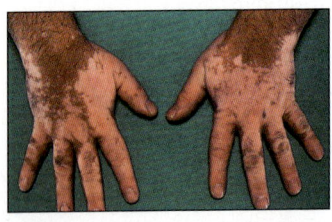

Abb. 3.1 Depigmentierung der Haut (Vitiligo). Weiße Entfärbung dunkelhäutiger Hände

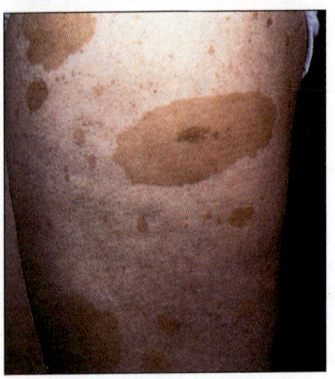

Abb. 3.2 Café-au-Lait-Flecke bei Neurofibromatose

Umschriebene Hautläsionen

Untersuchen Sie, ob die Läsion flach, knotenförmig oder flüssigkeitsgefüllt ist. Flache Effloreszenzen mit klar umrissenen Farbveränderungen werden Makulae genannt, wenn sie kleiner als 1 cm sind, sonst heißen sie Flecken. Ist die Läsion erhaben und tastbar, gilt es zu beurteilen, ob es sich um eine Papel, eine Plaque, ein Knötchen, einen Tumor oder eine Quaddel handelt. Ist die erhabene Läsion fluktuierend und mit Flüssigkeit gefüllt, stellen Sie fest, ob es sich um ein Bläschen, eine Blase oder eine Pustel handelt (☞ Abb. 3.3).

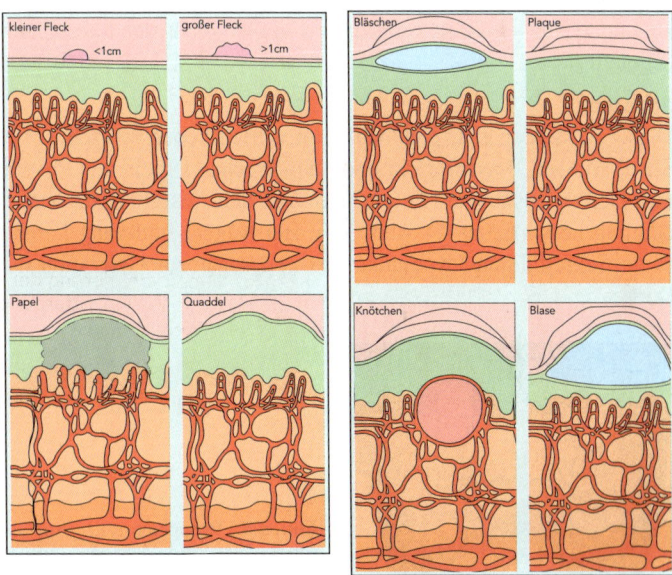

Abb. 3.3 Umschriebene primäre Hautläsionen

Ergänzen Sie die Primärbeschreibung durch sekundäre Charakteristika, wie oberflächliche Erosion, Ulzeration, Krustenbildung, Schuppenbildung, Fissur, Lichenifikation, Atrophie, Abschürfung, Vernarbung, Nekrose oder Keloidbildung.

Das Ausüben von Druck kann bei der Klärung helfen (z. B. um die für eine dekompensierte Lebererkrankung typische Arterienerweiterung bei Spider naevi zu demonstrieren). Entzündliche Effloreszenzen (z. B. Zellulitis) sind wärmer als das umgebende Gewebe, während die Haut über einem Lipom (subkutaner Fetttumor) kühler als das benachbarte Gewebe ist.

Häufige Hauteffloreszenzen

Acne vulgaris
Zum Erscheinungsbild der Akne gehören fettige Haut, Mitesser (Komedone), Papeln, Pusteln und Narben. Betroffen sind Gesicht, Brust und Rücken. Akne geht für gewöhnlich im dritten Lebensjahrzehnt zurück.

Rosacea
Dieser Ausschlag zeigt sich häufig im vierten Lebensjahrzehnt. Auf Stirn, Wangen, Nasenrücken und Kinn brechen Papeln und Pusteln auf. Der erythematöse Hintergrund lässt den Ausschlag besonders deutlich hervortreten (☞ Abb. 3.4). Bei Augenbeteiligung kommt es zu Sekretbildung, Konjunktivitis und sogar zur Ulzeration der Kornea.

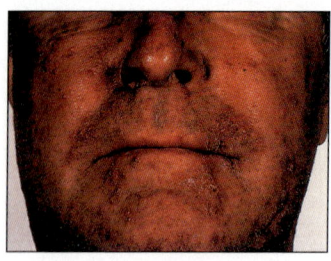

Abb. 3.4 Rosacea mit Effloreszenzen auf Nase, Wangen und Kinn

Arzneimittelreaktionen
Reaktionen auf Medikamente können sich Minuten oder Stunden nach der Einnahme bemerkbar machen, können aber auch erst nach bis zu zwei Wochen auftreten. Es ist wichtig, die verschiedenen Formen der Arzneimittelüberempfindlichkeit zu erkennen.

Differenzialdiagnostik
Hauteffloreszenzen als Arzneimittelreaktion

• Toxisches Erythem
• Dermatitis exfoliativa
• Urtikaria
• Angiödem
• Erythema nodosum
• Erythema exsudativum multiforme
• Photosensibilität
• Pemphigus

Toxisches Erythem
Nahezu der gesamte Körper ist von einem starken Exanthem überzogen. Rote Flecken überlagern sich und verschmelzen zu einem diffusen Erythem. Auslösender ist meistens Ampicillin, weitere Ursachen sind Sulfonamide (auch Co-Trimoxazol), Phenobarbital oder Infektionen.

Dermatitis exfoliativa
Auch als Erythrodermie bekannt. Charakteristisch für diese Dermatitis ist ein diffuses Erythem mit Schuppenbildung. Es wird in der Regel durch Barbiturate, Sulfonamide, Streptomycin oder Gold ausgelöst.

Urtikaria
Geht mit intensivem Juckreiz und lokalisierten Schwellungen der Haut einher, die überall am Körper auftreten können. Typisch ist die Entwicklung von Quaddeln mit roten Rändern und blassem Zentrum.

Erythema nodosum
Tritt meist symmetrisch auf. Die akuten schmerzhaften, druckempfindlichen und erhabenen Knötchen bilden sich in der Regel an den Streckseiten der Extremitäten, vor allem am Schienbein, aber auch an Oberschenkeln und Oberarmen (☞ Abb. 3.5). Über einen Zeitraum von sieben bis zehn Tagen verfärben sich die Effloreszenzen im betroffenen Bereich von hellrot über Violettschattierungen schließlich zu einem gelblichen Ton.

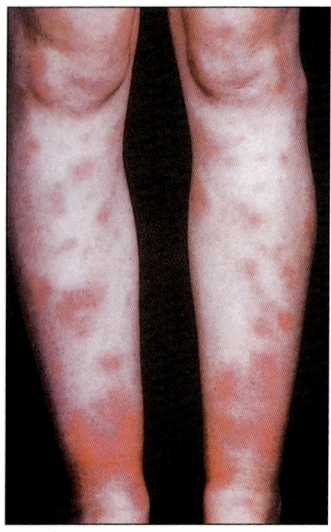

Abb. 3.5 Erythema nodosum (die Knötchen sind erhaben und druckempfindlich)

Das Erythema nodosum entsteht durch eine Vaskulitis und hängt häufig mit der Einnahme von Sulfonamiden, oralen Kontrazeptiva oder Barbituraten zusammen. Daneben kommt es bei Systemerkrankungen vor, wie Sarkoidose (Boeck-Krankheit) oder chronischentzündlichen Darmerkrankungen.

 **Differenzialdiagnostik
Erythema nodosum**

Infektionen
- Streptokokkeninfektionen
- Tuberkulose
- Lepra
- Syphilis
- Mykosen

Medikamente
- Sulfonamide
- Barbiturate
- Orale Kontrazeptiva

Systemerkrankungen
- Sarkoidose
- Entzündliche Darmerkrankung

Erythema exsudativum multiforme

Symmetrische, runde oder ringförmige Effloreszenzen vor allem an Händen und Füßen, die sich auch nach proximal ausdehnen können. In der Mitte können sich Blasen bilden, so dass die Läsionen scheibenförmig aussehen. In schweren Fällen können sich größere Bullae entwickeln.

Stevens-Johnson-Syndrom

Dies ist eine schwere Form des Erythema exsudativum multiforme mit starker Blasen- und Geschwürbildung auf den Mundschleimhäuten. Oft sind auch Augen und Nasen- und Genitalschleimhäute beteiligt.

Arzneimitteldermatitis

Ein oder mehrere rote Flecken, die anschwellen und Bullae bilden können. Der Ausschlag tritt immer wieder an derselben Stelle auf – gewöhnlich am Mund, an einer Gliedmaße oder im Genitalbereich – besonders im Zusammenhang mit Phenolphthalein (häufiger Bestandteil von Laxanzien), Sulfonamiden, Tetracyclin und Barbituraten.

Arzneimittelbedingte Photosensibilitätsexantheme

Auftreten an sonnenexponierten Hautbereichen (Gesicht, oberer Hals und Streckseiten der Extremitäten). Sie können als Erythem, Ödem, blasenförmiger oder ekzemartiger Ausschlag in Erscheinung treten.

Ekzem

Typisch für akutes Ekzem sind Ödem, die Bildung von Vesiculae, Exsudation und Verkrustung. Bei chronischem Ekzem bilden sich in der Regel schuppende, hyperkeratotische Flecken mit verdickter, rissiger Haut. Das Aussehen des Ekzems wird durch das Kratzen des Patienten verändert, wobei sekundäre Veränderungen wie Abschürfungen und Sekundärinfektionen möglich sind.

Nummuläres Ekzem. Diese Unterart hat scharfe, münzenartige Umrisse und kann mit Psoriasis verwechselt werden. Allerdings tritt das nummuläre Ekzem vorzugsweise auf Finger- und Handrücken auf, es nässt, und es fehlt die für Psoriasis typische Schuppenbildung.

Atopisches Ekzem. Tritt gewöhnlich in der Kindheit auf, kommt aber gelegentlich auch erstmals im Erwachsenenalter vor. Der Ausschlag ist symmetrisch und beginnt in der Regel im Gesicht, um dann zum Stamm und den Extremitäten weiterzuwandern.

Kontaktdermatitis. Wird durch einen äußeren Reizstoff verursacht. Aus der Lokalisierung des Ausschlags kann man auf die Art des lokalen Reizstoffes schließen. Eine Kontaktdermatitis kann z. B. durch Schmuck ausgelöst werden, wobei vor allem Nickel sensibilisiert.

Seborrhoisches Ekzem. Diese ekzemartige Erkrankung tritt bei Jugendlichen und im frühen Erwachsenenalter auf. Das symmetrische Exanthem wird von einem Erythem und Schuppenbildung begleitet. Meist ist die Kopfhaut betroffen. Die Erkrankung unterscheidet sich von der Seborrhö durch das entzündungsbedingte Erythem der Kopfhaut. Oft sind auch Gesicht, Lidränder, Nasolabialfalte, Wangen, Augenbrauen und Stirn betroffen. Auch eine Beteiligung des äußeren Ohrs (Otitis externa) kommt vor.

Dyshidrotisches Ekzem. Eine weitere Ekzemvariante an Händen und Füßen (☞ Abb. 3.6), charakterisiert durch das Auftreten juckender Bläschen, vor allem lateral an Fingern und Zehen, aber auch auf Handflächen und Fußsohlen.

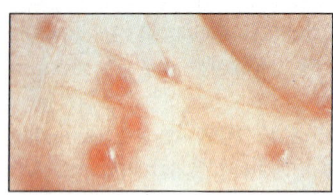

Abb. 3.6 Juckende Dyshidrose-Bläschen an der Hand

Ekzema varicosum. Tritt bei Patienten mit länger bestehender Varikose auf. An den Unterschenkeln bilden sich Ekzemflecken, die gelegentlich mit anderen von Varikose verursachten Hauterkrankungen zusammen auftreten – z. B. Ulcus varicosum in der medialen Maleolusregion mit Pigmentierung und Ödembildung.

Psoriasis. Die Läsionen sind scharf begrenzt, leicht erhaben und erythematös. In der chronischen Phase sind die betroffenen Flächen mit silbrigen Schuppen bedeckt. Die Effloreszenzen variieren von Tropfengröße (Psoriasis guttata, ☞ Abb. 3.7) bis zu großen Plaques (☞ Abb. 3.8). Sie sind über den gesamten Körper verteilt und heilen entweder ab oder gehen in eine chronische Psoriasis über.

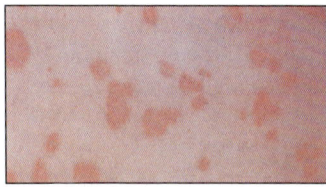

Abb. 3.7 Psoriasis guttata (tropfenförmig)

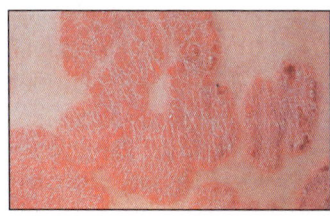

Abb. 3.8 Psoriasis-Plaque. Beachte die glänzende, schuppige Oberfläche und die scharfe Begrenzung.

Chronische Psoriasis. Die Plaques der chronischen Psoriasis entwickeln sich vorzugsweise auf der Kopfhaut, an den Ellenbogen, den Knien, dem Perineum, dem Nabelbereich und in der Submammilarfalte. Typischerweise entstehen an traumatisierten Hautstellen neue Läsionen (Köbner-Phänomen).

Psoriasis pustulosa. Eine Variante, die sich meist auf Handflächen und Fußsohlen beschränkt, gelegentlich aber auch diffus auftritt. Die gelben Pusteln haben einen Durchmesser von 2–5 mm.

Psoriasis-Arthritis. Betroffen sind die distalen kleinen Gelenke an Hand und Fuß. Auch große Gelenke können einzeln oder symmetrisch betroffen sein. In seltenen Fällen tritt eine Sakroiliitis oder Spondylitis ankylosans auf. Die Nägel können auch ohne begleitende Hauterkrankung betroffen sein. Typisch sind Tüpfelnägel und Onycholysis (Ablösen der distalen Nägel vom Nagelbett).

Pityriasis rosea

Kommt bei jüngeren Patienten häufig vor. Tage oder manchmal auch Wochen vor der generalisierten Eruption erscheint ein einzelner Fleck, der leicht mit einer Trichophytie verwechselt werden kann. Vom voll entwickelten Ausschlag sind Oberarme, Rumpf und oberer Oberschenkel betroffen. Aus den rötlichen Papeln werden typischerweise juckende ovale Flecken, die am Rande schuppig sind. Der Ausschlag verschwindet innerhalb von sechs Wochen.

Lichen ruber planus

Ein weiterer mit Juckreiz verbundener Ausschlag, der anhand seines typisches Aussehens diagnostiziert werden kann (☞ Abb. 3.9).

Der Ausschlag befällt sowohl Haut als auch Schleimhäute. Vor allem ist er an der volaren Seite des Unterarms und der Handgelenke, auf dem Handrücken, am Schienbein, an den Fußgelenken und im unteren Rückenbereich zu finden. Er tritt symmetrisch in Form von kleinen glänzenden violetten Papeln auf, die eher polygonal als rund sind. Ein Netz weißer Linien, das die Oberfläche der Papeln überzieht, wird als Wickham-Streifen bezeichnet. Nach einer Verletzung können Eruptionen entstehen (Koebner-Phänomen), und wo gekratzt wurde, zeigen sich lineare Läsionen. Meistens ist auch die Mundschleimhaut betroffen.

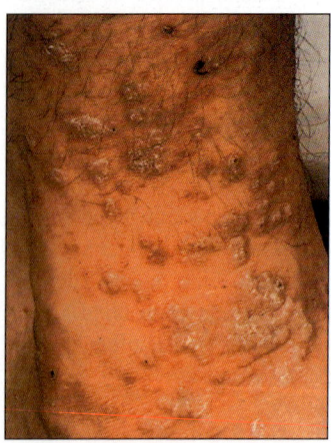

Abb. 3.9 Lichen ruber planus, polygonale Papeln

3.3 Hautinfektionen

Bakterielle Infektionen

Impetigo

Wird von β-hämolysierenden Streptokokken verursacht. Meist ist das Gesicht betroffen. Die Effloreszenzen erscheinen zunächst als Papeln um Mund und Nase und breiten sich in Bläschenform im umliegenden Bereich aus. Im weiteren Verlauf bildet sich die typische honigfarbene Kruste.

Furunkel

Infektion eines Haarfollikels mit Staphylococcus aureus, die sich in das umliegende Gewebe ausbreitet. In der Mitte kann sich ein Eiterkern bilden. Eine Ansammlung von Furunkeln wird als Karbunkel bezeichnet. Sind Wimpernfollikel infiziert, bildet sich ein Gerstenkorn.

Erysipel und Phlegmone

Eine Infektion der oberen Hautschichten durch Streptococcus pyogenes wird als Erysipel bezeichnet, die der tieferen Schichten als Phlegmone. Ein Erysipel ist durch das plötzliche Auftreten eines scharf abgegrenzten, leicht erhabenen und druckempfindlichen Ausschlags gekennzeichnet. Der Patient ist in der Regel schwer krank und hat hohes Fieber meist mit Schüttelfrost. Bei einer Phlegmone ist der Rand weniger scharf abgegrenzt als beim Erysipel.

Syphilis

Bei **primärer Syphilis** entwickelt sich ein nicht schmerzendes und nicht juckendes Geschwür mit verhärtetem Rand (Primäraffekt, ☞ Abb. 3.10) am Eintrittsort der Infektion – in der Regel den Genitalien.

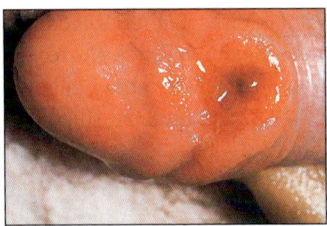

Abb. 3.10 Syphilis, Primäraffekt

49

Etwa zwei Monate nach dem Primäraffekt kommt es zum Auftreten eines **sekundären Ausschlages** – zunächst als hellrote Flecken, die sich zu Papeln entwickeln – auf der Haut der Genitalien, Handflächen und Fußsohlen. In der Anal- und Leistengegend können durch Feuchtigkeit Erosionen (Condylomata acuminata) entstehen. Auf der Mundschleimhaut entwickeln sich erhabene ovale Flecken. Im **tertiären Stadium** bilden sich Granulome. Diese Hautknötchen können degenerieren und Geschwüre bilden.

Virale Hautinfektionen

Warzen

Warzen heben sich gewöhnlich an Fingern und Händen als deutliche Papeln mit typischer unregelmäßiger Oberfläche ab. Warzen an der Fußsohle entstehen an Druckstellen und sind darum flach.

Molluscum contagiosum

Eine häufige Infektion, verursacht von einem Mitglied der Pockenvirusfamilie. Die Läsionen treten als fleischfarbene gewölbte Papeln auf, die zwischen Stecknadelkopfgröße und einem Durchmesser von 1 cm variieren. Das auffälligste Kennzeichen ist eine Vertiefung im Zentrum (Dellwarzen).

Herpes simplex

Vom Virustyp 1 sind in der Regel Mund und Lippen betroffen (☞ Abb. 3.11), vom Virustyp 2 dagegen die Genitalien. Eine **primäre HSV-Infektion** macht sich zunächst durch das Aufschießen oberflächlicher schmerzhafter Bläschen bemerkbar, die von einem erythematösen Bereich umgeben sind. Die Bläschen erodieren an der Oberfläche, bilden eine Kruste und heilen ohne Narbenbildung ab.

Nach der primären Infektion verbleibt das Virus in einer Ruhephase im dorsalen Wurzelganglion, so dass es immer wieder zu **Rezidiven** im primär betroffenen Bereich kommt. Der Reaktivierung geht ein Hautkribbeln voraus, dem innerhalb von 1–2 Tagen die Bläscheneruption folgt.

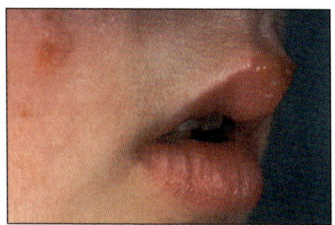

Abb. 3.11 Vom Herpes-simplex-Virus verursachte „Fieberbläschen"

3

Herpes zoster (Gürtelrose)

Nach einer Windpockenerkrankung verbleibt das Varicella-zoster-Virus in einem Latenzstadium in einem kranialen oder dorsalen Nervenganglion. Eine Reaktivierung des Virus z.B. durch Immuninkompetenz verursacht eine umschriebene Eruption, die so genannte Gürtelrose.

Der Patient klagt über Schmerzen oder Unbehagen in einem begrenzten Hautareal. Binnen weniger Tage erscheinen dort Bläschen in der typischen, auf ein Dermatom begrenzten Verteilung. Binnen 2–3 Wochen gehen die Bläschen in Pusteln und Borken über und heilen ab.

Ist der Ramus ophthalmicus des Nervus trigeminus beteiligt, kann die Kornea schwer geschädigt werden. Dabei verteilen sich die Bläschen typischerweise an der Nasenspitze und an der Seite der Nase. Bei Beteiligung des Ganglion geniculatum des Nervus facialis kommt es zu einer Fazialisparese unter Beteiligung des äußeren Ohres (Ramsay-Hunt-Syndrom). Äußerst unangenehme Langzeitfolgen können chronische Schmerzen und eine Hyperästhesie im betroffenen Dermatom sein.

Mykosen
Candida albicans

Suchen Sie im Mund nach den typischen weißlichen Candida-Plaques, die sich abkratzen lassen und eine rote, wunde Stelle hinterlassen. Andere Manifestationen sind Mundwinkelrhagaden, Infektionen der Vulva und Vagina und Beteiligung von Kontaktflächen z.B. Analfalte, Oberschenkelinnenseite, Skrotum und submammiläre Falten (Intertrigo).

Pityriasis versicolor (Tinea versicolor)

Diese Erkrankung tritt häufig bei jungen Erwachsenen auf und wird von Malessezia furfur ausgelöst. Kleine pigmentierte oder wenig pigmentierte Flecken treten am oberen Stamm und an den Armen auf. Bei Sonnenbräunung sind die betroffenen Gebiete nur schwach pigmentiert.

Tinea

Tinea capitis äußert sich durch umschriebenen Haarausfall und eine Entzündung der Kopfhaut. Tinea corporis befällt die unbehaarten Körperteile. Die Läsionen haben einen entzündeten äußeren Ring und eine blasse Heilungszone im Zentrum. Tinea pedis (Fußpilz) zeigt sich als schuppender erythematöser Ausschlag zwischen den Zehen. Tinea unguium befällt die Nägel, und zwar bevorzugt die Fußnägel, und tritt asymmetrisch auf. Der Nagel wird dick und gelb, anschließend setzt eine Onycholysis ein und der Nagel zerfällt.

Parasitenbefall

Läuse

Kopflausbefall (Pediculosis capitis) kommt bei Kindern häufig vor. Man stellt die Diagnose durch sorgfältiges Absuchen der Haare nach Eiern (Nissen), die sich im Gegensatz zu Schuppen nicht abstreifen lassen. Wegen des Juckreizes kann es zu einer sekundären Infektion mit verstärktem Juckreiz kommen. Ein Befall durch **Kleiderläuse** (Pediculosis corporis) ist selten. **Filzläuse** befallen die Schamhaare und werden in der Regel beim Geschlechtsverkehr übertragen. Der Befall macht sich durch starken Pruritus bemerkbar und Nissen sowie Läuse sind mit bloßem Auge zu erkennen.

Skabies (Krätze)

Die Krätzmilbe bohrt Gänge in die Haut, in denen das Weibchen seine Eier ablegt. Die Gänge sind bei der Inspektion sichtbar. Suchen Sie danach an den Seiten der Finger, den Zwischenfingerfalten und an den Handgelenken. Die Läsionen können auch an Ellenbeuge, Achselhöhlen und Genitalien auftreten. Durch Kratzen kommt es zu sekundärer Abschürfung und Infektion.

Blasenbildung

Bullöses Pemphigoid

Symmetrische Effloreszenzen, die vornehmlich bei älteren Menschen auftreten. Sie erscheinen als juckende pralle Blasen, die ein Erythem überlagern oder von ihm umgeben sind. Die Blasen sind anfangs klein, vergrößern sich aber binnen weniger Tage erheblich (☞ Abb. 3.12). Die Blasen treten hauptsächlich an den Extremitäten auf, besonders an der Innenseite von Oberschenkeln und Armen. Die Blasen werden blutig und zerfallen. Die dabei entstehenden Erosionen sind für Sekundärinfektionen anfällig.

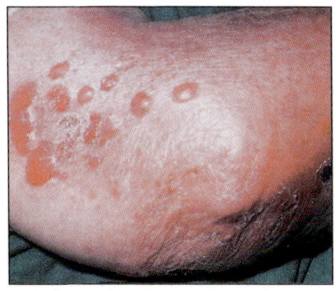

Abb. 3.12   Pralle Blasen beim bullösen Pemphigoid

Pemphigus

Tritt am häufigsten bei Aschkenasimjuden im mittleren Lebensalter auf. Die Effloreszenzen entwickeln sich häufig zuerst auf der Mund- oder Genitalschleimhaut. In der Regel geht der Patient aber erst zum Arzt, wenn auch die Haut betroffen ist. Typisch für Pemphigus sind schmerzhafte, schlaffe Blasen, die nach dem Platzen eine wunde Stelle hinterlassen, die nur langsam heilt. Die Haut in der Umgebung der Läsionen ist über der Unterlage verschiebbar (Nikolski-Phänomen). Nabelgegend, Stamm, Intertrigo und Kopfhaut sind am häufigsten betroffen.

Dermatitis herpetiformis Duhring

Typisch sind die bemerkenswert symmetrisch auftretenden Gruppen von stark juckenden Bläschen, meist auf den Ellenbogen, unterhalb der Knie, am Gesäß, am Rücken und an der Kopfhaut. Durch Kratzen kommt es zu umschriebenen Exkoriationen. Bei der Heilung

53

bleiben charakteristische hyperpigmentierte Flächen zurück. Die Erkrankung geht fast immer mit einer glutensensitiven Enteropathie (Zöliakie) einher.

Nävi

Ein junktionaler Nävus ist flach oder leicht erhaben, von einheitlicher Farbe und unterschiedlicher Größe, bis zu 1 cm. Ein Compoundnävus ist rund, erhaben und pigmentiert und u.U. behaart. Dermale Nävi sind erhaben, gewölbt und hautfarben mit runzliger Oberfläche. Sie kommen hauptsächlich im Gesicht vor.

Café-au-Lait-Flecken

Flache, milchkaffeefarbene Flecke, meist einige Zentimeter groß, die als gutartige Hautverfärbungen, aber auch als Zeichen einer Neurofibromatose auftreten können. Sind fünf oder mehr dieser Flecken vorhanden, kann man vom Vorliegen dieser Erkrankung ausgehen. Neurofibrome treten als weiche, gestielte Effloreszenzen oder als deutliche subkutane Knötchen auf.

Kaposi- Sarkom

Das Kaposi-Sarkom war früher nur bei Schwarzafrikanern der Äquatorialregion und bei älteren Aschkenasimjuden bekannt. Eine **Immunschwäche** ist ein wichtiger Risikofaktor. Darum wird das Sarkom bei Organtransplantierten unter immunsuppressiver Therapie, besonders häufig jedoch bei AIDS-Patienten beobachtet. Das Kaposi-Sarkom besteht aus rot-blauen Knoten vorwiegend an der unteren Beinregion und an den Händen.

Tumoren

Spinaliom (Plattenepithelkarzinom)

Tritt als Geschwür oder Knötchen mit festem, verhärtetem Rand auf, wobei der Rand des Geschwürs oft ausgestülpt ist (☞ Abb. 3.13). Das Karzinom tritt meist in sonnenexponierten Hautbereichen auf.

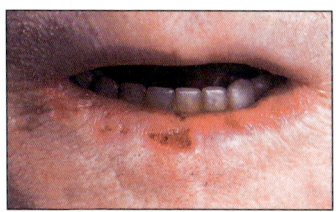

Abb. 3.13 Spinaliom der Lippe

3

Basaliom

Meist ist das Gesicht betroffen und wie beim Spinaliom ist auch hier Sonnenlichtexposition ein prädisponierender Faktor. Der Tumor beginnt als kleine schmerzlose Papel, die dann ulzeriert und sich am Rand aufrollt. Der Tumor blutet und schuppt.

Malignes Melanom

Der Tumor ist in der Regel pigmentiert und tritt entweder als Knötchen oder als ein sich ausbreitendes pigmentiertes Gebiet auf. Denken Sie an ein malignes Melanom, wenn eine pigmentierte Effloreszenz Knötchencharakter hat, wächst, nachdunkelt, die Form verändert oder blutet. Bei Männern tritt das Melanom häufig am Rücken auf, bei Frauen vor allem an den Beinen.

3.4 Nagelerkrankungen

Asymmetrische, splitterartige Läsionen (**Splitterblutungen**) können auf Mikroembolisation durch infizierte Herzklappen (subakute bakterielle Endokarditis) oder Vaskulitis hindeuten (Osler-Knötchen). Bei Psoriasis treten **Tüpfelnägel** auf, selbst wenn kein Exanthem zu sehen ist. Löst sich ein distaler Nagel vorzeitig vom Bett, handelt es sich um **Onycholyse** (☞ Abb. 3.14). Diese tritt bei vielen Nagelerkrankungen auf und kann auch mit Hyperthyreose einhergehen. Weiße Nägel mit Verlust der Halbmonde (**Leukonychie**) sind ein Zeichen von Hypalbuminämie und ein Hinweis auf das Vorliegen einer schweren chronischen Erkrankung.

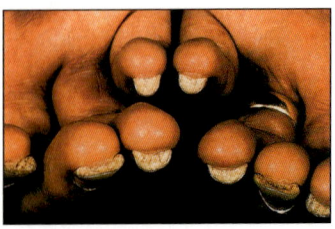

Abb. 3.14 Onychyolyse bei hyperkeratotischer Psoriasis

Nach einer schweren akuten Erkrankung können sich Querrillen im Nagel **(Beau-Reil-Querfurchen)** bilden, die bei Erholung auswachsen. Die Infektion der Haut im Nagelbereich wird als **Paronychie** bezeichnet und ist durch Schmerzen, Schwellungen, Rötung und Hyperästhesie der Haut am Übergang zum Nagel charakterisiert. **Löffelformige Nägel** weisen auf Eisenmangel hin.

Schauen Sie sich immer den seitlichen Umriss des Nagels und der Fingerspitze an, um **Trommelschlägelfinger** nicht zu übersehen. Der normale Winkel zwischen Fingernagel und Nagelbett liegt bei 160° (☞ Abb. 3.15) und ist durch Druck nicht zu verändern. Im Frühstadium der Trommelschlägelfingerbildung nimmt der Nagel-Bett-Winkel zu, und der Nagel scheint weniger fest aufzusitzen, wenn man Druck auf das Nagelbett ausübt. Bei ausgeprägten Trommelschlägelfingern – etwa bei Lungenkrebs – gleichen die Finger tatsächlich Trommelschlägeln und an den Handgelenken können Schmerzen und Druckempfindlichkeit aufgrund einer Periostitis auftreten (hypertrophe pulmonale Osteoarthropathie).

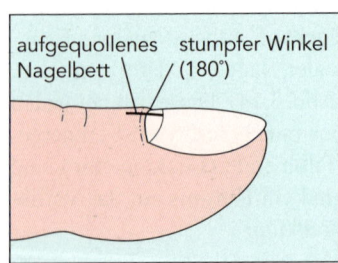

aufgequollenes Nagelbett | stumpfer Winkel (180°)

Abb. 3.15 Trommelschlägelfinger. Der Winkel ist vergrößert und ausgefüllt und das Nagelbett hat eine schwammige Konsistenz.

3.5 Hautmanifestationen von Systemerkrankungen

Viele Systemerkrankungen gehen mit Hautmanifestationen einher. Eine sorgfältige Untersuchung der Haut kann bei der Diagnostik äußerst hilfreich sein.

 Symptome und Befunde
Hautmanifestationen von Systemerkrankungen

Erkrankung	Hautbefund
Sarkoidose	Erythema nodosum, Lupus pernio, Knötchen in Narben
Systemischer Lupus erythematodes	Schmetterlingserythem im Gesicht bei 50 % der Patienten nach UV-Exposition, auch Alopecia areata und Lupus erythematodes chronicus discoides
Sklerodermie	Verdickte Haut, besonders an den Fingern, Telangiektasie, Verkalkung von Hautknötchen
Hyperlipidämie	Xanthelasmen an den Augenlidern, Xanthome an Ellenbogen, Handknöcheln, Gesäß, Fußsohlen, Handflächen und Achillessehne
Diabetes mellitus	Necrobiosis lipoidica – wachsartige symmetrische Plaques am Schienbein von gelbem, atrophischen Aussehen, Candidose der Haut, Ulzeration an den Füßen
Hyperthyreose	Prätibiales Myxödem – verdickte Haut vorn am Schienbein, Trommelschlägelbildung
Cushing-Syndrom	Blaurote Striae, Hautverdünnung, Neigung zu Hämatomen
Colitis ulcerosa/Crohn-Krankheit	Pyoderma gangraenosum – großes Geschwür Erythema nodosum
Dermatomyositis	Ödem und Violettfärbung der Augenlider. Erythem an den Handknöcheln und anderen Knochenvorsprüngen, z.B. Ellenbogen und Schulterblättern; Lichtempfindlichkeit und Schmetterlingserythem im Gesicht
Krebserkrankungen	Acanthosis nigricans – braune, samtartige Verdickung der Haut in Achseln und Leisten; Tylom – Verdickung der Handflächen und Fußsohlen; Ichthyose – fischschuppenartiges Erscheinungsbild der Haut

3

3.5 Hautmanifestationen von Systemerkrankungen

 Untersuchung älterer Patienten
Hautveränderung bei älteren Menschen

- Aufgrund eines Verlustes an elastischem Gewebe und Kollagen wird die Haut zunehmend faltig.
- Die Haut wird brüchig, und selbst bei geringfügigen Verletzungen ist mit Wunden und Sekundärinfektionen zu rechnen.
- Der Verlust an Elastizität erschwert das Feststellen des Hautturgors zur Beurteilung des Volumenstatus des Patienten.
- Brüchige Kapillaren führen zu Blutungsneigung (Alterspurpura und Ekchymose).
- Warzige pigmentierte Effloreszenzen (Alterskeratose, Verhornung) breiten sich aus und entstellen die Haut.
- Die Prädisposition sonnenverbrannter Haut zur Entwicklung bösartiger Veränderungen nimmt zu (Spinaliom und Basaliom).
- Bei Bettlägerigkeit sind Dekubitalgeschwüre eine besonders schwerwiegende Komplikation. Prädisponierende Faktoren sind verminderte Hautdurchblutung und Sekundärinfektionen.
- Am häufigsten entstehen Dekubitalgeschwüre an Knochenvorsprüngen, v.a. an Fersen und Sakrum.

 Zusammenfassung
Untersuchung der Haut

- Der Patient muss sich stets völlig entkleiden, damit die Haut als Gesamtorgan untersucht werden kann.
- Sorgen Sie für gute Beleuchtung (möglichst Tageslicht).
- Messen Sie die Größe der Effloreszenzen (besonders nützlich zum Einschätzen von Pro- und Regression).
- Versuchen Sie, größere (flüssigkeitsgefüllte) Schwellungen zu durchleuchten.
- Beurteilen Sie die Hautfarbe und Veränderungen.
- Beschreiben Sie die primäre Morphologie lokalisierter Läsionen:
  - Bläschen
  - Blase
  - Flecken
  - Knötchen
  - Macula
  - Papel
  - Petechien oder Ekchymosen
  - Plaque
  - Quaddel
  - Telangiektasie
  - Spider naevus

Zusammenfassung (Fortsetzung)
Untersuchung der Haut

- Beschreiben Sie die sekundären Charakteristika:
  - Oberflächliche Erosion
  - Ulzeration
  - Verkrustung
  - Schuppenbildung
  - Fissuren
  - Lichenifikation
  - Atrophie
  - Abschürfung
  - Vernarbung oder Keloid
- Beschreiben Sie die Verteilung eines weiter ausgedehnten Exanthems und eventuelle Farbveränderungen.
- Stellen Sie die Temperatur des betroffenen Gebiets fest.
- Führen Sie eine allgemeine Untersuchung durch und prüfen Sie, ob Hinweise auf eine Systemerkrankung vorhanden sind.

4 Hals, Nase und Ohren

4.1 Symptome von Mund- und Halserkrankungen

Patienten mit Erkrankungen im Bereich von Mund oder Hals klagen meist über Schmerzen, Kloßgefühl, Heiserkeit und Schwierigkeiten beim Atmen (in der Regel bei Inspiration; Obstruktion der oberen Luftwege), Schluckschwierigkeiten (Dysphagie), Schmerzen beim Schlucken (Odynophagie) und Halitose (Mundgeruch).

Halsschmerzen und Schmerzen in der Mundhöhle

Die Schmerzen können von den Zähnen, der Wangenschleimhaut und der Zungenoberfläche kommen. Bei Vitaminmangel, Pilzinfektionen der Mundhöhle (Soor oder Candidose) oder nach Bestrahlung eines Tumors kann die Mundschleimhaut diffus entzündet sein (Mucositis). Bei diffusen Pilzinfektionen ist an die Möglichkeit einer AIDS-Infektion zu denken, doch kommen solche Infektionen auch nach Behandlung mit Breitbandantibiotika oder bei Immunschwäche anderer Ursache vor (z.B. Leukämie, Lymphom). Schmerzen im hinteren Rachenbereich können auf eine klinisch erkennbare Tonsillitis oder Pharyngitis zurückzuführen sein, aber auch auf eine Erkrankung im tieferen Schlundbereich (Hypo- oder Laryngopharynx).

Läsionen der Mund- und Wangenschleimhaut können entzündlicher (am häufigsten Aphthen), traumatischer oder bösartiger Natur sein.

Fragen an den Patienten
Schmerzen im Mund- und Halsbereich

- Wie lange haben Sie die Schmerzen schon?
- Wechselt die Stärke des Schmerzes?
- Was verschlimmert die Schmerzen – was lindert sie?
- Ist der Schmerz lokalisiert oder diffus?
- Leiden Sie noch unter anderen Erkrankungen?
- Nehmen Sie Medikamente – wenn ja, welche?
- Wie viel rauchen Sie am Tag?
- Wie viel Alkohol konsumieren Sie wöchentlich?

Globusgefühl

Früher auch als Globus hystericus bezeichnetes Gefühl, dass ein Fremdkörper („Kloß") im Hals steckt.

Heiserkeit

Die meisten heiseren Patienten haben eine Entzündung des Larynx (Laryngitis). Bei jedem Patienten, dessen Heiserkeit länger als drei Wochen anhält, sollte eine **Kehlkopfspiegelung** durchgeführt werden.

Die Anamnese gibt dem untersuchenden Arzt Anhaltspunkte für die Diagnostik. Jede Veränderung am glatten Stimmlippenrand führt zu Heiserkeit. Ist eine Stimmlippe gelähmt oder stellt sie sich nicht richtig ein, klingt die Stimme auffällig gehaucht, man spricht von **Dysphonie.** Ist eine Infektion der oberen Atemwege oder stimmliche Überanstrengung vorausgegangen, deutet dies auf **Laryngitis** hin (auch traumatische Laryngitis). Starkes Rauchen, der Genuss starker alkoholischer Getränke und schlechte Mundhygiene sollten an einen **Tumor** denken lassen.

Atemwegsobstruktion

Schnarchen wird durch verlegte Atemwege verursacht. Diese Verlegung kann in der Nase, retronasal (z.B. Vergrößerung der Gaumenmandeln), im oropharyngealen Bereich (z.B. Tonsillen, schlaffes Gaumensegel oder Schlund) oder durch angeborene Veränderungen des Larynx bei Kindern zustande kommen. Starkes Schnarchen kann mit Schlafapnoe einhergehen.

Schluckschwierigkeiten

Näheres hierzu in Kap. 7 unter Dysphagie

Schmerzen beim Schlucken

Schmerzen beim Schlucken bezeichnet man als Odynophagie. Sie treten bei einer Entzündung des Hypopharynx oder des Ösophagus auf (z.B. bei Candidose). Auch ein Karzinom der Fossa piriformis oder im hinteren Zungendrittel kann eine Odynophagie verursachen.

Knotenbildung im Halsbereich

Meistens handelt es sich bei Knoten am Hals um vergrößerte Lymphknoten, deren Ursachen abgeklärt werden müssen (☞ Abb. 4.1). Die Ursache kann im Bereich des Kopfes oder des Halses liegen.

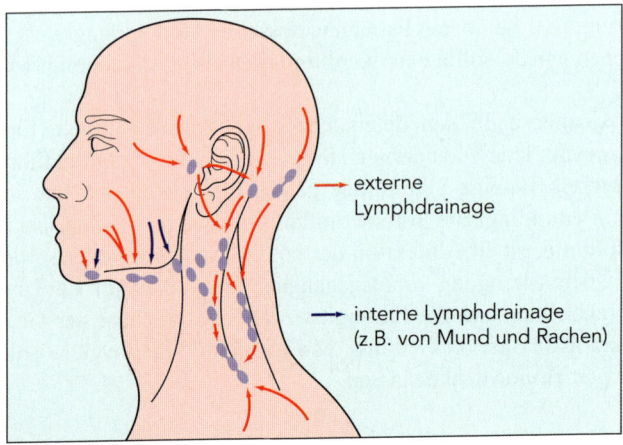

externe Lymphdrainage

interne Lymphdrainage (z.B. von Mund und Rachen)

Abb. 4.1 Lymphabfluss von Kopf und Hals

 Fragen an den Patienten
Knoten im Halsbereich

- Wie lange ist der Knoten bekannt?
- Hat sich seine Größe verändert?
- Ist er schmerzhaft?
- Leiden Sie unter Nachtschweißigkeit?
- Haben Sie in der letzten Zeit Gewicht abgenommen?
- Haben Sie Probleme mit der Schilddrüse?
- Haben Sie Husten?
- Haben Sie in Mund oder Hals etwas Auffälliges bemerkt?
- Wie ist Ihr Allgemeinbefinden?

Mundgeruch

Die häufigste Ursache von Mundgeruch oder Halitose ist mangelnde Zahn- und Mundhygiene. Entzündungen der Nasennebenhöhlen mit eitrigem retronasalen Ausfluss können aber ebenso wie zerklüftete Tonsillen zu Mundgeruch führen. Auch Infektionen der Mundhöhle und vor allem des Zahnfleisches können starken Mundgeruch auslösen.

4.2 Symptome bei Nasenerkrankungen

Verstopfte Nase

Mechanische Behinderungen (z.B. Septumdeviation, vergrößerte Konchae oder Polypen) bewirken in der Regel eine permanente Verstopfung, während eine jahreszeitlich bedingte allergische Rhinitis gewöhnlich intermittierend auftritt.

> **Fragen an den Patienten**
> **Verstopfte Nase**
>
> - Besteht die Verstopfung ständig oder nur zeitweise (tagsüber oder nachts)?
> - Gibt es saisonale Unterschiede?
> - Sind beide Nasenlöcher betroffen oder nur eines?
> - Was verschlimmert die Verstopfung, was hilft?
> - Verwenden Sie Nasentropfen?
> - Schnüffeln Sie Klebstoff oder Drogen (z.B. Kokain)?
> - Ist Ihre Nase schon einmal operiert worden?
> - Haben Sie Asthma?

Ausfluss aus der Nase (Rhinorrhö)

Stellen Sie fest, ob zusätzlich ein Hindernis innerhalb der Nase besteht und ob der Ausfluss kontinuierlich oder intermittierend ist (z.B. bei saisonaler Rhinitis). Der Ausfluss kann wässrig oder mukös sein sowie purulent, wenn eine Infektion vorliegt oder sich ein Fremdkörper in der Nase befindet (bei Kindern oder geistig Behinderten). Bei Vorliegen eines Tumors kann der Ausfluss auch blutig sein. Ist die Rhinorrhö mit Nasenjucken, Niesen und juckenden Augen verbunden, ist eine allergische Rhinitis wahrscheinlich.

Nasenbluten (Epistaxis)

Durch die Anamnese ist eine Blutungsneigung ebenso auszuschließen wie frühere Nasenoperationen. Septumperforationen verkrusten oft und bluten. Auch intensives Bohren in der Nase kann Nasenbluten auslösen.

Verlust der Geruchswahrnehmung

Ein reduzierter (Hyposmie) oder fehlender Geruchssinn (Anosmie) kann mit einer vorausgegangenen Kopfverletzung zusammenhängen. Manche Patienten berichten vom Verlust ihres Geruchssinns nach einer Infektion der oberen Atemwege. Auch Patienten mit Polypen oder muküsem Ödem bei einer allergischen Rhinitis klagen über Anosmie. Bei vielen Patienten bleibt die Ursache unbekannt.

4.3 Symptome bei Ohrenerkrankungen

Ohrenschmerzen (Otalgie)

Ohrenschmerzen können vom Ohr selbst ausgehen oder von benachbarten Organen ausstrahlen. Erkrankungen der Nase und ihrer Nebenhöhlen, des Nasenrachenraums, der Zähne, des Kiefers, der Kiefergelenke, der Speicheldrüsen und -gänge sowie Erkrankungen von Oropharynx, Laryngopharynx und Hypopharynx, Zunge und Rückenmark kommen alle als Ursachen für Ohrenschmerzen infrage.

 Fragen an den Patienten
Otalgie

- Wo tut es weh?
- Strahlt der Schmerz aus?
- Was verschlimmert den Schmerz?
- Besteht Ausfluss aus dem Ohr?
- Hatten Sie schon einmal eine Ohroperation oder sind Ihre Ohren ausgespült worden?
- Benutzen Sie Wattestäbchen?
- Haben Sie sich in letzter Zeit am Ohr verletzt?
- Sind Sie in letzter Zeit geschwommen oder sind Sie geflogen?
- Ist Ihre Hörfähigkeit beeinträchtigt?

Ausfluss aus dem Ohr (Otorrhö)

Der Ausfluss kann Schleim oder Eiter enthalten und blutig gefärbt sein. Oft bestehen Ohrenschmerzen und Ausfluss gleichzeitig.

Schwerhörigkeit oder Taubheit

Sowohl das Alter des Patienten zu Beginn der Schwerhörigkeit, als auch die Entwicklung – plötzlich oder langsam schleichend – sind wichtig.

Ohrgeräusche (Tinnitus)

Tinnitus äußert sich in der Regel als Summen, Pfeifen, Zischen, Klingeln oder Pulsieren und geht meist mit einem gewissen Grad von Schwerhörigkeit einher. Er kann jedoch auch ohne jeden Gehörverlust auftreten. Ursache und Quelle des Geräusches sind beim subjektiven Tinnitus meist unbekannt.

Ohrfehlbildungen

Zu den kongenitalen Ohrfehlbildungen gehört das völlige oder teilweise Fehlen der Ohrmuschel (Anotie oder Mikrotie). Damit können auch Fehlbildungen des Mittel- und Innenohres verbunden sein. Der Patient kann auch mit der Größe oder Form seiner Ohren unzufrieden sein, vor allem wenn sie abstehen, was sich aber chirurgisch korrigieren lässt.

Ohrverletzungen

Es kann eine Verletzung des Meatus externus vorliegen, meist vom Patienten selbst verursacht (z.B. mit Wattestäbchen, Haarnadeln oder Bleistiften). Stumpfe Verletzungen an der Seite des Kopfes oder diffuse Kopfverletzungen können zu einem Trommelfellriss, zur Dislokation der Gehörknöchel und zur Schädigung des Innenohrs führen.

Schwindel

Unter Schwindel versteht man eine Gleichgewichtsstörung mit einer subjektiven Störung der Orientierung im Raum. Gefühle des Schwebens und des Schwarzwerdens vor den Augen sind kein Schwindel im engeren Sinne.

Liegt die Ursache im Zentralnervensystem, so ist der Schwindel meist konstant und progredient. Liegt die Ursache dagegen im Vestibulum (Labyrinth), handelt es sich eher um intermittierende Schwindelanfälle, die meist auch nicht progredient sind.

Gesichtsschmerz

Manchmal ist die Ursache einfach festzustellen (z.B. wenn der Patient über Zahnschmerzen klagt) oder der Schmerz wird von einer anderen Stelle aus ins Gesicht weitergeleitet (z.B. wenn ein Patient mit Tonsillitis über Ohrenschmerzen klagt).

4

Fazialislähmung

Hier ist es besonders wichtig, **Vorerkrankungen der Ohren** zu erfragen, denn der Nervus facialis hat einen langen Verlauf – durch das Schläfenbein, den Porus acusticus im Mittelohr und den Mastoidfortsatz – und tritt schließlich im Foramen stylomastoideus nach außen. Fragen, die sich auf die Funktionen der **Fazialisäste** beziehen – etwa nach trockenen Augen (wenn der Nervus petrosus superior betroffen ist) oder nach Geschmacksveränderungen (wenn die Chorda tympani betroffen ist) können Anhaltspunkte geben, auf welcher Ebene die Störung vorliegt.

4.4 Untersuchung von Mund und Rachen

Achten Sie auf Telangiektasien, Geschwüre, Pigmentierungen und Risse der Lippen. Inspizieren Sie Wangenschleimhaut, Zahnfleisch und Zähne. Trägt der Patient ein Gebiss, ist dies zu entfernen. Achten Sie auf den zahnhygienischen Zustand und suchen Sie nach Hinweisen auf eine Gingivitis (Zahnfleischentzündung). Achten Sie am harten Gaumen auf Anzeichen einer Gaumenspalte oder einer Gaumenspaltenkorrektur und auf Telangiektasien.

Lassen Sie den Patienten die Zunge herausstrecken und anschließend mit der Zunge den Gaumen berühren, damit Sie den Mundboden mit den Submandibulargängen zu beiden Seiten des Zungenbändchens einsehen können. Achten Sie auf Geschwüre, Knötchen, Leukoplakie (weißer Belag) und ob die Zunge belegt ist. Lassen Sie den Patienten „aaah" sagen. So können Sie die Tonsillen, den hinteren Rachen und die Bewegung des weichen Gaumens einsehen. Um einen guten Überblick über den hinteren Teil der Mundhöhle und den Oropharynx zu bekommen, müssen Sie u. U. einen Zungenhalter verwenden (☞ Abb. 4.2)

Zum Schluss streifen Sie einen Handschuh über und tasten jede verdächtige Region im Mund ab.

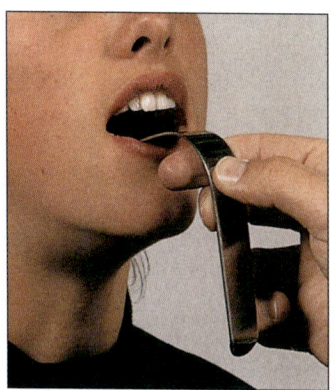

Abb. 4.2 Untersuchung des Mundes mit Zungenspatel

4.5 Untersuchung der Nase

Untersuchen Sie den Nasenvorhof. Bei Kindern ist der Knorpel der Nasenspitze weich. So lassen sich der Nasenvorhof, das Vorderende des Septums und die Vorderenden der unteren Konchae gut überblicken, indem man einfach die Nasenspitze anhebt. Bei Erwachsenen ist der Knorpel fester, so dass man für einen vergleichbaren Überblick in der Regel ein Nasenspekulum benötigt (☞ Abb. 4.3).

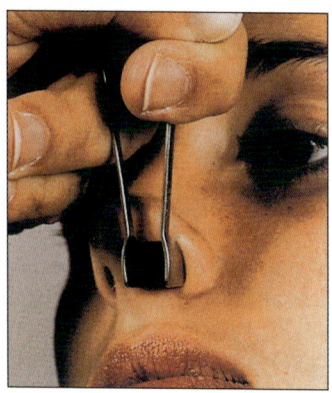

Abb. 4.3 Vordere Rhinoskopie mit dem Nasenspekulum

Lassen Sie den Patienten durch die Nase **ausatmen** und beobachten Sie die dabei entstehende Feuchtigkeit entweder auf einem silberglänzenden Zungenhalter oder auf einem in die Nähe der Nasenlöcher gehaltenen Spiegel.

Der Strom der **eingeatmeten** Luft lässt sich ungefähr beurteilen, wenn man die Unterseite jeweils eines Nasenlochs verschließt und den Patienten bittet, die Nase hochzuziehen. Um den Geruchssinn zu beurteilen, lässt man den Patienten den Geruch von zwei Riechfläschchen identifizieren. Das ist allerdings nicht immer sehr verlässlich.

4.6 Untersuchung des Ohres

Untersuchen Sie die **Ohrmuschel**, achten Sie auf Form, Größe und mögliche Fehlbildungen. Tasten Sie nach prä-, infra- und retroaurikulären **Lymphknoten,** die auf eine Erkrankung des äußeren Ohres hinweisen könnten.

Inspizieren Sie den **äußeren Gehörgang.** Untersuchen Sie den **inneren** Gehörgang und das Trommelfell mittels eines Otoskops und eines Politzer-Ballons. Ziehen sie sanft an der Ohrmuschel, um den äußeren Gehörgang zu begradigen und das Otoskop vorsichtig einführen zu können.

Suchen Sie mit dem Otoskop nach Hinweisen auf eine Otitis externa und Exostosen. Eine schwere Otitis externa oder ein Furunkel im äußeren Gehörgang können den Gehörgang völlig verschließen. Entfernen Sie vorsichtig Ohrenschmalz und einen etwaigen Cerumenpfropf mithilfe einer Schlinge, einem Haken oder mit einem Sauger. Ist das Cerumen sehr hart, lässt es sich eventuell mit Olivenöl oder Natriumbikarbonat-Ohrentropfen innerhalb einiger Tage aufweichen, bevor es entfernt werden kann.

Als Nächstes wird das **Trommelfell** inspiziert. Alle anatomischen Eigenschaften sollten genau untersucht und notiert werden (☞ Abb. 4.4). Achten Sie darauf, ob eine Perforation vorliegt.

Eine Ansammlung von weißlichem epithelialem Detritus ist auf ein Cholesteatom verdächtig.

Danach kommt der **Politzer-Ballon** zum Einsatz. Mit seiner Hilfe lässt sich die Beweglichkeit des Trommelfells beurteilen. Bei einem kurzen Druckstoß in ein Nasenloch – der Mund und das andere Na-

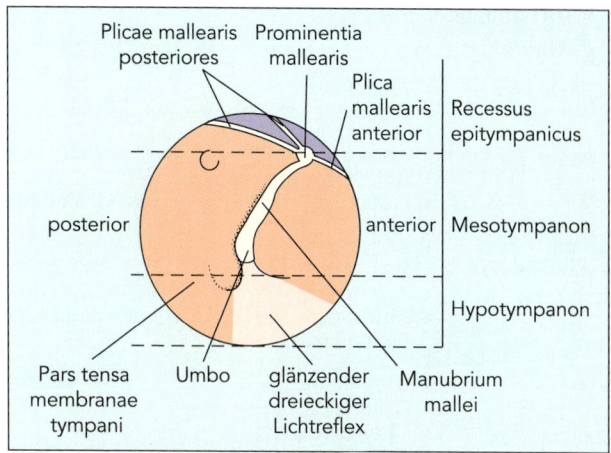

Abb. 4.4 Anatomie des gesunden Trommelfells

senloch müssen verschlossen sein – sollte sich das Trommelfell erst medial, dann lateral bewegen. Ein unbewegliches Trommelfell bedeutet, dass es seine Dichtungsfunktion nicht erfüllt und die Druckluft durch eine Perforation nach außen dringt oder dass ein Erguss im Mittelohr vorliegt.

Das **Hörvermögen** sollte mit Stimmgabeln geprüft werden. Eine grobe Einschätzung des Hörvermögens ist auch mit Flüstern in verschieden großen Abständen möglich.

 Fragen an den Patienten
Hörverlust

- Wie lange hören Sie schon schlecht?
- Handelt es sich um einen teilweisen oder vollständigen Gehörverlust?
- Sind beide Ohren betroffen oder nur eines?
- Liegen in der Familie Hörstörungen vor?
- Hatten Sie eine Verletzung oder eine Operation an den Ohren?
- Hatten Sie eine schwere Krankheit – etwa Tuberkulose – oder eine Sepsis (Einsatz ototoxischer Medikamente)?
- Waren Sie für längere Zeit starkem Lärm ausgesetzt?
- Leiden Sie zusätzlich unter Schwindel?

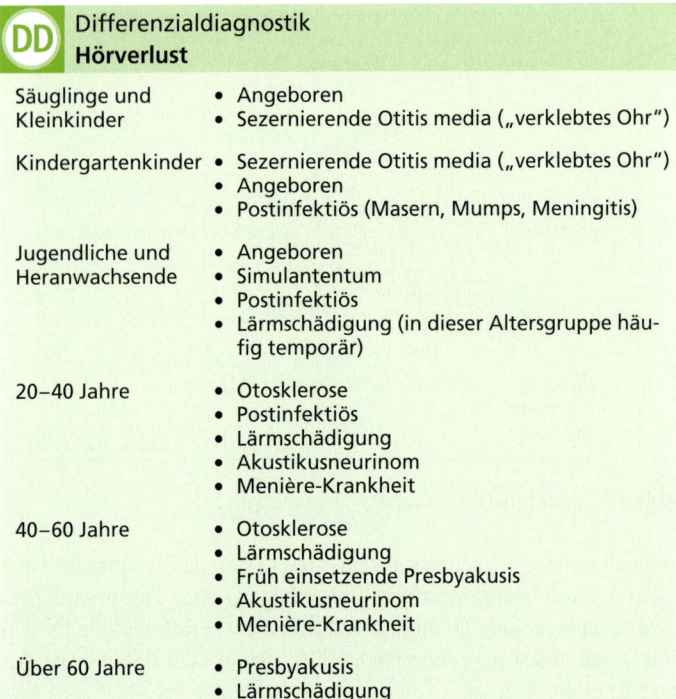

DD Differenzialdiagnostik
Hörverlust

Säuglinge und Kleinkinder	• Angeboren • Sezernierende Otitis media („verklebtes Ohr")
Kindergartenkinder	• Sezernierende Otitis media („verklebtes Ohr") • Angeboren • Postinfektiös (Masern, Mumps, Meningitis)
Jugendliche und Heranwachsende	• Angeboren • Simulantentum • Postinfektiös • Lärmschädigung (in dieser Altersgruppe häufig temporär)
20–40 Jahre	• Otosklerose • Postinfektiös • Lärmschädigung • Akustikusneurinom • Menière-Krankheit
40–60 Jahre	• Otosklerose • Lärmschädigung • Früh einsetzende Presbyakusis • Akustikusneurinom • Menière-Krankheit
Über 60 Jahre	• Presbyakusis • Lärmschädigung • Akustikusneurinom

Der Weber-Test

Beim Weber-Test (☞ Abb. 4.5) setzt man zunächst eine vibrierende Stimmgabel auf den Scheitel der Schädeldecke des Patienten. Fragen Sie den Patienten, wo er die Vibration wahrnimmt. Bei normaler Hörfähigkeit oder symmetrischem Gehörverlust wird der Ton in der Mitte oder in beiden Ohren gleich stark wahrgenommen. Wird die Schwingung nur von einem Ohr wahrgenommen, so liegt auf diesem Ohr eine Schallleitungsschwerhörigkeit vor.

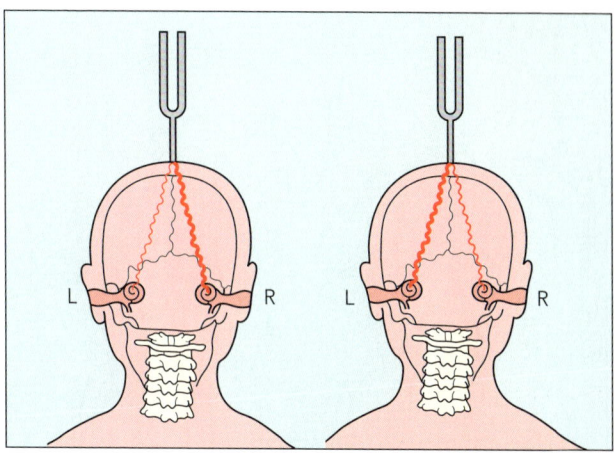

Abb. 4.5 Weber-Test. Linksseitige Schallempfindungsschwerhörigkeit (links) und linksseitige Schallleitungsschwerhörigkeit.

Der Rinne-Test

Der Rinne-Test (☞ Abb. 4.6) sollte in Verbindung mit dem Weber-Test durchgeführt werden. Eine vibrierende Stimmgabel wird mit ihrer Basis auf den Mastoidfortsatz gesetzt. Wenn der Patient die Schwingung nicht mehr hören kann, wird die Stimmgabel auf derselben Seite neben das Ohr gehalten. Wenn der Patient sie jetzt hört, ist der Rinne-Test positiv: Die Luftleitung ist besser als die Knochenleitung. Damit liegt kein nennenswerter Schallleitungsgehörverlust vor. Dann wird der Test am anderen Ohr wiederholt. Wird die Stimmgabel besser über den Mastoidfortsatz gehört, ist der Rinne-Test negativ – d.h. die Knochenleitung ist besser als die Luftleitung.

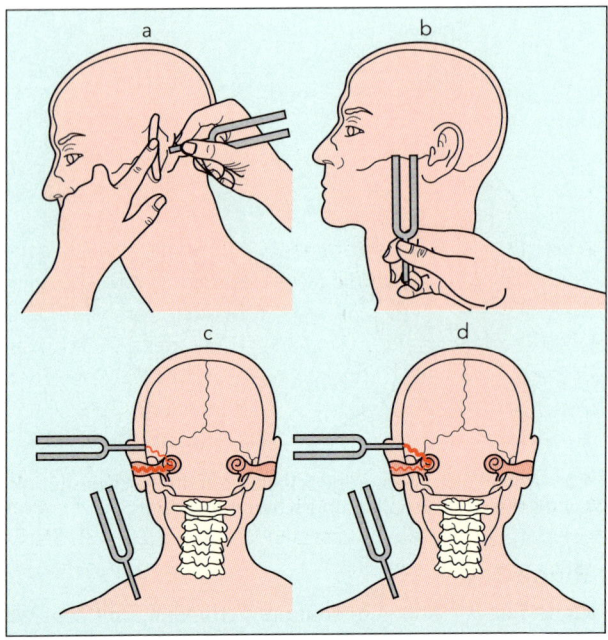

Abb. 4.6 Rinne-Test. Vergleich von (a) Knochenleitung und (b) Luftleitung. (c) Normalerweise ist die Luftleitung besser als die Knochenleitung. (d) Bei Schallleitungsschwerhörigkeit ist die Knochenleitung besser als die Luftleitung.

Audiometrie

Bei der reinen Ton- und Sprachaudiometrie bittet man den Patienten, auf verschiedene Töne und auf Sprache zu reagieren, und die Reaktion wird aufgezeichnet. Durch den objektiven Test soll Subjektivität und Simulieren ausgeschaltet werden.

4.7 Untersuchung des Halses und der Kiefergelenke

Die **Kiefergelenke** lassen sich unmittelbar vor dem Tragus des Ohres ertasten. Während man das Gelenk abtastet, lässt man den Patienten den Mund öffnen. Achten Sie auf Reiben und Krepitation über dem Gelenk und fragen Sie den Patienten, ob das Gelenk beim Abtasten schmerzt.

Nachdem man Form und Umriss des **Halses** in Augenschein genommen hat, beginnt man mit der Palpation. Folgen Sie dabei einem festgelegten Schema (z. B. submentales Dreieck, Submandibularbereich, vorderes und hinteres Dreieck). Wenn der Patient schluckt, können Sie die Lage der **Schilddrüse** und eventuelle Schwellungen im Bereich der Schilddrüse und der Mittellinie ertasten.

Palpieren und auskultieren Sie die **Karotis** auf Geräusche. Einschränkungen der aktiven und passiven **Beweglichkeit** des Halses sollten durch Flexion, Extension, Rotation und laterale Flexion geprüft werden ebenso wie ausstrahlende Schmerzen oder Parästhesien in den oberen Gliedmaßen.

4

Wichtig für den Untersuchenden ist die Kenntnis der räumlichen Verteilung der Lungenlappen (☞ Abb. 5.1). In jedem Lungenflügel sind zwei Lungenlappen zu erkennen. Die rechte Lunge weist außerdem noch einen Mittellappen auf. An der entsprechenden Stelle links findet sich die Lingula als Abzweigung des Oberlappens. Von vorne lassen sich vor allem die Oberlappen, von hinten die Unterlappen auskultieren.

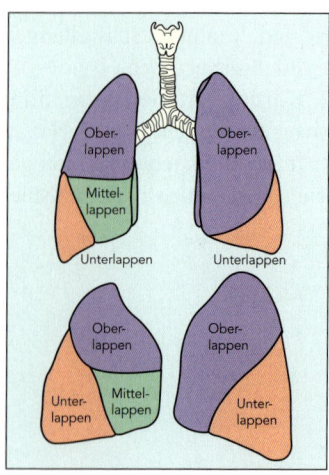

Abb. 5.1 Die Lungenlappen, frontal (oben) und lateral (unten) gesehen

5.1 Symptome einer Atemwegserkrankung

Dyspnoe

 Fragen an den Patienten
Dyspnoe

- Leiden Sie erst seit kurzem oder schon länger an Kurzatmigkeit?
- Sind Sie ständig oder nur zeitweise kurzatmig?
- Sind Sie durch Ihre Kurzatmigkeit in Ihrer Belastbarkeit eingeschränkt?
- Was verschlimmert die Kurzatmigkeit?
- Was bessert sie?

Ursachen für Kurzatmigkeit

 Differenzialdiagnostik
Einige Ursachen für Kurzatmigkeit

Kontrolle und Beweglichkeit von Thoraxwand und Pleura
- Hyperventilationssyndrom
- Hypothalamusläsion
- Neuromuskuläre Erkrankung
- Kyphoskoliose
- Spondylitis ankylosans (Bechterew-Krankheit)
- Pleuraerguss mit Pleuraschwarte
- Bilaterale Zwerchfellparese

Lungenerkrankungen
- Erkrankungen der Luftwege
  - Chronische Bronchitis und Emphysem
  - Asthma
  - Bronchiektasen
  - Mukoviszidose (zystische Fibrose)
- Erkrankungen des Parenchyms
  - Pneumonie
  - Idiopathische Lungenfibrose
  - Exogen allergische Alveolitis
  - Primäre und sekundäre Tumoren (Metastasen)
  - Sarkoidose
  - Pneumothorax
  - Lungenödem
- Reduzierte Blutversorgung
  - Lungenembolie
  - Anämie

Dauer der Dyspnoe

 Differenzialdiagnostik
Dauer

Sehr kurz (Minuten)
- Lungenembolie
- Pneumothorax
- Lungenödem
- Asthma

Kurz (Stunden bis Tage)
- Lungenstauung
- Pneumonie
- Asthma

- Pleuraerguss
- Anämie

Lange (Wochen bis Jahre)
- Chronisch obstruktive Atemwegserkrankung (COPD)
- Idiopathische Lungenfibrose
- Exogen allergische Alveolitis
- Anämie

5

Asthma bronchiale

Asthma, das nur durch emotionale Erlebnisse ausgelöst wird, gibt es aller Wahrscheinlichkeit nach nicht. Allerdings verschlimmern emotionale Belastungen bei vielen Asthmapatienten die Beschwerden. Asthma tritt häufig nachts auf.

 Fragen an den Patienten
Asthma

- Wird Ihr Asthma durch irgendetwas beeinflusst?
- Wie wirkt sich Sorge oder Aufregung aus?
- Wachen Sie nachts wegen Ihres Asthmas auf?
- Wie reagieren Sie auf Zigarettenrauch?
- Wirken sich Haushaltssprays negativ aus?
- Konnten Sie wegen des Asthmas nicht zur Arbeit/Schule gehen?
- Was passiert, wenn Sie kehren oder Staub wischen?
- Reagieren Sie auf Hunde oder Katzen?

Schwere der Dyspnoe

Die Schwere der Dyspnoe kann anhand einer Skala beurteilt werden, doch sind Funktionsmessungen vorzuziehen. Fragen Sie Ihre Patienten, inwieweit die Kurzatmigkeit die **Alltagsaktivitäten** einschränkt: Können Sie Treppen steigen, Einkäufe erledigen, das Auto waschen oder im Garten arbeiten? Wenn Treppen steigen schwerfällt – wie viele Stufen schafft der Patient? Dabei muss sicher sein, dass die Einschränkung durch die Atemnot bedingt ist und nicht durch andere Beschwerden – z.B. Hüftarthrose oder Angina pectoris.

Orthopnoe und paroxysmale nächtliche Dyspnoe

Unter Orthopnoe versteht man Kurzatmigkeit im Liegen, die sich im Sitzen bessert. Bei Patienten mit ausgeprägter obstruktiver Lungenerkrankung kommt sie häufig vor.

Eine paroxysmale nächtliche Dyspnoe ist Zeichen eines Lungenödems bei Linksherzinsuffizienz (Asthma cardiale). Allerdings leiden auch viele Asthmatiker nachts unter einer Konstriktion der Bronchien und erwachen mit Giemen und Atemnot wie bei einer Linksherzinsuffizienz.

Hyperventilationssyndrom

 Symptome und Befunde
Hinweise für Hyperventilationssyndrom

- Atemnot in Ruhe
- Atemnot, die bei leichter Anstrengung ebenso stark auftritt wie bei größerer Anstrengung
- Deutliche Schwankungen der Kurzatmigkeit
- Größere Schwierigkeiten beim Ein- als beim Ausatmen
- Parästhesie der Finger, evtl. Pfötchenstellung
- Periorales Taubheitsgefühl
- Benommenheit
- Gefühl einer nahenden Ohnmacht
- Schmerzen in der Thoraxwand

5

Husten

Bei Asthma – vor allem bei Kindern – kann Husten das einzige Symptom sein. Wenn Kinder regelmäßig nach körperlicher Anstrengung oder nachts husten, kann ein Asthma bronchiale vorliegen.

Bei einer Laryngitis tritt der Husten in Verbindung mit Heiserkeit auf. Husten aufgrund einer Tracheitis ist in der Regel trocken und schmerzhaft, während bei einer Erkrankung der tieferen Atemwege Auswurf hinzukommt (Bronchitis, Bronchiektasen oder Pneumonie). Als weitere Ursachen kommen Karzinome, eine Lungenfibrose und eine erhöhte Reagibilität der Bronchien infrage.

Eine seltenere und häufig übersehene Hustenursache ist die Aspiration kleiner Mengen Mageninhaltes bei gastroösophagealem Reflux oder aus einer Schlundtasche in die Lungen. In diesen Fällen tritt der Husten nach Mahlzeiten oder im Liegen auf. Längere Hustenanfälle können zu Bewusstlosigkeit führen, da der venöse Blutrückstrom zum Gehirn vermindert ist (Hustensynkope). Auch Erbrechen ist möglich.

Sputum

Für die Diagnose chronische Bronchitis sind Frequenz und Dauer der Symptome von entscheidender Bedeutung. Gemäß der epidemiologischen Definition liegt eine chronische Bronchitis vor, wenn an den meisten Tagen von drei Monaten in zwei aufeinander folgenden Jahren Auswurf besteht. Bei angeborenen Bronchiektasen lässt sich der Auswurf in der Regel bis in die Kindheit zurückverfolgen. Klebriger, rostfarbener Auswurf ist typisch für eine Lobärpneumonie, schaumiger Auswurf mit blutigen Streifen kommt bei Lungenödem vor.

Fragen an den Patienten
Sputum

- Welche Farbe hat der Auswurf?
- Wie oft müssen Sie abhusten?
- Wie viel husten Sie aus?
- Macht das Abhusten Schwierigkeiten?

Symptome und Befunde
Sputum

Weiß oder grau
- Rauchen
- Unkomplizierte chronische Bronchitis
- Asthma

Schaumig mit Blutbeimengung
- Lungenödem

Gelb oder grün
- Akute Bronchitis
- Chronische Bronchitis, überlagert von einer akuten Bronchitis
- Asthma
- Bronchiektasen
- Mukoviszidose

Hämoptyse

Das beigemengte Blut ist zunächst hellrot, dann folgen kleinere und dunklere Mengen von Blut. Hämoptyse ist immer ein ernstes Symptom, an erster Stelle steht das Bronchialkarzinom. Hustet ein Raucher mittleren Alters täglich über mehrere Wochen Blut, so ist ein Bronchialkarzinom sehr wahrscheinlich.

Differenzialdiagnostik
Hämoptyse

Häufig
- Infektion einschließlich Bronchiektasen
- Bronchialkarzinom
- Tuberkulose
- Lungenembolie und Infarkt
- Keine erkennbare Ursache

Seltener
- Mitralstenose und Linksherzinsuffizienz
- Bronchialadenom
- Idiopathische pulmonale Hämosiderose
- Antikoagulantien und hämorrhagische Diathese

> **Risikofaktoren**
> **Lungenembolie**
>
> - Vorausgegangene tiefe Venenthrombose oder Lungenembolie
> - Chirurgischer Eingriff
> - Immobilität, insbesondere bei Schlaganfall und Herzinsuffizienz
> - Malignom
> - Schwangerschaft
> - Beinverletzung
> - Hämatologische Erkrankungen

Schmerzen

Lunge und viszerale Pleura enthalten keine schmerzempfindlichen Nerven, dagegen sind parietale Pleura, Thoraxwand und mediastinale Strukturen mit sensiblen Nervenfasern versorgt. Der charakteristische **Pleuraschmerz** ist scharf und stechend und wird beim tiefen Atmen und Husten verstärkt. Ursachen sind eine Pleuritis oder eine Schädigung der Thoraxwand. Eine Pleuritis entsteht in erster Linie im Laufe einer Pneumonie (Pleuropneumonie) oder infolge eines Lungeninfarktes nach einer Embolie. Vorübergehende akute Schmerzen können auf einen Pneumothorax zurückzuführen sein.

Von der **Thoraxwand** ausgehende Schmerzen werden meistens von lokalen Muskelverspannungen oder Rippenfrakturen (können auch durch hartnäckigen Husten entstehen) ausgelöst. Diese Schmerzen verschlimmern sich oft beim Drehen oder Wenden im Bett. Die Bornholmer-Krankheit ist vermutlich eine Viruserkrankung der Interkostalmuskulatur, die mit starken Schmerzen verbunden ist. Echter **Pleuritisschmerz** geht oft mit Pleurareiben einher. Ein besonderer Thoraxwandschmerz entsteht durch Schwellung des Knorpels einer oder mehrerer oberer Rippen (Tietze-Syndrom). Herpes zoster kann Schmerzen im thorakalen Versorgungsbereich einer Nervenwurzel verursachen.

Giemen und Stridor

Giemen

Giemen tritt sowohl in- als auch exspiratorisch auf, ist aber exspiratorisch lauter. Es weist auf eine Verengung der Luftwege hin und kommt häufig bei Asthma und chronisch obstruktiver Bronchitis vor. Bei Asthma tritt das Giemen nur episodisch in Verbindung mit Kurzatmigkeit auf.

Stridor

Stridor ist ein scharfes Geräusch beim Ein- und Ausatmen, das durch Anspannung der Stimmbänder beim Ein- und Ausatmen nachgeahmt werden kann. Inspiratorischer Stridor ist meist durch Einengung der großen Atemwege bedingt.

Weitere wichtige Punkte in der Anamnese

Andere Organsysteme

Eine Lungenerkrankung kann zu einer Überlastung des rechten Herzens führen (Cor pulmonale). Eine frühe Manifestation sind periphere Ödeme (Anschwellen der Fußgelenke). Eine Erkrankung des linken Herzens führt zum Lungenödem (Orthopnoe, nächtliche Dyspnoeanfälle, Husten mit schaumigem Sputum). Systemerkrankungen mit Lungenbeteiligung sind rheumatoide Arthritis, andere Bindegewebserkrankungen (Sklerodermie und Dermatomyositis), Immunschwächesyndrome (einschließlich AIDS) und Niereninsuffizienz. Die Atemmechanik kann auch von neuromuskulären Erkrankungen und Erkrankungen des Skelettsystems beeinträchtigt werden. Gewichtsverlust ist ein wichtiger Hinweis auf ein Lungenkarzinom. Eine weniger bekannte Ursache für Gewichtsverlust ist die vermehrte Atemarbeit bei chronisch-obstruktiver Lungenerkrankung (COPD) mit erheblicher Steigerung des Kalorienverbrauchs der Atemmuskulatur. Auch chronische Infektionen, vor allem Tuberkulose, führen zu Gewichtsverlust.

Fieber lässt im Allgemeinen auf eine Infektion schließen, besonders auf Pneumonie und Tuberkulose. Wenn Verdacht auf eine Lungenembolie besteht, können Schmerzen oder Schwellungen an den Beinen ein Hinweis auf eine tiefe Venenthrombose als Quellgebiet der Embolie sein.

Schlaf

Beim Schlafapnoesyndrom wacht der Patient mehrmals in der Nacht durch die Verlegung der oberen Luftwege auf bzw. hat länger dauernde Atempausen.

Vorerkrankungen

Auffällige Schatten auf einer Röntgenaufnahme des Thorax können durch eine abgelaufene Tuberkulose bedingt sein. Eine durch Tuberkulose verursachte Vorschädigung der Bronchien kann zu Bronchiektasen führen.

Symptome und Befunde
Klinische Hinweise auf ein Schlafapnoesyndrom

- Übermäßige Schläfrigkeit am Tage
- Nachlassen der intellektuellen Leistungsfähigkeit und vermehrte Reizbarkeit
- Schnarchen
- Nächtliche Ruhelosigkeit
- Beeinträchtigung des sozialen Umfelds (z.B. bei der Arbeit, Eheprobleme, Schwierigkeiten beim Autofahren)

Giemen bei Kindern deutet auf Asthma hin. Keuchhusten oder eine im Kindesalter durchgemachte Pneumonie können zu Bronchiektasen führen.

Sozialanamnese

Rauchen

Rauchen ist eine der wichtigsten und häufigsten Ursachen für chronische Bronchitis und Bronchialkarzinom.

Fragen Sie auch Nichtraucher, ob sie in der Vergangenheit geraucht haben. Das Krankheitsrisiko nimmt mit der Menge der gerauchten Zigaretten zu. Zigaretten sind am gefährlichsten, aber auch Pfeifen und Zigarren sind nicht frei von Risiko. Mit dem Einstellen des Rauchens sinkt das Risiko konstant – nach 10 bis 20 Jahren entspricht das Lungenkrebsrisiko etwa dem lebenslanger Nichtraucher. Inzwischen wird zunehmend auch das Passivrauchen zu Hause oder am Arbeitsplatz als Risikofaktor für Lungenkrebs angesehen.

Risikofaktoren
Lungenkrebs

- Rauchen
- Luftverschmutzung
- Asbestexposition

- Radonexposition (natürliche Quellen und berufliche Exposition)
- Arbeit in der Gas- und Kohleindustrie

Haustiere und Hobbys

Haustiere sind häufig Allergenquellen für Asthmatiker.
Brieftauben, Wellensittiche, Papageien und andere Vögel können exogen allergische Alveolitis auslösen. Die akuten Symptome sind besonders bei Taubenliebhabern zu beobachten, die wenige Stunden nach gründlicher Reinigung ihrer Vogelkäfige Husten, Kurzatmigkeit und grippeähnliche Symptome entwickeln. Chronische Symptome lassen sich besonders gut bei Besitzern von Wellensittichen feststellen. Papageien und verwandte Arten übertragen den Erreger der Psittakose (Chlamydia psittaci), einen Auslöser gefährlicher Pneumonien.

Berufsleben

> ⓘ **Risikofaktoren**
> **Einige berufsbedingte Ursachen für Lungenkarzinom**
>
> | Tätigkeit | Schadstoff | Erkrankung |
> | --- | --- | --- |
> | Arbeit im Bergbau | Kohlenstaub | Pneumokoniose |
> | Arbeit im Steinbruch | Quarzstaub | Silikose |
> | Arbeit in der Gießerei | Quarzstaub | Silikose |
> | Arbeit mit Asbest (Bergbau, Heizung, Bau- und Abrissarbeiten) | Asbestfasern | Asbestose Mesotheliom Lungenkarzinom |
> | Arbeit in der Landwirtschaft | Aktinomyzeten | Alveolitis |
> | Spritzlackierung | Isozyanate | Asthma |
> | Kunststoffherstellung | Isozyanate | Asthma |
> | Lötarbeiten | Kolophonium | Asthma |

Familienanamnese

Die häufigste Lungenerkrankung mit genetischem Hintergrund ist Asthma. Andere familiär bedingte Erkrankungen sind Mukoviszidose (zystische Fibrose) und α_1-Antitrypsinmangel, als seltene Ursache eines Emphysems.

Arzneimittelanamnese

Acetylsalicylsäure sowie gelegentlich auch andere nicht-steroidale Antiphlogistika und Betablocker können Asthma verschlimmern. ACE-Hemmer können einen trockenen Husten auslösen.

5.2 Allgemeine Untersuchung

Erster Eindruck

Wie kurzatmig erscheint der Patient? Kann er sich mit Ihnen flüssig unterhalten oder muss er seine Sätze unterbrechen? Wie kurzatmig ist der Patient beim Auskleiden? Keucht er oder ist ein Stridor zu hören? Hustet er? Gibt es Hinweise auf einen Gewichtsverlust, der an ein Karzinom denken lässt? Richtet sich der Patient zum Luftholen auf?

Trommelschlägelfinger

Im frühesten Stadium zeigt sich eine Erweichung des Nagelbetts. Sie lässt sich durch seitliches Verschieben des Nagels im Nagelbett feststellen. Später füllt sich der stumpfe Winkel, den Nagel und Nagelbett normalerweise bilden, mit weichem Nagelgewebe. Der Bereich ist schließlich völlig eben und kann sogar konvex werden (☞ Abb. 5.2). Am besten schaut man sich den Nagel von der Seite gegen einen weißen Hintergrund an, z.B. gegen ein Bettlaken. Wenn man gesunde Nägel gegeneinander legt, entsteht zwischen ihnen eine rautenförmige Lücke, die sich bei der Entstehung von Trommelschlägelfingern frühzeitig schließt (☞ Abb. 5.3). Bei starker Ausprägung erscheint die gesamte Fingerspitze gerundet (☞ Abb. 5.4).

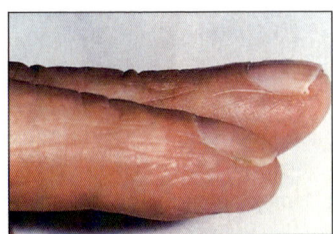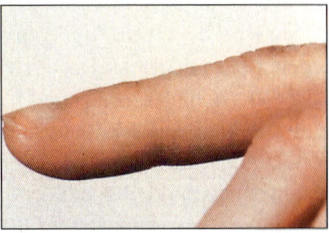

Abb. 5.2 Leichte Trommelschlägelbildung. Der Nagel im linken Bild zeigt das Verschwinden des Nagelbettwinkels im Vergleich zum gesunden Nagel im rechten Bild.

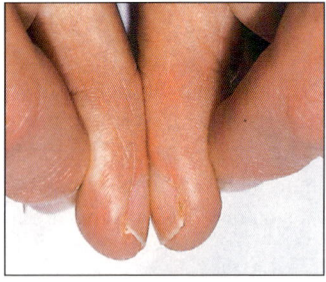

Abb. 5.3 Trommelschlägelbildung. Die normalerweise rautenförmige Lücke ist verschwunden.

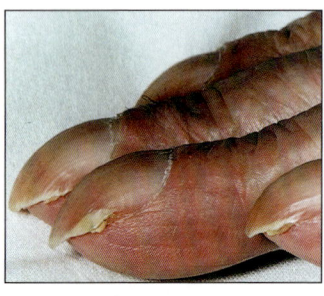

Abb. 5.4 Ausgeprägte Trommelschlägelbildung.

Zyanose

Zyanose, die bläuliche Verfärbung der Haut und der Schleimhäute, tritt auf, wenn der Anteil reduzierten Hämoglobins im Blut erhöht ist. Sie wird bei einem Anteil an reduziertem Hämoglobin im Kapillarbett von mindestens 5 g/dl sichtbar, entsprechend einer O_2-Sättigung von ca. 85 %.

Schwere Anämie und Zyanose können nicht gleichzeitig auftreten, weil dann das meiste Hämoglobin reduziert wäre. Andererseits wird bei einer Polyzythämie, bei der das Hämoglobin erheblich vermehrt ist, relativ leicht die kritische Menge des reduzierten Hämoglobins für das Auftreten einer Zyanose erreicht, obwohl genügend oxygeniertes Hämoglobin vorhanden ist, um die normale Sauerstoffversorgung zu gewährleisten.

Differenzialdiagnostik
Häufige Ursachen für Trommelschlägelbildung

Pulmonal
- Bronchialkarzinom (meist einseitig)
- Chronische Lungeninfektionen
  - Empyem
  - Lungenabszess
  - Bronchiektasen
  - Mukoviszidose (zystische Fibrose)
- Idiopathische Lungenfibrose
- Asbestose

Kardial
- Angeborene zyanotische Vitien
- Bakterielle Endokarditis

Andere Ursachen
- Idiopathisch/familiär
- Leberzirrhose
- Colitis ulcerosa
- Zöliakie (Sprue)
- Crohn-Krankheit

5

Zentrale Zyanose

Am besten an Lippen und Zungenschleimhaut zu erkennen. Die häufigsten Ursachen sind schwere Ventilationsstörungen, Lungenfibrose und Vitien mit Rechts-Links-Shunt. Der arterielle Sauerstoffgehalt ist reduziert.

Periphere Zyanose

Blaufärbung an der Kreislaufperipherie – an Händen und Füßen – bei normaler Färbung der Schleimhäute. In der Regel ist die Durchblutung der Extremitäten reduziert, wie bei Kälte, Raynaud-Syndrom, peripheren Gefäßerkrankungen und Herzinsuffizienz. Selten kann eine Zyanose auch von Methämoglobin und Sulfhämoglobin ausgelöst werden. Der arterielle Sauerstoffdruck ist bei peripherer Zyanose normal.

Tremor und CO_2-Retention

Bei schweren chronischen Ventilationsstörungen kommt es zur Kohlendioxidretention. Ein klinischer Verdacht besteht beim Auftreten eines Flattertremors (vom Flattertremor bei Leberzirrhose nicht zu unterscheiden), einer Vasodilatation (warme Peripherie), flacher Puls, Papillenödem und Kopfschmerzen (erhöhter Hirndruck).

Puls und Blutdruck

Wenn beim Einatmen der Blutdruck fällt, spricht man vom Pulsus paradoxus. In ganz geringer Ausprägung geschieht das auch beim Gesunden. Ist der Abfall aber beträchtlich, können ein Perikarderguss, eine konstriktive Perikarditis oder auch schweres Asthma vorliegen.

Jugularvenenpuls und Cor pulmonale

Beim Cor pulmonale (Rechtsherzüberlastung infolge Lungenerkrankung) kann der Jugularvenenpuls erhöht sein. Weitere Symptome sind periphere Ödeme, Hepatomegalie und hebende Pulsationen links parasternal durch eine Rechtsherzhypertrophie. In schweren Fällen führt eine Trikuspidalklappeninsuffizienz zur pulsierenden Leber, großen V-Wellen im Jugularvenenpuls und dem typischen systolischen Geräusch der Trikuspidalklappeninsuffizienz, das sich bei Inspiration verstärkt.

Lymphadenopathie

Die Lymphe der Lunge drainiert zentral zum Hilus und von dort entlang der paratrachealen Lymphknotenkette zu den Subklavikular- und Halslymphknoten. Die Lymphe von den Thoraxwänden und von den Mammae drainiert zu den Axillarlymphknoten. Daher sind bei Lungenerkrankungen nur selten die Axillarknoten beteiligt.

Haut

Die Frühstadien von Sarkoidose und primärer Tuberkulose sind oft von einem Erythema nodosum begleitet – schmerzhaften, geröteten und verhärteten Hautbereichen, in der Regel am Schienbein. Gelegentlich sind sie sehr ausgedehnt und hinterlassen Hämatome. Die häufigste Ursache für Erythema nodosum ist Sarkoidose (Löfgren-Syndrom).

Augen

Das Horner-Syndrom aus Miosis (Pupillenverengung), Enophthalmus (Zurücksinken des Augapfels in die Augenhöhle), fehlender Schweißbildung auf der betroffenen Gesichtshälfte und Ptosis (Hängen des Oberlids) deutet im Allgemeinen auf eine Metastasierung in die Sympathikuskette an der Thoraxrückwand durch ein Bronchialkarzinom hin.

5.3   Untersuchung des Thorax

Inspektion der Thoraxwand

Suchen Sie zuerst nach Deformationen der Thoraxwand. Bei einem **Fassthorax** sieht der Brustkorb wie aufgeblasen aus. Während die Rippen eines gesunden Thorax bei der Inspiration nach oben und auswärts wandern und sich dabei um die Wirbelfortsätze und die verknorpelten Rippenbögen drehen, bewegen sich die Rippen beim Fassthorax nur geringfügig bei In- und Exspiration. Ein Fassthorax tritt vorwiegend bei chronischen Ventilationsstörungen auf.

Beim **Pectus excavatum** (Trichterbrust) ist das Sternum eingedrückt. Beim **Pectus carinatum** (Hühnerbrust) stehen Sternum und Rippenknorpel spitzwinklig nach vorn. Die verminderte Wölbung (Abflachung) einer Thoraxhälfte ist entweder auf eine chronische Lungen- bzw. Pleuraerkrankung oder auf eine Skoliose zurückzuführen.

Eine ausgeprägte rückwärtige Rundung der Wirbelsäule wird als **Kyphose,** eine Seitwärtsneigung als **Skoliose** bezeichnet. Beide – vor allem aber die Skoliose – können zu Ventilationsstörungen führen.

Nach chirurgischen Eingriffen kann ein **subkutanes Emphysem** entstehen. Das Gewebe im oberen Brust- und Halsbereich ist geschwollen und nimmt mitunter groteske Formen (Michelin-Männchen) an. Beim Palpieren des Gewebes ist das typische Knistern zu hören und zu fühlen. Besteht gleichzeitig ein Pneumothorax, ist die Luft vermutlich von den Alveolen durch die Lungenwurzeln ins Mediastinum und von dort in den Hals gelangt. Bei der präkordialen Auskultation nimmt man u. U. ein merkwürdiges Geräusch im Takt des Herzschlags wahr (Mediastinalreiben).

Atmung

Achten Sie auf Frequenz, Tiefe und Regelmäßigkeit der Atmung. Zeigt der Brustkorb symmetrische Atembewegungen?

Achten Sie darauf, ob **Frequenz** oder **Tiefe** der Atmung zunehmen. Eine beschleunigte Atmung kann auf eine Lungenerkrankung hinweisen. Patienten mit Hyperventilation atmen oft sowohl schneller als auch tiefer, manchmal ist die Zunahme aber nur geringfügig und kann leicht übersehen werden. Bei Patienten mit Azidose aufgrund einer Niereninsuffizienz, bei diabetischer Ketoazidose sowie bei einer Überdosierung von Acetylsalicylsäure tritt eine vertiefte At-

mung auf **(Kussmaul-Atmung)**, um vermehrt Kohlendioxid abzu-
atmen (metabolische Azidose).

Die **Cheyne-Stokes-Atmung** bezeichnet ein An- und Abschwellen
der Atmung in Form eines kontinuierlichen Wechsels zwischen sehr
tiefer und flacher Atmung unterbrochen durch kurze Atempausen.
Sie wird vor allem bei präfinalen Patienten beobachtet.

Bei Patienten mit Ventilationsstörungen ist in der Regel die **Exspiration** behindert. Das Einatmen erfolgt schnell, aber das Ausatmen
ist mühsam und qualvoll. Viele dieser Patienten spitzen zum Ausatmen die Lippen wie zum Pfeifen (Lippenbremse). Dadurch bleiben
die distalen Luftwege geöffnet, so dass zwar verlangsamt, aber voll
ausgeatmet werden kann.

Kann der Patient sich normal unterhalten oder muss er seine Sätze
zum Luftholen unterbrechen – kann er vielleicht nur noch einzelne
Wörter hervorstoßen? Patienten mit akuter Atemnot setzen die
Atemhilfsmuskulatur ein, um die Atmung zu unterstützen.

Unter **Giemen** versteht man langes, geräuschvolles Ausatmen, das
häufig Patient und Arzt hören können. Es deutet auf Ventilationsstörungen hin. Ein inspiratorischer **Stridor** ist ein scharfes, vor allem
beim Einatmen hörbares Geräusch. Es weist auf eine Verlegung in
den großen Atemwegen hin.

Pink Puffer und Blue Bloater

Die Bezeichnungen beziehen sich auf das Aussehen von Patienten
mit Ventilationsstörungen. Blue Bloater sind durch Sauerstoffman-
gel zyanotisch und durch eine Rechtsherzinsuffizienz aufgedunsen.
Pink Puffer zeigen keine Zyanose und sind schlank (hoher Kalorien-
verbrauch durch gesteigerte Atemarbeit). Bei der Untersuchung findet sich ein ausgeprägtes Emphysem. Husten und Auswurf sind weniger häufig, aber die Patienten sind schon bei geringer Belastung
kurzatmig.

Palpation

Trachea und Mediastinum

Ertasten Sie zu Beginn die Lage der Trachea, indem Sie zwei Finger auf beide Seiten der Trachea legen, und beurteilen Sie, ob der
Abstand zu den Sternocleidomastoideus-Sehnen auf beiden Sei-

ten gleich groß ist. Die Trachea zeigt auch die Lage des Mediastinums an.

Auch der Herzspitzenstoß liefert Informationen über Lage des Mediastinums, solange das Herz nicht vergrößert ist.

 DD Differenzialdiagnostik
Verlagerung des Mediastinums

Von der Läsion weg
- Spannungspneumothorax
- Großer Erguss

Zur Läsion hin
- Lungenkollaps aufgrund einer Verlegung der zentralen Luftwege (Atelektase)
- Einseitige Fibrose
- Ausgedehnte Pleuraschwarte

Systematisches Vorgehen

Vergleichen Sie die beiden Körperhälften, Abweichungen sind in der Regel einseitig (Abweichungen von der Symmetrie).

Stimmfremitus

Legen Sie die Handkante oder -fläche auf die Brust des Patienten und lassen Sie ihn mit tiefer Stimme „neunundneunzig" sagen oder bis drei zählen. Die dadurch ausgelösten Schwingungen werden vom Lungengewebe übertragen und sind mit der Hand fühlbar. Dieser Test wird auch zur Überprüfung der Stimmresonanz angewandt.

Thoraxexkursion

Es ist zweckmäßig, die Daumen an der Mittellinie zusammenzulegen, ohne dass sie die Thoraxwand berühren, und mit den Fingern beider Hände so weit wie möglich um den Thorax herum zu greifen. Dann lässt man den Patienten tief einatmen. Dabei bewegt sich die Thoraxwand nach außen, sodass sich auch die Finger auswärts bewegen und die Daumen auseinander weichen. Dazu müssen die Daumen frei beweglich sein und nicht der Thoraxwand aufliegen, sonst bewegen sie sich nicht.

Zu einer beidseitigen Einschränkung der Thoraxexpansion können massive Ventilationsstörungen, eine ausgeprägte generalisierte Lungenfibrose und Erkrankungen mit eingeschränkter Beweglichkeit der Rippen (z. B. Bechterew-Krankheit) führen.

Eine einseitige Einschränkung bedeutet, dass die betroffene Seite nur vermindert ventiliert wird, was bei Pleuraergüssen, Atelektasen, einem Pneumothorax sowie bei Pneumonien vorkommen kann.

Perkussion

Spreizen Sie eine Hand und legen Sie sie fest auf dem Thorax auf. Klopfen Sie mit dem Mittelfinger der anderen Hand auf einen der gespreizten Finger (Plessimeter-Finger). Ihr Mittelfinger darf nicht länger anschlagen als der Klöppel einer Glocke. Die Bewegung muss aus dem Handgelenk heraus erfolgen, und der klopfende Finger muss senkrecht über dem Plessimeter-Finger stehen.

Sie hören nicht nur den Perkussionston, sondern nehmen mit der gespreizten Hand auch die Schwingungen an der Thoraxwand wahr. Der Plessimeter-Finger sollte parallel zu einer Linie liegen, auf der eine Dämpfung des Schalls zu erwarten ist. So erhält man einen deutlich wahrnehmbaren **Wechsel vom normalen zum gedämpften Perkussionsschall**. Die obere Lungenspitze lässt sich untersuchen, indem man direkt über der Mitte des Schlüsselbeins klopft. Patienten mit überblähter Lunge, vor allem bei Lungenemphysem, haben einen **hypersonoren Klopfschall**. Bei vermindertem Luftgehalt und Fibrose ist der Lungenschall mäßig gedämpft. Befindet sich Flüssigkeit zwischen Lunge und Thoraxwand (Pleuraerguss), ist der Lungenschall stark gedämpft. Eine kollabierte, nahezu luftleere Lunge kann stark komprimiert sein, während der intakte Lungenlappen sich kompensatorisch überbläht und den freien Raum vollständig ausfüllt. Der Klopfschall ist dann unauffällig.

Mit der Perkussion kann man auch die **Beweglichkeit des Zwerchfells** untersuchen, weil beim Einatmen die Dämpfungsgrenze nach unten wandert. Über der Leber findet sich eine vollständige Dämpfung, die ventral bis zum Knorpel der 6. Rippe reicht. Ein hypersonorer Klopfschall in diesem Bereich zeigt einen vermehrten Luftgehalt der Lunge an, z.B. bei Überblähung und Emphysem.

DD Differenzialdiagnostik
Dämpfung bei Perkussion

Mäßig
• Infiltration
• Fibrose
• Kollaps und Atelektase

Stark
• Flüssigkeit in der Pleura (Pleuraerguss)

Auskultation

Lassen Sie den Patienten durch den Mund tief ein- und ausatmen und auskultieren Sie den gesamten Thorax. Beginnen Sie oben an den Lungenspitzen und auskultieren Sie im Seitenvergleich nach unten.

Atemgeräusche werden entweder als vesikulär oder als bronchial beschrieben. Die Nebengeräusche klassifiziert man als Knistern, Giemen, Brummen und Reiben. Darüber hinaus unterscheidet man feuchte und trockene Rasselgeräusche.

Vesikuläres Atemgeräusch (Bläschenatmen)

Dies ist der Auskultationsbefund einer gesunden Lunge. Man hört es während der Inspiration und am Beginn der Exspirationsphase (☞ Abb. 5.5). Bei einer Verlegung der Atemwege – etwa durch Asthma, ein Emphysem oder einen Tumor – kommt es zu einer Abschwächung des vesikulären Atemgeräusches. Beim Emphysem ist der Rückgang des Vesikuläratmens besonders auffällig.

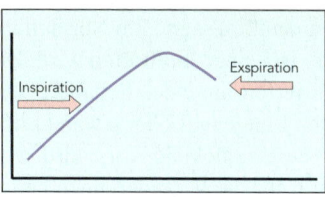

Abb. 5.5 Vesikuläre Atmung in In- und Exspiration

Bronchiales Atemgeräusch (Bronchialatmen)

Das Bronchialatmen wird vom Klangcharakter bestimmt. Das Geräusch ist sowohl in der Inspiration als auch in der Exspiration zu hören mit einer kurzen dazwischen liegenden Pause (☞ Abb. 5.6). Beim Auskultieren mit dem Stethoskop ist es „ohrnah", d.h. direkt an der Olive zu hören und nicht entfernt am Trichter des Stethoskops. Es klingt etwa so, als halte man das Stethoskop direkt auf die Trachea.

Hauptursache des Bronchialatmens ist eine Verdichtung des Lungenparenchyms durch eine – meist entzündliche – **Flüssigkeitsansammlung.** Auch ein Lungenabszess in der Nähe der Thoraxwand kann zur Bronchialatmen führen, weil die umgebende Lunge entzündlich infiltriert ist. Gelegentlich ist auch eine vermehrte Fibrosierung die Ursache. Das Atemgeräusch über einem Erguss ist abgeschwächt, in seinem oberen Bereich ist durch Lungenkompression Bronchialatmen möglich.

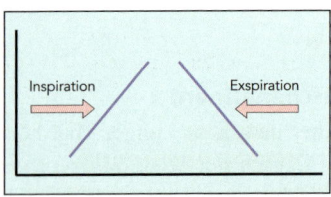

Inspiration   Exspiration

Abb. 5.6 Bronchialatmen in In- und Exspiration

Stimmresonanz (Bronchophonie)

Die Stimmresonanz ist das auskultatorische Äquivalent des Stimmfremitus. Halten Sie das Stethoskop an den Brustkorb des Patienten und fordern Sie ihn auf, „neunundneunzig" zu sagen. Im Normalfall sollte man dies nur undeutlich hören. Bei einer Infiltration wird der **Stimmklang verstärkt,** da die infiltrierte Lunge den Schall besser leitet. Befindet sich dagegen zwischen Lunge und Thoraxwand Luft oder Flüssigkeit oder liegt eine Pleuraverdickung vor, wird der Klang abgeschwächt. Das Gleiche gilt für die Veränderungen beim Stimmfremitus. Mitunter ist die Verstärkung der Klangübertragung so stark, dass man sogar noch das Flüstern des Patienten deutlich über die erkrankte Lunge hören kann (Bronchophonie).

Nebengeräusche
Giemen, Brummen und Pfeifen
Diese anhaltenden Geräusche entstehen hauptsächlich bei der Exspiration, manchmal auch bei der Inspiration. Gelegentlich gibt es nur ein einziges Geräusch, das auf eine einzige Verengung, etwa durch einen Tumor, hindeutet.

Giemen ist für eine Verengung der kleinen Luftwege typisch – am häufigsten durch Asthma oder eine Bronchitis.

Die pfeifenden Atemgeräusche können bei schwerem Asthma und Emphysem gänzlich fehlen, weil keine ausreichende Luftbewegung vorhanden ist.

Notfall
Asthmabefunde bei Erwachsenen

Anzeichen für schwere akute Asthmaattacken bei Erwachsenen
- Sätze können nicht zu Ende gesprochen werden
- Puls > 110 Schläge/min
- Atmung > 25 Atemzüge/min
- Peak Flow ≤ 50 %

Anzeichen für lebensbedrohliches Asthma bei Erwachsenen
- Fehlende Atemgeräusche (Silent Chest)
- Zyanose
- Bradykardie
- Erschöpfung
- Peak Flow ≤ 33 %

Stridor
Einen Stridor hört man manchmal ohne Stethoskop besser, wenn man das Ohr in die Nähe des Mundes des Patienten hält und den Patienten ein- und ausatmen lässt. Stridor tritt bei einer Verengung der Atemwege im Larynx, in der Trachea oder in den Hauptbronchien auf. Er ist hauptsächlich in der Inspiration hörbar.

Rasselgeräusche
Feine Rasselgeräusche klingen etwa so, wie das Reiben Ihrer eigenen Schläfenhaare zwischen den Fingern. Sie treten beim Einatmen als hoher, knisternder Ton auf. Bei Erkrankungen mit alveolärer Beteiligung, z.B. Linksherzinsuffizienz, Fibrose und Pneumonie, treten die Rasselgeräusche erst am Ende der Inspiration auf.

> **DD** Differenzialdiagnostik
> **Rasselgeräusche**
>
> - Linksherzinsuffizienz
> - Fibrosierende Alveolitis
> - Exogen allergische Alveolitis
> - Beginnende Pneumonie
> - Bronchiektasen
> - Chronische Bronchitis
> - Asbestose

Achten Sie darauf, ob die Rasselgeräusche auf einen Bereich begrenzt sind. Dies ist bei Pneumonie und leichterer Bronchiektasie der Fall, während bei Lungenödem und fibrosierender Alveolitis in der Regel beide Lungenunterfelder symmetrisch betroffen sind.
Bei gesunden Menschen, vor allem bei Rauchern, sind oft vereinzelt basale Rasselgeräusche zu hören, die jedoch nach einigen tiefen Atemzügen verschwinden.

Pleurareiben
Es wird durch das Reiben der entzündeten Pleurablätter erzeugt und ist während der In- und Exspiration, nicht aber bei Atemstillstand zu hören. Hat der Patient Schmerzen, so lassen Sie sich die schmerzende Stelle zeigen – so kann man häufig das Reiben lokalisieren. Pleurareiben tritt bei den verschiedenen Formen der Pleuraentzündung auf, z. B. bei Pneumonie und Lungeninfarkt.

5.4 Häufige pathologische Veränderungen

Infiltration
Bei der Inspektion des Thorax ist die betroffene Seite eingeschränkt beweglich. Die Palpation belegt zwar keine Mediastinalverlagerung, aber die Lungenexpansion ist eingeschränkt und der Stimmfremitus kann verstärkt sein, während der Klopfschall leicht gedämpft ist. Über dem betroffenen Bereich sind Bronchialatmung und eine Bronchophonie vorhanden. Außerdem kann Pleurareiben bestehen. Im Früh- und Spätstadium der Erkrankung sind Rasselgeräusche möglich. Bei einer Lobärpneumonie sind die Veränderungen auf einen oder mehrere Lungenlappen begrenzt. Ausgedehntere Befunde weisen auf eine Bronchopneumonie oder eine atypische

Pneumonie durch Viren, Mykoplasmen oder andere Mikroorganismen hin (☞ Abb. 5.7).

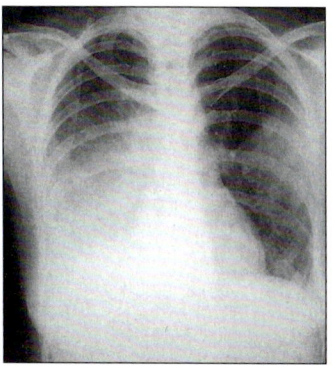

Mediastinum zentral
Expansion ↓
Klopfschall ↓
Bronchialatmen
Bronchophonie
Rasselgeräusche
Pleurareiben

Abb. 5.7 Infiltration (ein außergewöhnlicher Fall, da beide Lungenseiten betroffen sind)

Flüssigkeit in der Pleurahöhle

Auf der betroffenen Seite ist die Expansion eingeschränkt. Stimmfremitus und Perkussionsschall sind gedämpft bzw. aufgehoben. Die Atemgeräusche fehlen oder sind abgeschwächt (☞ Abb. 5.8). Im oberen Bereich des Ergusses ist eventuell Bronchialatmen zu hören (☞ Abb. 5.9).

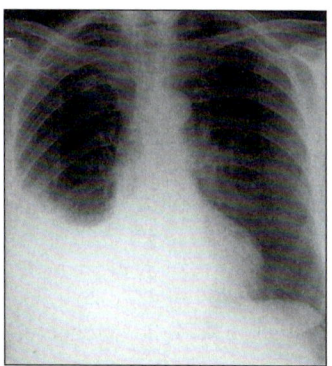

Mediastinum meist zentral
Expansion ↓
Klopfschall ↓
Atemgeräusche ↓
zuweilen Bronchialatmen
   oder Pleurareiben im
   oberen Bereich

Abb. 5.8 Kleiner Pleuraerguss

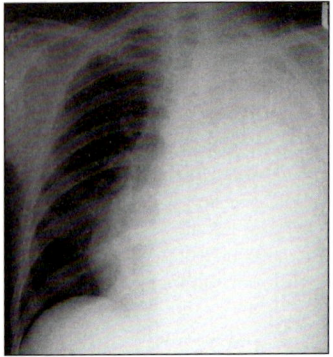

Mediastinum verlagert
Expansion ↓
Klopfschall ↓
Atemgeräusch ↓

Abb. 5.9 Ausgedehnter Pleuraerguss

Pneumothorax

Die Atemexkursion ist auf der betroffenen Seite vermindert, der Stimmfremitus aufgehoben und die Klopfschalldämpfung normal. Der hypersonore Klopfschall, der zu erwarten wäre, ist nur gering ausgeprägt. Die Kombination aus abgeschwächtem Atemgeräusch und normalem Klopfschall unterscheidet den Pneumothorax von anderen Erkrankungen mit abgeschwächtem Atemgeräusch und Klopfschalldämpfung. Der Stimmfremitus ist aufgehoben – ein wichtiger klinischer Befund – und es treten keine Nebengeräusche auf (☞ Abb. 5.10).

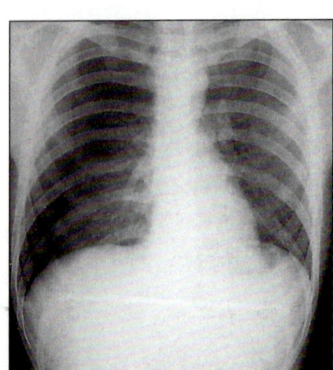

Mediastinum mitunter
  verlagert
Expansion ↓
Klopfschall normal oder ↑
Atemgeräusch ↓
keine zusätzlichen Geräusche

Abb. 5.10 Rechtsseitiger Pneumothorax

Risikofaktoren
Einige Pneumothorax-Ursachen

- Ursache nicht feststellbar
- Apikale Emphysemblasen
- Chronische Bronchitis und Emphysem
- Staphylokokkenpneumonie
- Asthma
- Tuberkulose
- Mukoviszidose (zystische Fibrose)
- Verletzungen

Chronische Ventilationsstörung

Eventuell liegen eine Lungenüberblähung, Atmung mit gespitzten Lippen (Lippenbremse), und Einsatz der Atemhilfsmuskulatur vor. Die Thoraxbeweglichkeit ist oft symmetrisch eingeschränkt. Der Stimmfremitus ist meist ebenso normal wie der Klopfschall, wobei letzterer auch hypersonor sein kann und die Leber- und Herzdämpfung reduziert. Außerdem können tief stehende, wenig verschiebliche Zwerchfellgrenzen vorliegen. Das Atemgeräusch ist vesikulär, manchmal abgeschwächt, und als Nebengeräusche können Pfeifen, Giemen, Brummen und oft auch Rasselgeräusche zu hören sein (☞ Abb. 5.11)

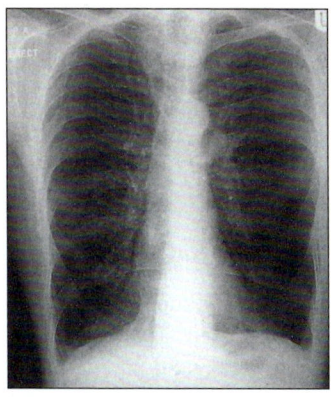

Überblähung
Mediastinum zentral
Leber- und Herzdämpfung ↓
Vesikuläratmen
Giemen und Knistern
Röntgenbefund oft
    unauffällig, hier
    Überblähung und tief
    stehende Zwerchfelle
    sichtbar

Abb. 5.11 Chronische Ventilationsstörung

Kollaps der Lunge oder eines Lungenlappens (Atelektase)

Auf der betroffenen Seite sind die Atemexkursionen reduziert, und das Mediastinum ist zur erkrankten Seite verlagert. Ist die gesamte Lunge betroffen, ist der Perkussionsschall deutlich gedämpft. Die Atemgeräusche sind abgeschwächt, doch bleiben sie bei einer lobären Atelektase vesikulär. Ist ein gesamter Lungenflügel betroffen, fehlen sie eventuell ganz. Der Stimmfremitus ist abgeschwächt. Wie bereits erwähnt, können bei einem Kollaps des oberen Lappens Bronchialatmung, verstärkte Stimmresonanz und Bronchophonie auftreten, da die Geräusche der Trachea übertragen werden. Auch beim Kollaps anderer Lappenabschnitte kann Bronchialatmung auftreten, wenn die Luftwege offen bleiben (☞ Abb. 5.12).

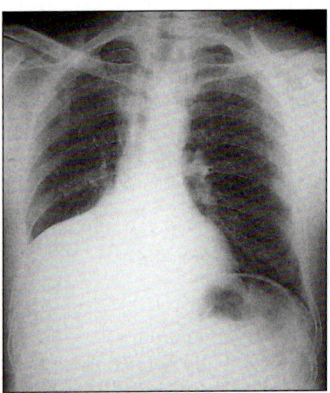

Mediastinum verlagert
Expansion eingeschränkt
Klopfschall unauffällig oder ↓
Atemgeräusch vesikulär,
   aber ↓, manchmal auch
   bronchial

Abb. 5.12   Kollaps des mittleren und unteren Lungenlappens rechts

Lungenfibrose

Umschriebene Veränderungen führen zu ähnlichen Symptomen wie die Atelektase. Dies lässt sich am besten an der idiopathischen Lungenfibrose erläutern. Die Lunge ist steif und die Atembeweglichkeit symmetrisch eingeschränkt. Das Mediastinum bleibt in zentraler Lage. Der Stimmfremitus ist normal, der

Klopfschall allenfalls leicht gedämpft. Das Atemgeräusch ist vesikulär, sehr selten bronchial, aber man hört ein deutliches Entfaltungsknistern über der Lungenbasis, das später weiter aufsteigt (☞ Abb. 5.13).

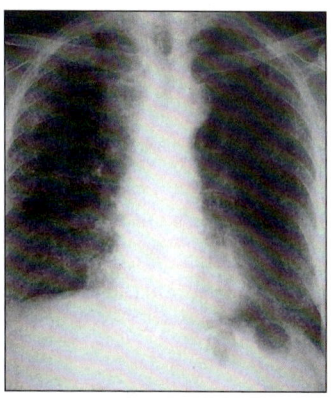

Mediastinum zentral
Expansion gleichmäßig ↓
Klopfschall unauffällig oder ↓
Atemgeräusch vesikulär,
  gelegentlich bronchial
Knistern

Abb. 5.13   Idiopathische Lungenfibrose

 Untersuchung älterer Patienten
Untersuchung der Atemwege

- Achten Sie auf zahlreiche mögliche Befunde.
- Berücksichtigen Sie besonders die berufliche Anamnese:
  - Mesotheliome entstehen erst lange Zeit nach der Schadstoffexposition.
  - Durch eine Pneumokoniose entstandene Veränderungen bleiben lebenslang bestehen.
- Nicht alle kurzatmigen älteren Patienten leiden unter einer chronisch-obstruktiven Lungenerkrankung.
- Krankheiten des respiratorischen und kardiovaskulären Systems bestehen oft nebeneinander.
- Es ist schwierig, eine Rechtsherzinsuffizienz infolge einer Lungenerkrankung von einer globalen Herzinsuffizienz zu unterscheiden.
- Eine Behinderung kann multifaktoriell verursacht sein.

5.4 Häufige pathologische Veränderungen

Zusammenfassung
Schema für die Standarduntersuchung des Respirationssystems

1. Achten Sie bei Erhebung der Anamnese auf Zeichen für Atemnot, vor allem beim Sprechen. Achten Sie auf Hinweise von Umwelteinflüssen.
2. Untersuchen Sie die Hände auf Trommelschlägelbildung, Zyanose und Hinweise auf Kohlendioxidretention.
3. Suchen Sie an den Schleimhäuten nach Anzeichen für eine zentrale Zyanose.
4. Untersuchen Sie den Jugularvenenpuls auf mögliche Hinweise auf ein Cor pulmonale.
5. Palpieren Sie die subklavikulären Lymphknoten.
6. Inspizieren Sie die Thoraxwand auf Deformierungen und Asymmetrie.
7. Achten Sie auf den Atemstatus.
8. Palpieren Sie die Trachea, um Verschiebungen festzustellen.
9. Palpieren Sie den Thorax links-parasternal auf Rechtsherzhypertrophie.
10. Beurteilen Sie die Thoraxexpansion von vorne und achten Sie auf eventuelle Asymmetrie.
11. Perkutieren Sie den Thorax im Seitenvergleich und achten Sie auf eine Klopfschalldämpfung. Vergessen Sie die Axillen nicht.
12. Auskultieren Sie den dorsalen Thorax auf ähnliche Weise und stellen Sie fest, ob überhaupt und welche Atemgeräusche vorhanden sind.
13. Überprüfen Sie den Stimmfremitus und, wenn erforderlich, die Bronchophonie.
14. Achten Sie auf Nebengeräusche.
15. Messen Sie bei Bedarf die Peak Flow Rate.

6 Herz und kardiovaskuläres System

6.1 Anamnese

Dyspnoe

Bei Patienten mit kardial bedingter Kurzatmigkeit treten die Symptome in der Regel bei körperlicher Betätigung auf (Belastungsdyspnoe) – manchmal aber auch schon im Liegen (Orthopnoe) oder bereits in körperlicher Ruhe (Ruhedyspnoe). Gelegentlich wacht der Patient in der Nacht mit extremer Atemnot auf, sodass er sich aufsetzen muss (paroxysmale nächtliche Dyspnoe, Asthma cardiale).

Differenzialdiagnostik
Dyspnoe

- Herzinsuffizienz
- Ischämie (atypische Angina pectoris)
- Lungenerkrankung, rezidivierende Lungenembolien
- Schwere Anämie
- Neuromuskuläre Störungen der Atemmuskulatur

Fragen an den Patienten
Dyspnoe

- Sind Sie manchmal kurzatmig?
- Geschieht das nach körperlicher Betätigung?
- Bei welcher Belastung tritt die Kurzatmigkeit auf, z.B. über wie viele Stockwerke können Sie Treppen steigen?
- Wachen Sie manchmal wegen Luftnot auf?
- Wenn ja, müssen Sie sich dann hinsetzen oder aufstehen?
- Wie viele Kopfkissen brauchen Sie im Bett?
- Haben Sie Knöchel- oder Unterschenkelödeme?
- Husten oder keuchen Sie, wenn die Kurzatmigkeit auftritt?

Symptome und Befunde
Herzinsuffizienzklassifizierung nach der New York Heart Association

Grad	
I	Keine Symptome in Ruhe, Dyspnoe nur nach sehr starker körperlicher Belastung
II	Keine Symptome in Ruhe, Dyspnoe nach mäßiger körperlicher Belastung
III	Eventuell leichte Ruhesymptome, Dyspnoe bei leichter Anstrengung, schwere Dyspnoe bei mäßiger körperlicher Belastung
IV	Deutliche Ruhedyspnoe, schwere Dyspnoe schon bei ganz leichter Anstrengung. Patient oft bettlägerig.

Thoraxschmerzen

Thoraxschmerzen bei Myokardischämie

Brustschmerzen durch eine Herzerkrankung werden als Angina pectoris (Brustenge) bezeichnet. Bei den meisten Angina-pectoris-Patienten liegt eine Stenose in einem oder mehreren Koronargefäßen vor. Seltener ist eine Aortenstenose oder eine hypertrophe Kardiomyopathie die Ursache.

 Fragen an den Patienten
Angina pectoris

- Treten die Schmerzen nach körperlicher Belastung (z.B. Treppensteigen) oder psychischer Erregung auf?
- Wo in der Brust fühlen Sie die Schmerzen?
- Verstärken sie sich bei Kälte?
- Sind die Schmerzen stärker, wenn Sie sich nach einer reichlichen Mahlzeit körperlich betätigen?
- Sind die Schmerzen so stark, dass Sie die körperliche Betätigung beenden müssen?
- Gehen die Schmerzen nach wenigen Minuten in Ruhe zurück?
- Haben Sie manchmal bei Aufregung ähnliche Schmerzen?

Symptome und Befunde
Angina-pectoris-Schmerzen (stabile Angina pectoris)

- Treten bei physischer oder psychischer Belastung auf
- Lassen in Ruhe nach
- Werden in der Regel als drückend, einengend und abschnürend empfunden
- Treten in der Regel retrosternal auf, können aber auch atypisch lokalisiert sein, z.B. in Rücken, Oberbauch, Hals und Kinn, Schulter und Armen
- Sind nach dem Essen oder bei kaltem Wind oft verstärkt
- Werden oft durch Nitrate gelindert

 Differenzialdiagnostik
Thoraxschmerzen in Ruhe

- Myokardinfarkt
- Instabile Angina pectoris
- Aneurysma dissecans der Aorta thoracica
- Ösophagusschmerz
- Perikarditis
- Pleuritisschmerz
- Spontanpneumothorax
- Schmerzen im Bewegungsapparat
- Herpes zoster (Gürtelrose)

6

Perikarditis

Typisch ist, dass der Patient über anhaltende retrosternale Schmerzen klagt, die sich bei tiefer Inspiration oft verstärken. Im Gegensatz zum Angina-pectoris- und Infarktschmerz besteht zwar ein Zusammenhang zwischen Perikarditisschmerz und Bewegung, nicht aber mit körperlicher Belastung. Manchmal strahlt der Schmerz in die linke Schulter aus.

Muskuloskelettale Thoraxschmerzen

Dies sind muskelkaterartige Schmerzen, vielleicht durch eine besondere Drehung oder Bewegung ausgelöst. Oft besteht Druckempfindlichkeit, besonders im Bereich der Rippenknorpel.

Aneurysma dissecans

Ein Aneurysma dissecans der Aorta thoracica ist eine seltene Ursache von Brustschmerzen. Meistens beginnen diese als „Zerreißschmerz", der sich am stärksten dorsal zwischen den Schulterblättern bemerkbar macht. Der Schmerz ist in der Regel sehr stark und anhaltend und kann leicht mit dem Schmerz eines Myokardinfarkts verwechselt werden.

Andere Thoraxschmerzen

Weitere Brustschmerzen, die mit Herzschmerzen verwechselt werden können, sind Schmerzen bei Pleuritis, Spontanpneumothorax und Herpes zoster.

Palpitationen

Unter Palpitationen versteht man die subjektive Empfindung eines beschleunigten, verlangsamten oder unregelmäßigen Herzschlages. Oft hilft es, den Patienten zu bitten, den Herzrhythmus auf den Tisch zu klopfen.

Fragen an den Patienten
Palpitationen

- Klopfen Sie den Rhythmus auf den Tisch, so wie Sie Ihn bei einer Attacke erlebt haben.
- Ist der Herzschlag regelmäßig oder unregelmäßig?
- Löst etwas Bestimmtes diese Anfälle aus?
- Können Sie irgendetwas tun, um die Anfälle zu beenden?
- Was tun Sie, während eines solchen Anfalls?
- Verschlimmern bestimmte Nahrungsmittel die Symptome?
- Welche Medikamente nehmen Sie?

Differenzialdiagnostik
Palpitationen

- Extrasystolen
- Paroxysmales Vorhofflimmern
- Paroxysmale supraventrikuläre Tachykardie
- Thyreotoxikose
- Klimakterium

Synkope (Ohnmacht, Blackout)

Unter einer Synkope versteht man einen Bewusstseinsverlust aufgrund einer vorübergehenden Minderdurchblutung des Gehirns. Sie muss differentialdiagnostisch streng von einer epileptischen Absence unterschieden werden. Häufige Ursachen einer Synkope sind die einfache Ohnmacht (vasovagale Synkope) und ihre Unterformen, wie die Miktionssynkope, die orthostatische Hypotonie, die vertebrobasiläre Insuffizienz und die Arrhythmie, insbesondere bei intermittierendem AV-Block.

Bei einer **Ohnmacht** tritt die Bewusstlosigkeit nur selten plötzlich ein. Der Patient sieht kurz vorher und kurz nachher blass aus. Dagegen tritt eine Bewusstlosigkeit aufgrund eines **AV-Blocks** oft ganz plötzlich ohne Vorwarnung ein und ist besonders tief. Solange der Patient bewusstlos ist, sieht er blass aus, und wenn das Bewusstsein – oft ebenso plötzlich – zurückkehrt, kann sich dies durch eine rosige Verfärbung ankündigen. Bei älteren Patienten kommt es häufig zur **vertebrobasilärer Insuffizienz** – die Beweglichkeit des Halses ist oft eingeschränkt, und die Symptome können durch aktive oder passive Halsbewegungen ausgelöst werden.

Claudicatio intermittens

Von Claudicatio intermittens spricht man, wenn der Patient beim Gehen Schmerzen in einem oder beiden Beinen empfindet, die nachlassen, sobald er stehenbleibt. Der Schmerz tritt in der Regel muskelkaterartig in Waden, Oberschenkeln oder Gesäß auf.

6.2 Schema für die routinemäßige Untersuchung des kardiovaskulären Systems

Die Hände des Herzkranken

An den Fingernägeln können Splitterblutungen (Osler-Knötchen) zu sehen sein (☞ Abb. 6.1), wenn eine subakute infektiöse Endokarditis vorliegt. Bei Endokarditis oder zyanotischen kongenitalen Vitien kann es zur Ausbildung von Trommelschlägelfingern kommen.

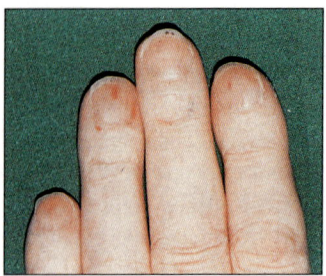

Abb. 6.1 Splitterblutung (Osler-Knötchen) unter dem Ringfingernagel eines Patienten mit infektiöser Endokarditis. Unter dem Nagel des Zeigefingers ist eine ältere, verblassende Splitterblutung zu sehen. Oft sind die Blutungen auch kleiner und dunkler.

Messen des peripheren Pulses

Herzschlag und -rhythmus werden am rechten Radialispuls gemessen, der aber nicht geeignet ist, die Eigenschaften der Pulswelle zu beurteilen. Bei Verdacht auf eine Aortenisthmusstenose sollten gleichzeitig der Radialis- und der Femoralispuls palpiert werden. Bei Aortenisthmusstenose ist der Blutdruck in der Femoralarterie abgeschwächt und es kommt auch zu einer zeitlichen Verzögerung der Pulswelle gegenüber dem Radialispuls. Die Fußpulse sind in der Regel nicht oder nur ganz schwach zu tasten.

Brachialispuls

Legen Sie den Daumen der rechten Hand auf die Ellenbogenvorderseite, medial zur Bizepssehne und umfassen Sie den Ellenbogen mit den Fingern. Abbildung 6.2 zeigt die verschiedenen Pulswellenformen.

Karotispuls

Am besten lässt sich die rechte Karotis des Patienten fühlen, wenn man die linke Daumenspitze gegen den Larynx des Patienten hält (☞ Abb. 6.3). Bei schwerer Aortenstenose ist der Karotispuls verlangsamt ansteigend und häufig ist ein Schwirren zu palpieren. An der Karotis lässt sich auch die doppelgipflige Pulswelle mit schnellendem Steilanstieg einer hypertrophen Kardiomyopathie am besten feststellen (Pulsus bisferiens).

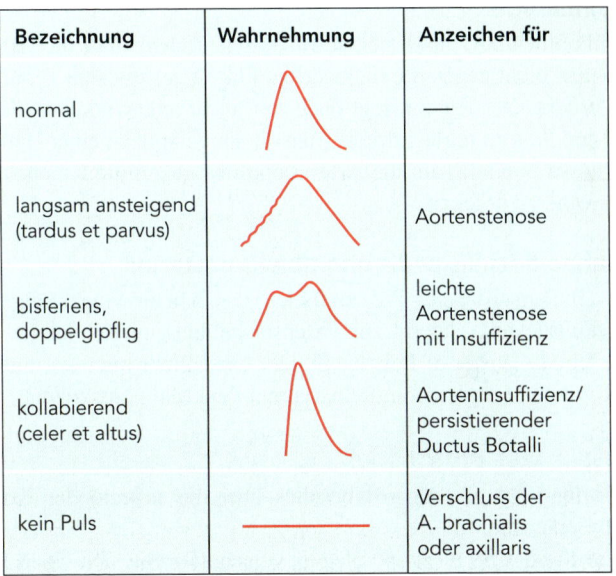

Bezeichnung	Wahrnehmung	Anzeichen für
normal		—
langsam ansteigend (tardus et parvus)		Aortenstenose
bisferiens, doppelgipflig		leichte Aortenstenose mit Insuffizienz
kollabierend (celer et altus)		Aorteninsuffizienz/ persistierender Ductus Botalli
kein Puls		Verschluss der A. brachialis oder axillaris

Abb. 6.2 Pulswellenformen bei verschiedenen Herz- und Gefäßkrankheiten

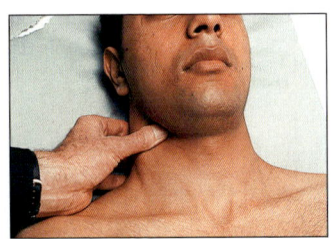

Abb. 6.3 Palpation der Karotis mithilfe des Daumens

Femoralispuls

Dieser lässt sich am besten fühlen, wenn man mit dem Daumen oder einem Finger direkt oberhalb oder unterhalb der Mitte des Leistenbandes palpiert.

Popliteapuls

Der Popliteapuls lässt sich leicht tasten, indem man die Arteria poplitea leicht gegen die rückwärtige Fläche des distalen Femurendes drückt. Der Patient liegt flach mit leicht angewinkeltem Knie. Um den Puls zu fühlen, drückt man die Fingerspitzen einer Hand in die Fossa poplitea, um die Arteria poplitea gegen die Kniegelenkrückwand zu drücken.

Arteriae dorsalis pedis und tibialis posterior

Um den Dorsalis-pedis-Puls zu fühlen, legt man die Finger längs auf den Fußrücken – lateral zur Extensor-hallucis-longus-Sehne. Um den Tibialis-posterior-Puls zu fühlen, umschließt man das Fußgelenk mit den Fingern unmittelbar hinter dem Malleolus medialis.

Messen des Blutdrucks

Abbildung 6.4 gibt einen Überblick über die auftretenden Korotkoff-Geräusche.

Bevor Sie das Stethoskop anlegen, verschaffen Sie sich einen Eindruck vom Radialispuls. Senken Sie den Manschettendruck langsam um 1 mmHg/s.

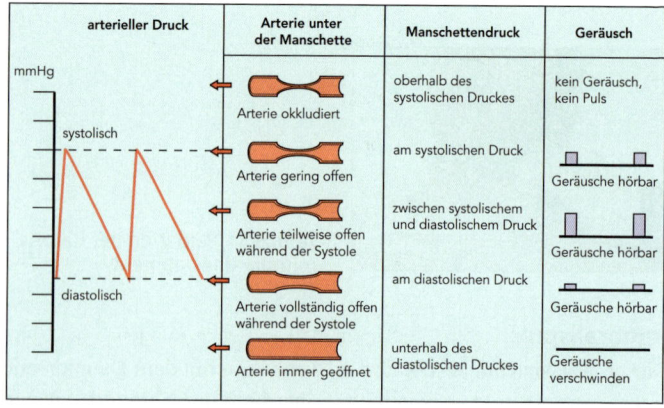

Abb. 6.4 Das Verhältnis zwischen Manschettendruck, Korotkoff-Geräuschen und arteriellem Druck

Bei Patienten mit erheblicher **Blutdruckerhöhung** finden sich oft auch noch andere Anzeichen der Erkrankung, etwa Veränderungen der Retina, Linksherzhypertrophie und Proteinurie. Es besteht weitgehend Einigkeit darüber, einen Patienten als Hochdruckpatienten zu bezeichnen, wenn der diastolische Blutdruck bei wiederholter Messung 90 mmHg überschreitet. Bei einem diastolischen Druck über 120 mmHg und nachweisbarer Endorganschädigung (s.o.) liegt eine schwere Hypertonie vor.

Bei **Hypotonie** liegt der systolische Druck permanent unter 100 mmHg. Die Diagnose einer Hypotonie wird mehr von ihren Auswirkungen (z.B. Müdigkeit, Leistungseinschränkung) als von einem festgelegten Wert bestimmt. Manche Patienten leiden unter orthostatischer Hypotonie, die sich als Schwindel beim Aufstehen äußert. Sie lässt sich diagnostizieren, indem man den Blutdruck erst am liegenden und dann am stehenden Patienten misst, was grundsätzlich bei jeder Blutdruckmessung geschehen sollte.

DD Differenzialdiagnostik
Systemische Hypertonie

Primäre „essenzielle" Hypertonie:	• Ursache unbekannt
Sekundäre Hypertonie:	• Ursache bekannt
Vaskulär:	• Aortenisthmusstenose

Hormonal:	• Angeboren
	  – Nebennierenhyperplasie
	  – 11-Hydroxylasemangel
	• Erworben
	  – Phäochromozytom
	  – Conn-Syndrom
	  – Cushing-Syndrom

Renal:	• Angeboren
	  – Polyzystische Nierendegeneration
	• Erworben
	  – Nierenarterienstenose
	  – Nierenparenchymerkrankungen

Arzneimittelbedingt:	• Glukokortikoide • Kontrazeptiva • Nicht steroidale Antiphlogistika • Ciclosporin

6

Differenzialdiagnostik
Hypotonie

Vermindertes Herzzeitvolumen
- Myokardinfarkt
- Perikardtamponade
- Massive Lungenembolie
- Akute Herzklappeninsuffizienz

Hypovolämie
- Blutung
- Praecoma diabeticum (Dehydratation)
- Dehydratation durch Diarrhö oder Erbrechen

Massive Vasodilatation
- Anaphylaxie
- Sepsis durch gramnegative Keime
- Medikamente
- Autonome Insuffizienz

 Notfall
Schwere Hypotonie (Schock)

Notärztliche Beurteilung eines Patienten mit schwerer Hypotonie (Schock)

1. Anamnese (vom Patienten, seinen Angehörigen oder anderen Anwesenden)
- Liegt ein Trauma, eine Blutung oder Drogenmissbrauch vor?
- Hat sich der Zustand plötzlich oder allmählich (binnen Stunden oder Tagen, z.B. diabetische Ketoazidose, Durchfälle) entwickelt?
- Sind Schmerzen aufgetreten – (I) in der Brust (Myokardinfarkt, Aneurysma dissecans) oder (II) anderswo (z.B. Kopfschmerzen bei Meningokokkensepsis)?
- Finden sich anamnestisch Hinweise z.B. auf eine Lungenembolie (z.B. Bettlägerigkeit, Flugreisen)?

2. Klinische Untersuchung
- Stellen Sie vor Beginn der Untersuchung sicher, dass die Luftwege des Patienten frei sind und schließen Sie ihn, wenn möglich, an ein EKG an.
- Achten Sie darauf, ob der Patient sich im Sitzen (z.B. Orthopnoe oder Lungenödem) oder im Liegen (z.B. Hypovolämie oder Lungenembolie) wohler fühlt.
- Entfernen Sie die Kleidung und untersuchen Sie bei entsprechendem Verdacht den Patienten schnell aber gründlich auf Anzeichen für ein Trauma oder eine Blutung. In der Regel ist bei einem Schock die Haut blass und kalt. Ist sie dagegen warm und gerötet, denken Sie an eine Sepsis oder Allergie.

Notfall (Fortsetzung)
Schwere Hypotonie (Schock)

- Untersuchen Sie den Puls. Bei einem Schock sollte er beschleunigt sein (100–120 Schläge/min). Ist er verlangsamt, denken Sie an einen AV-Block. Ist er wesentlich erhöht, kommt eine tachykarde Arrhythmie in Betracht.
- Untersuchen Sie schnell den Karotis- und den Femoralispuls. Finden sich Differenzen, denken Sie an ein Aneurysma dissecans der Aorta.
- Versuchen Sie, den Jugularvenendruck festzustellen. Ist er wesentlich erhöht, besteht der Verdacht auf eine Lungenembolie oder Perikardtamponade.
- Stellen Sie fest, ob sich die Trachea in der Mittellinie befindet und Atemgeräusche auf beiden Seiten des Thorax zu hören sind. Ist das nicht der Fall, denken Sie an einen Spannungspneumothorax. Hören Sie ausgedehnte Rasselgeräusche, ist ein Lungenödem wahrscheinlich.
- Auskultieren Sie das Herz sorgfältig nach auffälligen Geräuschen – was bei einer Tachykardie äußerst schwierig sein kann.
- Palpieren Sie vorsichtig das Abdomen auf Druckschmerz und Pulsationen (denken Sie an die Ruptur eines Aortenaneurysmas).
- Eventuell ist auch eine rektale oder vaginale Untersuchung auf okkulte Blutungen hin indiziert.

3. Apparative Untersuchungen
- Leiten Sie so schnell wie möglich ein EKG ab (Myokardinfarkt? Arrhythmie? Lungenembolie?). Lassen Sie eine Röntgenaufnahme des Thorax sowie gegebenenfalls weitere Röntgenaufnahmen anfertigen, falls beispielsweise eine Verletzung vorliegt. Ist die Diagnose immer noch unklar, ist eine Echokardiographie indiziert.

6.3 Beurteilung des Jugularvenenpulses

Beim stehenden oder aufrecht sitzenden Patienten ist die innere Jugularvene kollabiert, um sich bei Flachlagerung vollständig zu füllen. Wenn sich der Patient um einen Winkel von etwa 45° aufrichtet, wird der Jugularvenenpuls über dem Schlüsselbein gerade sichtbar, und ist damit der Untersuchung gut zugänglich. Deshalb wird in dieser Position untersucht. Die Höhe des Jugularvenendruckes misst man gewöhnlich in Höhe des manubriosternalen Winkels (☞ Abb. 6.5). Der Normalwert beträgt < 4 cm in Höhe des manubriosternalen Winkels.

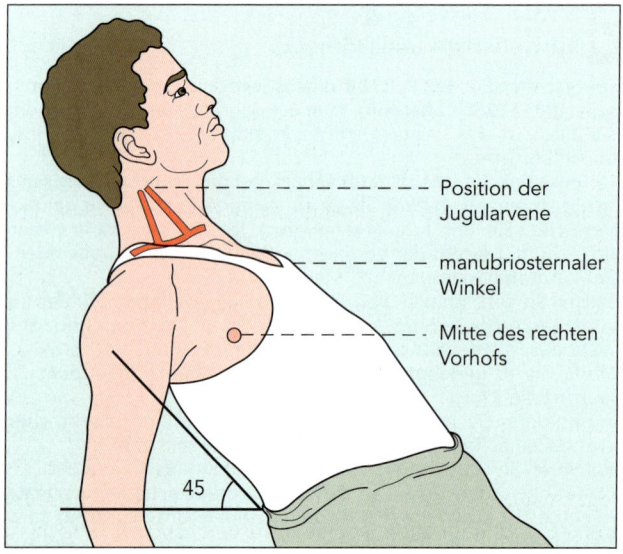

Position der
Jugularvene

manubriosternaler
Winkel

Mitte des rechten
Vorhofs

45

Abb. 6.5 Zusammenhang zwischen Jugularvenenpuls, rechtem Vorhof
und manubriosternalem Winkel

Die häufigste Ursache für einen erhöhten Jugularvenendruck ist
eine Einflussstauung aufgrund einer Rechtsherzinsuffizienz. Bei er-
höhtem aber nicht pulsierenden Jugularvenendruck sollten Sie an
Obstruktion der oberen Hohlvene denken.

DD Differenzialdiagnostik
Erhöhter Jugularvenendruck

- Globale Stauungsinsuffizienz oder isolierte Rechtsherzinsuffizienz
- Trikuspidalinsuffizienz
- Perikardtamponade
- Lungenembolie
- Iatrogene Volumenüberladung
- Verlegung der Vena cava superior

6.4   Präkordiale Palpation

Palpieren Sie das Präkordium, indem Sie die Hand flach auf die Thoraxwand links vom Sternum legen. Lokalisieren Sie zuerst den **Herzspitzenstoß.** An diesem äußersten und tiefsten Punkt ist der Herzschlag am deutlichsten zu spüren. Beim gesunden Erwachsenen mit um 45° angehobenem Oberkörper ist der Herzspitzenstoß im fünften bis sechsten Interkostalraum in der Medioklavikularlinie zu finden.

Ein kräftiger Herzspitzenstoß ist in der Regel Zeichen für ein erhöhtes Schlagvolumen bzw. eine Linksherzhypertrophie. Ist er diffus und schwer zu lokalisieren, liegt oft eine Kontraktionsschwäche vor, entweder aufgrund eines Myokardinfarkts oder aufgrund einer Kardiomyopathie. Dieser diffus verbreitete Spitzenstoß ist kaum fühlbar und bei der Inspektion des Präkordiums auch oft nicht sichtbar. Bei Linksherzhypertrophie findet sich eine kräftig anhaltende Hebebewegung statt eines kurzen, hebenden Stoßes. Bei Rechtsherzhypertrophie oder -dilatation ist eine diffuse hebende Bewegung links präkardial zu palpieren.

Differenzialdiagnostik
Linksherzhypertrophie

- Hypertonie
- Aortenstenose
- Hypertrophe Kardiomyopathie

Bei der Palpation des Herzens kann man manchmal auch ein Schwirren fühlen. Systolisches Schwirren kann mit einer Aortenstenose, einem Ventrikelseptumdefekt oder einer Mitralregurgitation verbunden sein.

6.5   Auskultation des Herzens

Niederfrequente Geräusche, wie das diastolische Decrescendo einer Mitralstenose oder der dritte Herzton bei einer Herzinsuffizienz, sind mit dem offenen Trichter des Stethoskops am besten zu hören. Die Membran eignet sich besonders zur Analyse des zweiten Herztons, von Ejection Klicks (Austreibungstönen) und mesosystolischen Klicks und des leisen, hochfrequenten diastolischen Geräusches der Aorteninsuffizienz.

Die Auskultation des Herzens sollte immer an der Spitze, der Basis (dem Teil des Herzens zwischen Apex und Sternum) sowie rechts und links des Sternums an der Aorta und der Pulmonalis erfolgen (☞ Abb. 6.6)

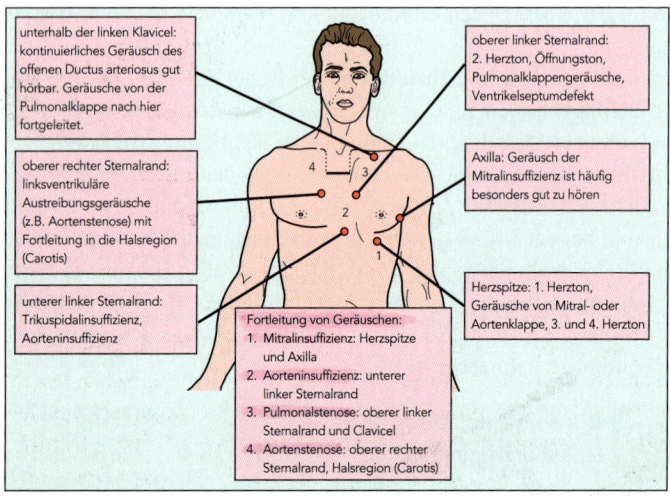

Abb. 6.6 Auskultation des Herzens: Wo die Herztöne und Geräusche am besten zu hören sind, hängt von ihrem Entstehungsort ab und von ihrer Fortleitung mit dem Blutstrom.

Herzgeräusche

Erster und zweiter Herzton

DD Differenzialdiagnostik
Faktoren, welche die Qualität der Herztöne beeinflussen

Lauter erster Herzton
- Hyperdynamer Kreislauf (Fieber, körperliche Anstrengung)
- Mitralstenose
- Vorhofmyxom (selten)

Leiser erster Ton
- Geringes Herzzeitvolumen (Ruhe, Herzinsuffizienz)
- Tachykardie
- Schwere Mitralinsuffizienz (zerstörte Mitralklappe)

Differenzialdiagnostik (Fortsetzung)
Faktoren, welche die Qualität der Herztöne beeinflussen

Erster Ton mit variabler Intensität
• Vorhofflimmern
• Totaler AV- Block

Laute Aortenkomponente des zweiten Tons
• Systemische Hypertonie
• Dilatation der Aortenwurzel

Abgeschwächte Aortenkomponente des zweiten Tons
• Kalzifizierte Aortenstenose

Lauter zweiter Pulmonalton
• Pulmonale Hypertonie

Dritter und vierter Herzton

Der dritte Herzton ist ein niederfrequenter, dumpfer Ton in der Diastole, der am Ende der schnellen Phase der Ventrikelfüllung zu hören ist. Ein **physiologischer dritter Herzton** tritt bei jungen, kräftigen Erwachsenen auf, bei denen das Herzzeitvolumen durch besondere Umstände erhöht ist (z.B. bei Sportlern, Schwangeren und bei Fieber, sog. protodiastolischer Galopp). Ein **pathologischer dritter Herzton** zeigt in der Regel eine starke linksventrikuläre Funktionseinschränkung an. Er tritt bei einer dilatativen Kardiomyopathie, nach einem akuten Myokardinfarkt und nach einer akuten, massiven Lungenembolie auf. Patienten mit einem pathologischen dritten Herzton haben sehr häufig eine Tachykardie, und erster und zweiter Herzton sind abgeschwächt. Dadurch hört sich die Folge der drei Herztöne wie „Da-da-bumm, Da-da-bumm" an und wird als Galopprhythmus bezeichnet.

Der **vierte Herzton** ist ein Extraton durch eine kräftige Vorhofkontraktion. Er wird auch als Vorhofton bezeichnet. In der Regel ist er bei Patienten mit hypertrophiertem linken Vorhof am deutlichsten (z.B. bei arterieller Hypertonie oder hypertropher Kardiomyopathie): Der vierte Herzton klingt etwa wie „Da-lub-dup, Da-lub-dup", sog. präsystolischer Galopp (☞ Abb. 6.7).

6

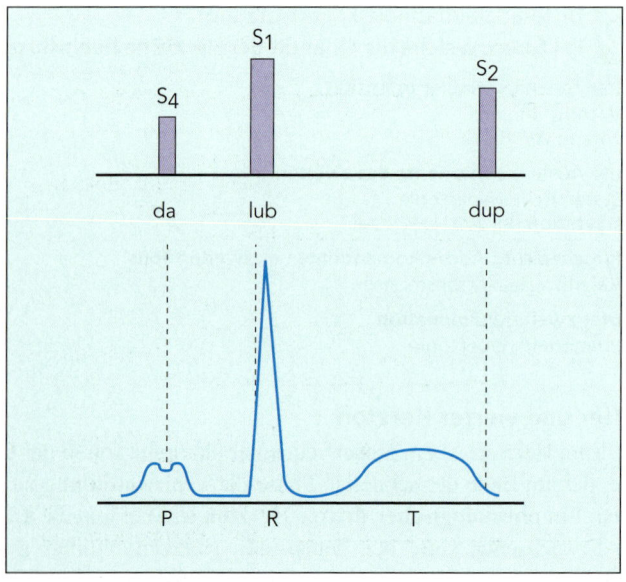

Abb. 6.7 Der vierte Herzton

Weitere Herztöne

Ejektionsklicks (Austreibungstöne)

Direkt nach dem ersten Herzton ist ein scharfes, hochfrequentes Geräusch zu hören (☞ Abb. 6.8). Es ist typisch für eine Aorten- oder Pulmonalklappenstenose und wird durch das plötzliche Öffnen der verformten Klappe hervorgerufen.

Mitralöffnungston

Ein diastolischer Zusatzton, der bei Mitralstenose auftritt und von der abrupten Abbremsung der stenosierten Mitralklappe während des Öffnungsvorganges erzeugt wird. Am deutlichsten ist er links vom Sternum und über der Spitze zu hören. Er klingt wie der zweite Teil eines gespaltenen zweiten Herztons. Das Diastolikum beginnt erst nach dem Mitralöffnungston.

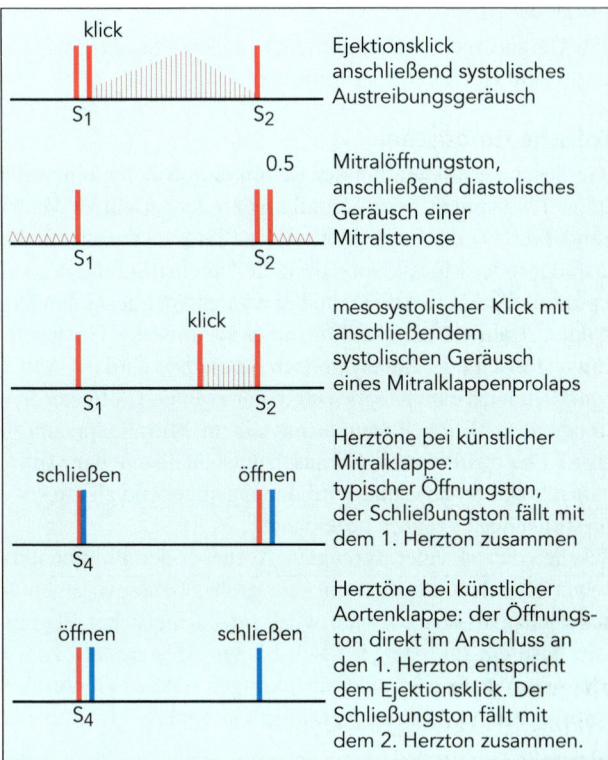

Abb. 6.8 Herzgeräusche

Mesosystolische Klickgeräusche

Sie treten gewöhnlich im Zusammenhang mit einem Mitralklappen-
prolaps auf und werden von den gespannten Chordae tendineae der
Klappe verursacht. Die Geräusche können entweder isoliert oder in
Verbindung mit einem spätsystolischen Herzgeräusch auftreten.

Geräusche von künstlichen Herzklappen

Die Kugel, der Kippdeckel oder die Zweiflügelklappe machen beim
Öffnen und Schließen ein Geräusch.

Herzgeräusche

Für die Diagnostik der Geräusche ist es ganz entscheidend festzustellen, wo im Herzzyklus sie auftreten.

Systolische Geräusche

Die Geräusche entstehen bei der Regurgitation durch eine schlussunfähige Trikuspidal- oder Mitralklappe oder an einem Ventrikelseptumdefekt. Da die Regurgitation des Blutes an der insuffizienten Trikuspidal- oder Mitralklappe bzw. die Durchströmung des Ventrikelseptumdefektes etwa gleichmäßig während der gesamten Systole stattfindet, resultiert ein gleichförmiges systolisches Geräusch, das als **pansystolisch** oder **holosystolisch** bezeichnet wird (☞ Abb. 6.9). Gelegentlich wird eine Klappe erst in der zweiten Hälfte der Systole inkompetent, z.B. bei Patienten mit einem Mitralklappenprolapssyndrom. Das resultierende Geräusch entsteht also in der Mitte oder gegen Ende der Systole und wird dementsprechend als **meso-** oder **spätsystolisches** Geräusch bezeichnet.

Geräusche, die an einer verengten Aorten- oder Pulmonalklappe entstehen oder dadurch, dass ein sehr großes Schlagvolumen durch normale Klappen ausgeworfen wird, setzen meist bei Beginn der Systole leise ein und steigern sich bis zur Mesosystole zum Crescendo, um zum Ende wieder abzuklingen. Dieses Geräusch wird als **systolisches Austreibungsgeräusch** bezeichnet (☞ Abb. 6.10).

Akzidentelle Geräusche

Diese Geräusche sind nicht auf eine strukturelle Fehlbildung des Herzens oder der Herzklappen zurückzuführen. Bei Kindern und jungen Erwachsenen kommen sie häufig vor und sind durch folgende Eigenschaften gekennzeichnet: Es sind immer leise systolische Geräusche (unterhalb von Stufe 3) und sie sind am deutlichsten am linken Sternalrand zu hören. Es besteht keine Kammerhypertrophie, und Herztöne, Puls, Rö-Thorax und EKG sind normal.

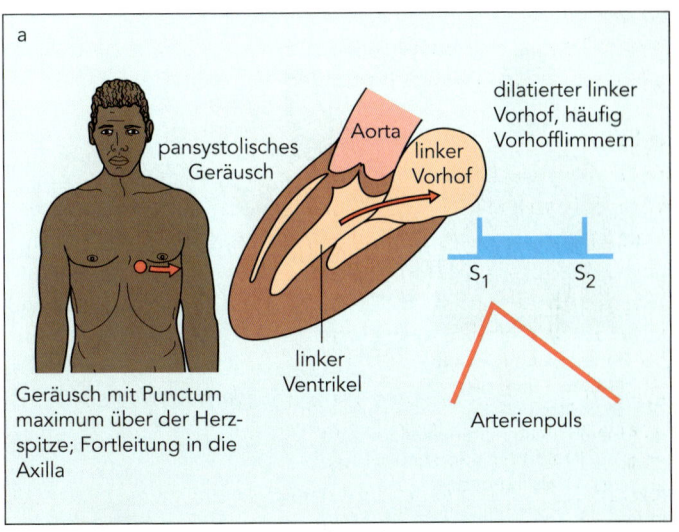

a

pansystolisches
Geräusch

Aorta

linker
Vorhof

dilatierter linker
Vorhof, häufig
Vorhofflimmern

S_1 S_2

linker
Ventrikel

Arterienpuls

Geräusch mit Punctum
maximum über der Herz-
spitze; Fortleitung in die
Axilla

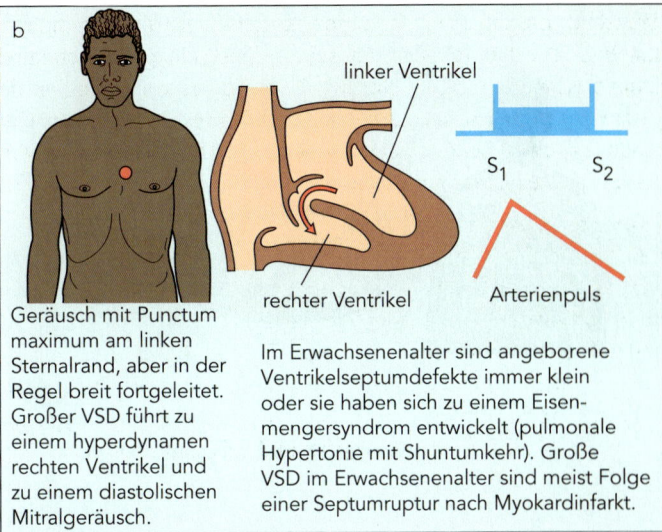

b

linker Ventrikel

S_1 S_2

rechter Ventrikel

Arterienpuls

Geräusch mit Punctum
maximum am linken
Sternalrand, aber in der
Regel breit fortgeleitet.
Großer VSD führt zu
einem hyperdynamen
rechten Ventrikel und
zu einem diastolischen
Mitralgeräusch.

Im Erwachsenenalter sind angeborene
Ventrikelseptumdefekte immer klein
oder sie haben sich zu einem Eisen-
mengersyndrom entwickelt (pulmonale
Hypertonie mit Shuntumkehr). Große
VSD im Erwachsenenalter sind meist Folge
einer Septumruptur nach Myokardinfarkt.

Abb. 6.9 Pansystolische (holosystolische) Herzgeräusche (a) Mitralinsuffizienz, (b) Ventrikelseptumdefekt

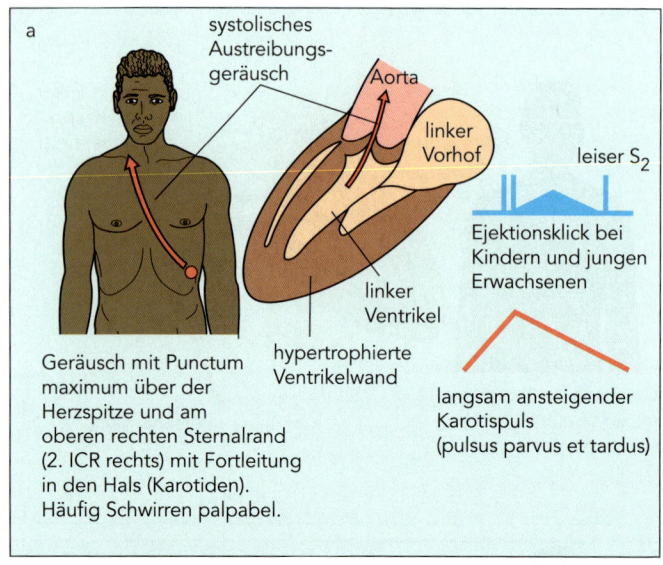

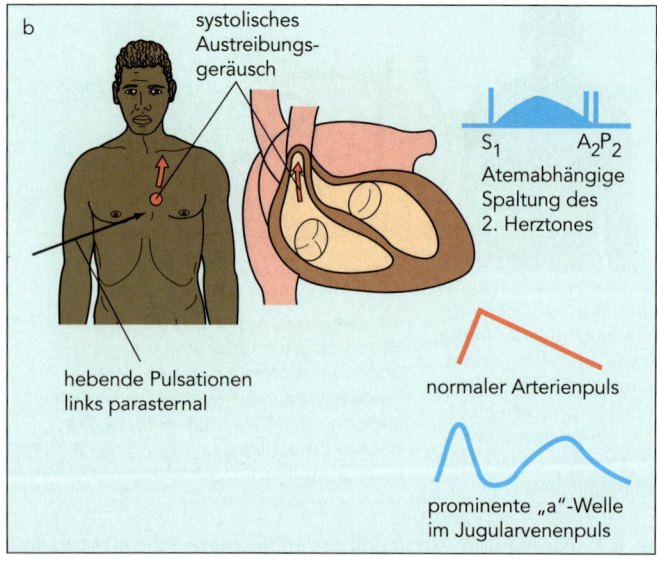

Abb. 6.10 Systolische Austreibungsgeräusche (a) Aortenklappenstenose (b) Pulmonalklappenstenose

Diastolische Herzgeräusche

Ein **frühdiastolisches** Geräusch (☞ Abb. 6.11) wird fast immer von einer veränderten Aorten- oder Pulmonalklappe verursacht. Am Beginn der Diastole, wenn der Aorten- bzw. Pulmonalisdruck am höchsten ist, hat es seine größte Lautstärke und nimmt dann mit fallendem Blutdruck rasch ab (Decrescendogeräusch).

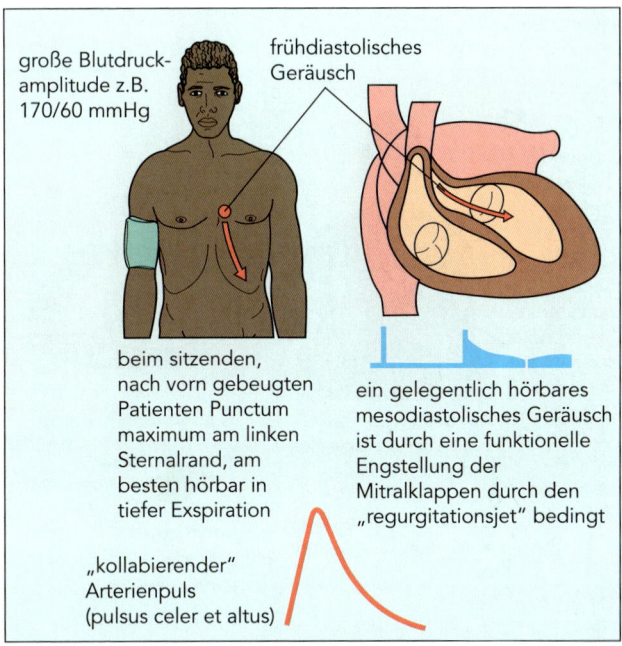

große Blutdruck-
amplitude z.B.
170/60 mmHg

frühdiastolisches
Geräusch

beim sitzenden,
nach vorn gebeugten
Patienten Punctum
maximum am linken
Sternalrand, am
besten hörbar in
tiefer Exspiration

ein gelegentlich hörbares
mesodiastolisches Geräusch
ist durch eine funktionelle
Engstellung der
Mitralklappen durch den
„regurgitationsjet" bedingt

„kollabierender"
Arterienpuls
(pulsus celer et altus)

Abb. 6.11 Frühdiastolisches Geräusch am Beispiel einer Aorteninsuffizienz

Ein **mesodiastolisches** Geräusch entsteht entweder, wenn das Blut durch eine verengte Mitral- oder Trikuspidalklappe strömt, oder wenn der Blutfluss durch eine dieser Klappen erheblich vergrößert ist (z.B. bei Kindern mit einem Vorhofseptumdefekt). Das typische Geräusch bei Mitralstenose ist ein niederfrequentes Rumpeln, das durch die ganze Diastole hindurch zu hören ist, aber immer erst nach dem Mitralöffnungston einsetzt (☞ Abb. 6.12). Bei

Patienten mit Sinusrhythmus wird das Geräusch unmittelbar vor dem Einsetzen der Systole lauter, da die Kontraktion des Vorhofs den Blutstrom durch die verengte Klappe verstärkt (Präsystolikum). Zuweilen tritt bei Patienten mit Aortenregurgitation ein mesodiastolisches Geräusch auf. Es wird von dem durch die inkompetente Klappe zurückströmenden Blutfluss verursacht, der das Vordersegel der Mitralklappe in Schwingungen versetzt (Austin-Flint-Geräusch).

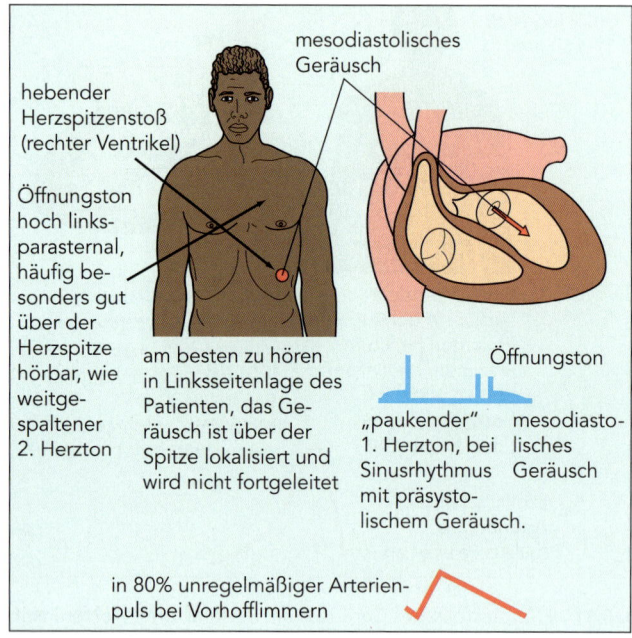

Abb. 6.12 Diastolisches Decrescendo mit präsystolischem Crescendogeräusch bei Mitralstenose

Das Geräusch einer Mitralstenose ist am deutlichsten in Linksseitenlage des Patienten mit dem membranlosen Trichter des Stethoskops und über der Herzspitze zu hören. Das Aorteninsuffizienzgeräusch hört man oft am besten, wenn sich der Patient im Sitzen nach vorn beugt und ganz ausatmet. Das Stethoskop wird an der linken Seite des unteren Sternums aufgesetzt.

Systolische Geräusche, die an der Pulmonal- oder Trikuspidal- klappe entstehen (z. B. Pulmonalstenose oder Trikuspidalinsuffizi- enz) werden bei Inspiration lauter, da das Schlagvolumen ansteigt und bei Exspiration leiser. Dagegen werden die Geräusche vom lin- ken Herzen bei Inspiration leiser, weil sich die Lunge vor das Herz „schiebt".

6.6 Thorakale Untersuchung des kardiovaskulären Systems

Bei der Untersuchung herzkranker Patienten muss man vor allem auf basale Rasselgeräusche achten, die beim Einatmen auftreten und einen Hinweis auf ein beginnendes Lungenödem oder Lungen- stauung sein können.

DD Differenzialdiagnostik
Fortleitung der Herzgeräusche

Ursache	Punctum maximum	Fortleitung
Trikuspidal- insuffizienz	Unterer linker Sternumrand	Unterer rechter Sternumrand, Leber
Pulmonalstenose	Oberer linker Sternumrand	Linke Klavikula, unterhalb des linken Schulterblatts
Mitralinsuffizienz	Herzspitze	Linke Axilla, unterhalb des linken Schulterblatts
Aorteninsuffizienz	Linker Sternumrand	Unterer linker Sternumrand, Herzspitze
Aortenstenose	Herzspitze	Oberhalb des rechten Ster- numrandes in die Karotiden
Ventrikelseptum- defekt	Linker Sternumrand	Über dem gesamten Präkordium
Mitralstenose	Herzspitze	Wird nicht fortgeleitet

6.7 Abdominale Untersuchung des kardiovaskulären Systems

Bei Patienten mit Trikuspidalinsuffizienz sind Leberpulsationen zu beobachten und zu palpieren, die zeitgleich mit den Regurgitationswellen von Jugularvenenpuls und arteriellem Puls auftreten.

Bei Männern über 60 Jahren, seltener bei Frauen, ist ein abdominales Aortenaneurysma nicht ungewöhnlich. Typisch dafür ist ein in Nabelhöhe fühlbarer Puls. Ein Aneurysma hat im Vergleich zur gesunden Aorta eine größere Ausdehnung und wird beim Pulsieren weiter gedehnt.

6.8 Peripheres Gefäßsystem

Ödem

Das periphere Ödem bei Herzinsuffizienz ist überwiegend auf den erhöhten Venendruck zurückzuführen.

Periphere Ödeme treten in der Regel bei isolierter Rechtsherzinsuffizienz oder bei einer globalen Stauungsinsuffizienz auf. Sie bilden sich typischerweise der Schwerkraft folgend an den tiefsten Punkten – sowohl bei gehfähigen als auch bei bettlägerigen Patienten.

Periphere Ödeme lassen sich dadurch erkennen, dass bei Fingerdruck eine Delle entsteht, die sich nur langsam ausgleicht.

6.9 Klinische Merkmale spezifischer Herzerkrankungen

Herzinsuffizienz

Akute Herzinsuffizienz

Das häufigste Kennzeichen einer akuten Herzinsuffizienz ist der niedrige systemische Blutdruck. Eine akute Linksherzinsuffizienz geht mit einem Lungenödem einher. Der Patient wird extrem kurzatmig, beginnt zu husten, eventuell mit blutig-schaumigem Auswurf. Das typische klinische Symptom eines Lungenödems sind ausgeprägte, vor allem basal auskultierbare Rasselgeräusche, die häufig schon ohne Stethoskop zu hören sind (Distanzrasseln, „Kochen auf der Brust").

Chronische Herzinsuffizienz

 Symptome und Befunde
Chronische Herzinsuffizienz

- Erschöpfung bei geringer körperlicher Anstrengung
- Dyspnoe bei körperlicher Belastung
- Periphere Ödeme
- Abdominalbeschwerden aufgrund einer Stauungsleber und Stauungen im Gastrointestinaltrakt
- Nykturie (Umkehrung des Tagesrhythmus)
- Gewichtsverlust und Kachexie im Endstadium, Cave Ödeme

Koronare Herzkrankheit

Angina pectoris

Eine koronare Herzkrankheit kann sich mit drei Hauptsymptomen manifestieren: Angina pectoris, akuter Myokardinfarkt und chronischer Herzinsuffizienz. Bei der körperlichen Untersuchung eines Angina-pectoris-Patienten finden sich häufig keine Auffälligkeiten. Dennoch sollten Sie auf Zeichen einer Hyperlipidämie achten, wie einen Arcus corneae, verdickte Achillessehnen, Xanthelasmen (strohgelbe Einlagerungen in der Haut, v. a. am inneren Augenwinkel) und arterielle Strömungsgeräusche.

 Risikofaktoren
Koronare Herzkrankheit

Erblich
- Familiäre Hyperlipidämie
- Hohe Lipoprotein-a-Werte
- Sonstiges, wie z. B. viele häufige Polymorphismen mit geringer, aber kumulativer Wirkung und einige seltene Polymorphismen (z. B. Pseudoxanthoma elasticum) mit Penetranz.

Erworben
- Rauchen
- Erworbene Hyperlipidämie
- Diabetes
- Hypertonie
- Körperliche Inaktivität

6

Myokardinfarkt

Der Brustschmerz ist das führende Symptom des Myokardinfarktes. Der Schmerz ähnelt dem pektanginösen Schmerz, ist allerdings sehr viel stärker und verschwindet in Ruhe nicht. Bei einigen Patienten, besonders bei älteren Menschen und Patienten mit Diabetes mellitus, kann der Myokardinfarkt allerdings relativ schmerzlos verlaufen.

6.10 Periphere Gefäßerkrankungen

Ein **akuter peripherer Arterienverschluss** ist an einer kühlen, blassen, schmerzhaften Extremität zu erkennen. Es ist wichtig, auch die Pulse der anderen Extremitäten zu überprüfen, selbst wenn sie keine Ischämiezeichen aufweisen. Mehrfache Embolien können ein erster Hinweis auf eine Herzerkrankung, z.B. Vorhofflimmern (häufig) oder ein Vorhofmyxom (selten) sein.

Eine **chronische arterielle Verschlusskrankheit** manifestiert sich in der Regel als Claudicatio intermittens. Der Patient verspürt belastungsabhängige Schmerzen in Unterschenkel, Oberschenkel oder Gesäß, die bei Ruhe sistieren. Bei der Untersuchung des Beines sind die Fuß-, Knie- und manchmal auch Femoralispulse nur schwach oder gar nicht zu tasten. Gelegentlich ist über der Femoralarterie ein Geräusch zu hören. Mit fortschreitender Erkrankung tritt der Schmerz bei immer geringerer körperlicher Belastung auf und ist schließlich auch in Ruhe vorhanden. Nachts verschlimmert sich der Schmerz. Die Haut verfärbt sich und wird glänzend, und es kommt zum Haarverlust am Fuß. Bei einer kleinen Verletzung – z.B. beim Schneiden der Fußnägel – kann es zu einer sich rasch ausbreitenden Infektion kommen, sodass schließlich Zehen und Fuß gangränös werden.

Periphere Venenerkrankungen

Varikose

Unter einer Varikose versteht man übermäßig erweiterte Oberflächenvenen an den Beinen. Sie treten im Stand am deutlichsten hervor und entleeren sich völlig, wenn die Beine über Herzhöhe angehoben werden. Die klappeninsuffiziente Vene lässt sich oft genau lokalisieren, indem man die Beine hoch lagert, um die Venen zu entleeren. Beim anschließenden Senken der Beine wird die Wiederauffüllung der Venen beobachtet. Diese Venenfüllung kann man durch Fingerdruck kontrollieren. Bei einer Insuffizienz des saphenofemoralen Zusammenflusses muss eventuell zuerst der obere Teil des Oberschenkels mit einem Tourniquet abgebunden werden, um einen Reflux in die Femoralvene zu verhindern.

Chronische Veneninsuffizienz
Eine nicht funktionierende Muskelpumpe kann mit oder ohne Varikosis zu einem chronischen Ödem in Beinen und Füßen führen. Das Ödem ist oft relativ derb und lässt sich kaum eindrükken. Das Ödem ist morgens am geringsten ausgeprägt und verstärkt sich im Laufe des Tages.

Ulcus varicosum und Ekzem
Hier kann es zu einer Hautnekrose und Ulzeration kommen, am häufigsten oberhalb der Knöchel. Die Haut ist oft dunkel und induriert.

Thrombophlebitis
Sie ist oft die Folge eines lokalen Traumas oder einer intravenösen Infusion, kann aber auch spontan entstehen. Es treten lokal Schmerzen auf, und im Verlauf der Vene entsteht eine Rötung und Druckempfindlichkeit.

Tiefe Beinvenenthrombose
Typische klinische Zeichen für eine tiefe Beinvenenthrombose sind Schmerzen, Schwellung und manchmal auch eine Rötung. Vergleichen Sie das betroffene Bein mit dem gesunden. Oft sind auch die Oberflächenvenen dilatiert, und die Haut ist erwärmt, da der Blutstrom von der thrombosierten tiefen Vene zu den Oberflächenvenen umgeleitet wird. Durch Dorsalflexion des Fußes lässt sich ein Schmerz in der Wade auslösen, allerdings kann es dabei zur Ablösung eines Thrombus kommen.
Eine Lungenembolie kann sich klinisch in dreierlei Weise manifestieren – als Lungeninfarkt, als akute fulminante Lungenembolie und als chronisch-rezidivierende Lungenembolien mit konsekutiver pulmonaler Hypertonie.

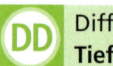

Differenzialdiagnostik
Tiefe Beinvenenthrombose

Schmerzen und geschwollene Beine können folgende Ursachen haben:
- Tiefe Beinvenenthrombose
- Abriss des Kopfes des M. gastrocnemius
- Rupturierte Exsudationszyste in der Kniekehle (Baker-Zyste)
- Vorderes Kompartmentsyndrom

Akuter Lungeninfarkt

Erstes Symptom sind plötzlich auftretende atemabhängige Pleuraschmerzen. Der Patient ist mäßig kurzatmig, aber nur selten hypoton. Die arteriellen Blutgaswerte zeigen eine deutliche Hypoxämie, während der pCO_2 niedrig normal ist.

Akute fulminante Lungenembolie

Sie tritt häufig postoperativ auf. Der Patient wird plötzlich extrem kurzatmig und hypotensiv, sodass er u. U. nicht mehr aufrecht sitzen kann. Die Jugularvenen sind deutlich erweitert, und die Leber kann vergrößert sein. Mit Punctum maximum am linken Sternumrand kann ein 3. Herzton zu hören sein. Eine Röntgenaufnahme des Thorax ist unergiebig, aber das EKG ist im Sinne einer Rechtsherzbelastung verändert.

Chronische thromboembolische pulmonale Hypertonie

Chronische thromboembolische pulmonale Hypertonie wird von rezidivierenden Emboli verursacht. Die klinischen Zeichen entsprechen denen der chronischen pulmonalen Hypertonie.

Infektiöse Endokarditis

Akute Endokarditis

Eine akute Endokarditis beruht auf einer Infektion gesunder oder krankhaft veränderter Herzklappen durch einen virulenten Keim wie Staphylococcus aureus oder Streptococcus pneumoniae. Der Patient ist schwer krank. Er hat Fieber, häufig Schüttelfrost und zeigt eine ausgeprägte klinische Symptomatik. Ein charakteristischer klinischer Befund ist der schnelle Wechsel von Herzgeräuschen entsprechend dem Fortschreiten der Klappendestruktion. Auch systemische Emboli können auftreten, und es können Trommelschlägelfinger und Splitterblutungen entstehen. Meistens ist dafür jedoch der Verlauf zu schnell.

Subakute Endokarditis

Die subakute Endokarditis entsteht durch die Infektion einer vorgeschädigten Herzklappe oder eines Septumdefektes mit einem nur gering pathogenen Keim. Es handelt sich immer um eine schleichende Infektion, beispielsweise durch Streptococcus sanguis – am häufigsten allerdings durch Streptococcus viridans. Auch eine zu niedrig dosierte Antibiotikabehandlung einer akuten Endokarditis kann die Ursache sein. Die Krankheit verläuft oft heimtückisch. Die Patienten haben mäßiges Fieber ungeklärter Ursache, leiden an großer Müdigkeit und Leistungsminderung, an den Folgen des Herzklappenschadens oder an systemischen Embolien. Fast immer ist ein pathologisches Herzgeräusch zu hören. Bei der **Kombination von Fieber und Herzgeräusch** sollte man immer an eine Endokarditis denken. Häufig treten auch Trommelschlägelfinger und Splitterblutungen auf, und die Milz ist vergrößert. Es kann zu subkonjunktivalen Blutungen, druckempfindlichen, hämorrhagischen Schwellungen (Osler-Knötchen) an den Fingerspitzen und Roth-Flecken in der Retina kommen.

Myokarditis

Eine Myokarditis kann als Herzinsuffizienz oder Arrhythmie in Erscheinung treten. Das Herz kann dilatiert sein und die „funktionelle" Mitralinsuffizienz durch Dilatation des Ventrikels kann zu einem dritten Herzton und/oder einem systolischen Herzgeräusch führen.

Kardiomyopathie

Unter einer Kardiomyopathie versteht man ganz allgemein eine Erkrankung des Herzmuskels.

Hypertrophe Kardiomyopathie

Das klinische Bild der hypertroph obstruktiven Kardiomyopathie wird in Abbildung 6.13 zusammengefasst.

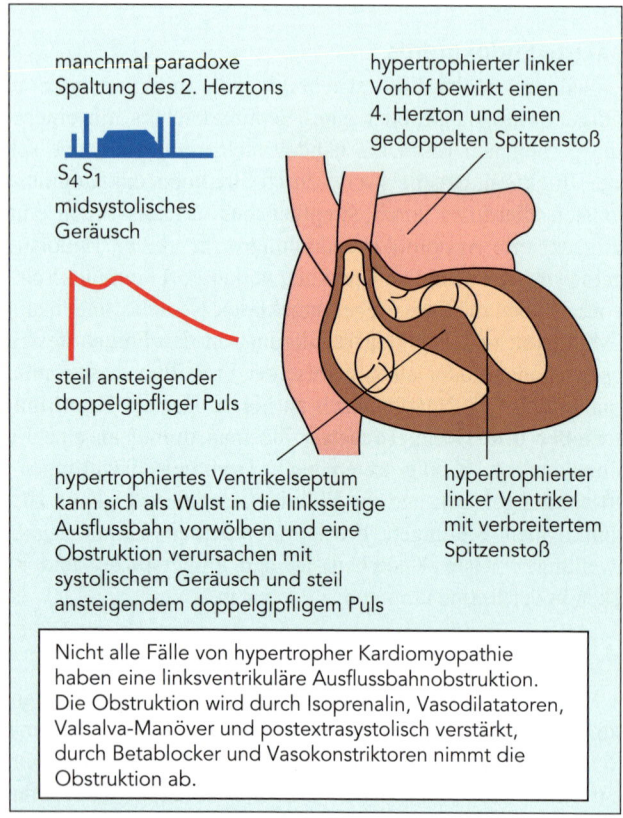

manchmal paradoxe Spaltung des 2. Herztons

S_4 S_1
midsystolisches Geräusch

steil ansteigender doppelgipfliger Puls

hypertrophierter linker Vorhof bewirkt einen 4. Herzton und einen gedoppelten Spitzenstoß

hypertrophiertes Ventrikelseptum kann sich als Wulst in die linksseitige Ausflussbahn vorwölben und eine Obstruktion verursachen mit systolischem Geräusch und steil ansteigendem doppelgipfligem Puls

hypertrophierter linker Ventrikel mit verbreitertem Spitzenstoß

Nicht alle Fälle von hypertropher Kardiomyopathie haben eine linksventrikuläre Ausflussbahnobstruktion. Die Obstruktion wird durch Isoprenalin, Vasodilatatoren, Valsalva-Manöver und postextrasystolisch verstärkt, durch Betablocker und Vasokonstriktoren nimmt die Obstruktion ab.

Abb. 6.13 Befunde bei hypertropher Kardiomyopathie

Dilatative Kardiomyopathie

Die dilatative Kardiomyopathie ist durch eine allgemeine Funktionseinschränkung des linken Ventrikels gekennzeichnet, die zu einer fortschreitenden Ventrikeldilatation führt. Klinisch wird die Erkrankung meist als Herzinsuffizienz manifest. Der Herzspitzenstoß ist nach außen verlagert, ein Galopprhythmus und das Geräusch einer sekundären Mitral- oder Trikuspidalinsuffizienz sind zu hören.

Restriktive Kardiomyopathie
Sie kommt in westlichen Ländern selten vor. Das klinische Bild ähnelt dem der konstriktiven Perikarditis.

Akutes rheumatisches Fieber
Das klinische Bild zeigt sich bei Kindern und jungen Erwachsenen nach einem Streptokokkeninfekt entweder als akute, sehr schmerzhafte wandernde Polyarthritis – springend von Gelenk zu Gelenk – oder als Chorea minor. Dem Streptokokkeninfekt geht zumeist eine Tonsillitis voraus.

Eine Herzbeteiligung ist in der Regel an einem Herzgeräusch festzustellen – entweder einem pansystolischen Mitralinsuffizienzgeräusch oder einem mesodiastolischen Geräusch, ähnlich dem einer Mitralstenose. Das Geräusch wird auch als Coombs-Geräusch bezeichnet.

Im Allgemeinen tritt auch ein flüchtiger und unterschiedlich ausgeprägter Hautausschlag auf (Erythema anulare rheumaticum). Nicht in allen Fällen findet man Rheumaknötchen, doch wenn sie vorhanden sind, sind sie pathognomonisch. Es handelt sich um feste subkutane Knötchen, oft auf der Streckseite von Knien und Ellenbogen.

Perikarderkrankungen
Akute Perikarditis
Das typische klinische Zeichen ist ein Perikardreiben, ein deutlich schabendes, atemunabhängiges Geräusch in Systole und Diastole. Am besten hört man es am sitzenden, vorgebeugten Patienten in tiefer Exspiration. Es ist typisch für das Perikardreiben, dass es innerhalb weniger Stunden kommen und gehen kann. Patienten mit akuter Perikarditis fiebern oft und haben ein allgemeines Krankheitsgefühl mit retrosternalen Schmerzen.

Perikarderguss

Ein Patient mit klinisch bedeutsamem Perikarderguss ist oft schwer krank, hypoton und leidet unter peripherer Mangeldurchblutung. Auch ein Pulsus paradoxus kann vorliegen. Der Jugularvenendruck ist stark erhöht (prall gefüllt), aber u. U. schlecht erkennbar, da der Patient wegen seiner Hypotonie nicht aufrecht sitzen kann. Die Diagnose lässt sich am besten durch ein am Bett aufgenommenes Echokardiogramm bestätigen. Direkt anschließend wird die Perikardpunktion durchgeführt.

 Differenzialdiagnostik
Perikarderguss

Infektion
• Virale Perikarditis
• Bakterielle Perikarditis (Streptokokken)
• Tuberkulöse Perikarditis

Myokardinfarkt
• Pericarditis epistenocardiaca
• Herzruptur
• Dressler-Syndrom

Maligne Perikarditis
• Sekundärer (häufig) oder primärer (selten) Tumor
• Leukämie

Autoimmun
• Akutes rheumatisches Fieber
• Rheumatoide Arthritis

Andere
• Myxödem
• Trauma (Stichverletzungen)
• Nach kardialem Eingriff

Ein chronischer Perikarderguss wird entweder zufällig bemerkt oder tritt als chronische, vorwiegend rechtsseitige, Herzinsuffizienz mit oft sehr ausgeprägtem peripheren Ödem sowie u. U. auch mit Aszites in Erscheinung. Die Jugularvene ist in der Regel prall gefüllt. Auch ein Pulsus paradoxus kann auftreten, ist aber meist weniger ausgeprägt als bei einer Perikardtamponade.

Chronisch-konstriktive Perikarditis

Im Gegensatz zur akuten Entzündung des Herzbeutels führt die chronische Perikarditis zu einem fibrotischen Umbau mit Verdickung der Perikards, die langfristig infolge von Narbenbildung zu einer Konstriktion und Kompression des Herzens führt.

Das klinische Bild der chronisch-konstriktiven Perikarditis ähnelt dem des chronischen Perikardergusses. Meist finden sich die Zeichen einer vorwiegend rechtsseitigen Herzinsuffizienz, die oft mit starker Ödembildung einhergehen. Der Jugularvenendruck ist erhöht und zeigt häufig eine typische Wellenform, mit einem sehr raschen Druckabfall bei Öffnung der Trikuspidalklappe und abrupten Wiederanstieg, wenn die Ventrikelfüllung (durch die Konstriktion) plötzlich unterbrochen wird.

Untersuchung älterer Patienten
Untersuchung des kardiovaskulären Systems

- Allgemeines Vorgehen und Untersuchungstechniken unverändert
- Nicht alle Belastungstests sind durchführbar, doch es gibt Alternativen.
- Multimorbidität wahrscheinlich
- Häufige Probleme sind Hypertonie, ischämische Herzkrankheit und periphere Gefäßkrankheit.
- Ischämische Herzerkrankungen können asymptomatisch sein.
- Ein akuter Myokardinfarkt kann „stumm" verlaufen.
- Ein Anschwellen der Knöchel kann auch auf eine Venen- und nicht unbedingt auf Herzinsuffizienz hinweisen.
- Eine Aortenstenose ist häufig und gelegentlich schwierig zu diagnostizieren, muss aber in schweren Fällen unbedingt behandelt werden (Operation).
- Arrhythmien sind häufig und müssen nur weiter abgeklärt werden, wenn sie symptomatisch sind.
- Zu den Ursachen für Schwindel oder vorübergehender Bewusstlosigkeit gehören eine orthostatische Hypotonie (oft medikamentös verursacht), eine vertebrobasiläre Insuffizienz und Arrhythmien (vor allem Bradykardie).
- Die gleichzeitige Behandlung mit mehreren Medikamenten kann ein schwieriges Problem sein, z.B. Flüssigkeitsretention mit Hypertonie durch nicht steroidale Antiphlogistika.

Zusammenfassung
Schema für die Routineuntersuchung des kardiovaskulären Systems

1. Beim Erheben der Anamnese im Gesicht des Patienten Hinweise auf Ängstlichkeit, Kummer und Sorgen, Kurzatmigkeit oder Anzeichen bestimmter Erkrankungen beachten.
2. Stellen Sie fest, ob die Hand des Patienten warm, verschwitzt oder zyanotisch ist, ob Uhrglasnägel oder Splitterblutungen vorliegen.
3. Palpieren Sie den Radialispuls und messen Sie Frequenz und Rhythmus.
4. Lokalisieren und palpieren Sie den Brachialispuls und bestimmen Sie seine Qualität. Messen Sie den Blutdruck an beiden Armen und achten Sie auf Differenzen.
5. Bringen Sie den Oberkörper des Patienten in einen Winkel von 45°, um die Vena jugularis und ihre Pulswelle zu beurteilen.
6. Inspizieren Sie Gesicht, Bindehäute, Zunge und Mundhöhle.
7. Palpieren Sie den Karotispuls und bestimmen Sie seine Qualität.
8. Inspizieren Sie das Präkordium. Beobachten Sie die Atmung und achten Sie auf Pulsationen.
9. Palpieren Sie das Präkordium, lokalisieren Sie den Herzspitzenstoß und beurteilen Sie seine Qualität. Suchen Sie nach auffälligen Vibrationen oder Schwirren über dem Präkordium.
10. Auskultieren Sie Herztöne und -geräusche mit dem Stethoskop. Auskultieren Sie auch die Karotiden und die Axilla nach fortgeleiteten Geräuschen.
11. Perkutieren und auskultieren Sie den Thorax von ventral und dorsal und suchen Sie nach einem Pleuraerguss. Achten Sie auf Rasselgeräusche über der Lungenbasis.
12. Palpieren Sie das Abdomen am liegenden Patienten. Tasten Sie vor allem nach der Leber und Erweiterungen der Aorta abdominalis.
13. Fühlen Sie den Femoralis-, Popliteal- und Fußpuls beidseits. Achten Sie auf Ödeme im Fußgelenk- oder Sakralbereich.
14. Testen Sie gegebenenfalls die körperliche Belastbarkeit des Patienten mit einem kurzen Spaziergang.
15. Untersuchen Sie den Urin.

7 Abdomen

7.1 Symptome abdomineller Erkrankungen

Gastrointestinale Erkrankungen

Dysphagie

Dysphagie durch ein **Karzinom** verläuft für gewöhnlich über sechs bis zehn Wochen rasch progredient mit größeren Beschwerden bei der Aufnahme fester Nahrung, weniger bei flüssiger Nahrung. Die verminderte Nahrungsaufnahme zusammen mit der auszehrenden Krebserkrankung führt zu einem beträchtlichen Gewichtsverlust.

Patienten mit einer gutartigen „peptischen" **Ösophagusstriktur** haben oft eine lange Vorgeschichte von Sodbrennen mit langsamer Progression und nur geringem Gewichtsverlust. Bei **Motilitätsstörungen** tritt Dysphagie in unterschiedlicher Stärke auf und ist nicht mit großem Gewichtsverlust verbunden. Dabei bereitet das Schlucken fester und flüssiger Nahrung identische Schwierigkeiten. Ist die Dysphagie auf eine Erkrankung des **Schluckzentrums** im Hirnstamm zurückzuführen, so können außerdem Hustenanfälle und Stottern auftreten.

Fragen an den Patienten
Dysphagie

- In welcher Höhe bleibt die Nahrung stecken?
- Haben sich die Symptome innerhalb von Wochen, Monaten oder über einen noch längeren Zeitraum entwickelt?
- Ist die Schluckstörung intermittierend oder progredient?
- Sind die Schluckbeschwerden beim Essen und beim Trinken gleichermaßen ausgeprägt?
- Leiden Sie schon länger unter Refluxsymptomen, z. B. Sodbrennen?

Differenzialdiagnostik
Dysphagie

- Gutartige Ösophagusstenose
- Ösophaguskarzinom
- Motorische Ösophagusstörungen
- Systemische Sklerose
- Altersbedingte Dysphagie (Presbyösophagus)
- Bulbarparalyse und Pseudo-Bulbärparalyse

Sodbrennen

Brennender Schmerz hinter dem Brustbein, der in Richtung Kehl-kopf ausstrahlt. Eventuell saurer Geschmack im Mund, dadurch re-flektorisch vermehrte Speichelbildung möglich.

Häufige Ursachen von Sodbrennen sind Hiatushernien, vor allem aber die Refluxkrankheit. Daneben kann Sodbrennen durch be-stimmte Körperhaltungen hervorgerufen werden, die den intraabdo-minalen Druck verstärken – etwa Hocken, Bücken und Liegen.

Schmerzen beim Schlucken (Odynophagie)

Dieses Symptom lässt auf starke Entzündung oder Ulzeration der Ösophaguswand oder auf starke Ösophagusspasmen schließen.

Appetitverlust (Anorexie)

Unspezifisches Symptom, das bei akuten und chronischen Erkran-kungen auftreten kann. Die Wiederkehr des Appetits ist in der Regel ein Zeichen der Genesung.

Eine hochgradige Anorexie liegt bei der psychischen Erkrankung Anorexia nervosa vor, die vor allem bei jungen Frauen vorkommt und mit auffälligem Gewichtsverlust, Mangelernährung und Ame-norrhö einhergeht. Der Verdacht auf Anorexia nervosa besteht bei sonst gesunden Heranwachsenden und Jugendlichen, deren Essstö-rung mit Depression, Erbrechen oder Laxanzienmissbrauch assozi-iert ist.

Gewichtsverlust

Gewichtsverlust kann bedingt sein durch Kalorienverlust, z.B. bei Steatorrhö oder Diabetes mellitus, oder durch erhöhten Kalorien-verbrauch, z.B. bei Hyperthyreose. Ein erheblicher Gewichtsverlust gehört zum Bild schwerer Erkrankungen wie chronischer Pankreati-tis, fortgeschrittenen Tumorerkrankungen, chronischen Infektionen und Versagen von wichtigen Organen.

Fragen an den Patienten
Gewichtsverlust

- Haben Sie normalen, vermehrten oder verminderten Appetit?
- Über welchen Zeitraum ist der Gewichtsverlust eingetreten?
- Macht Ihnen das Essen Freude?
- Was essen Sie normalerweise zum Frühstück, Mittagessen und Abendbrot?
- Geht der Gewichtsverlust mit Übelkeit, Erbrechen oder Bauchschmerzen einher?
- Hat Ihr Stuhlgang die gewöhnliche Farbe und Konsistenz?
- Hatten Sie Fieber?
- Haben Sie besonders viel Urin ausgeschieden?
- Sind Sie in letzter Zeit wetterfühlig geworden?

Verdauungsstörungen, Dyspepsie

Unter diesem Begriff werden Schmerzen, Unwohlsein und Völlegefühl im Epigastrium zusammengefasst, die oft mit Aufstoßen, Übelkeit und vorzeitiger Sättigung einhergehen.

Risikofaktoren
Dyspepsie

- Rauchen
- Alkoholkonsum
- Acetylsalicylsäure
- Nichtsteroidale Antiphlogistika (NSAID)
- Glukokortikoide und NSAID
- Orale Bisphosphonate
- Infektion mit Helicobacter pylori

Differenzialdiagnostik
Dyspepsie

- Dyspepsie ohne Ulzeration
- Peptische Ulkuskrankheit
- Gastritis
- Gallensteine
- Chronische Pankreatitis

Übelkeit

Übelkeit tritt in der Regel intermittierend auf und ist oft von Aufstoßen begleitet. Ausgelöst werden kann sie durch abstoßenden Geruch oder Geschmack oder den Anblick von Ekelerregendem, aber auch durch anormale Stimulierung des Labyrinthsystems im Innenohr (Seekrankheit). In der Prodromalphase einer Virushepatitis ist Übelkeit häufig und sie ist oft Begleitsymptom von Gallenerkrankungen. Auch magenreizende Medikamente (z. B. nicht steroidale Antiphlogistika) oder Medikamente, die das Brechzentrum stimulieren (z. B. Digitalis), verursachen Übelkeit. Morgendliche Übelkeit kommt im ersten Schwangerschaftsdrittel und bei Alkoholkrankheit vor.

Erbrechen und Hämatemesis

Erbrechen tritt bei Erkrankungen des Gastrointestinaltraktes und der Gallenwege auf, ebenso bei verschiedenen System- und Stoffwechselerkrankungen. Auch Patienten mit psychischen Erkrankungen wie Anorexia nervosa, Bulimie und Angstzuständen klagen über Erbrechen. Wenn das Erbrochene gallig gefärbt ist, ist die Passage zwischen Magen und Duodenum durchgängig. Ist dagegen die Nahrung unverdaut und fehlt die Gallenfärbung, ist ein Hindernis im Pylorusbereich wahrscheinlich. Frühmorgendliches Erbrechen ist für Alkoholismus typisch.

Hämatemesis (Erbrechen von Blut) deutet auf Blutungen aus dem Ösophagus, dem Magen oder dem Duodenum hin. Bei starker Blutung ist das Erbrochene blutig gefärbt, bei geringerer Blutung oder Erbrechen längere Zeit nach der Blutung wird das Blut durch die Reaktion des Hämoglobins mit der Magensäure dunkelbraun oder kaffeesatzartig. Geht der Blutung wiederholtes Würgen oder Erbrechen voraus, ist an ein Mallory-Weiss-Syndrom zu denken, hervorgerufen durch mechanische Einrisse der Schleimhaut am ösophagogastralen Übergang. Fragen Sie nach Alkoholkonsum oder magenunverträglichen Medikamenten (z. B. Acetylsalicylsäure). Liegt gleichzeitig eine Lebererkrankung vor, muss man an Ösophagusvarizen als Blutungsursache denken. Gewichtsverlust kann ein Hinweis auf ein blutendes Magenkarzinom sein. Werden in der Anamnese häufige Schmerzen im Magenbereich oder Sodbrennen angegeben, könnte ein Ulkus im Speiseröhren- oder Magenbereich die Blutungsursache sein.

Differenzialdiagnostik
Gastrointestinale Blutung

Ursache	Häufigkeit (%)
Ulcus ventriculi	30
Ulcus duodeni	21
Gastritis oder Erosionen der Magenschleimhaut	9
Ösophagitis oder Ulcus oesophagi	8
Duodenitis	4
Ösophagusvarizen	3
Tumoren	2
Mallory-Weiss-Syndrom	1
Andere Ursachen	22

Notfall
Beurteilung eines Patienten mit Hämatemesis und Teerstuhl

- Pulsfrequenz
- Atemfrequenz
- Blutdruck im Liegen
- Hinweise auf orthostatische Hypotonie und verlängerte Wiederauffüllzeit der Kapillaren
- Volumenmangel (trockene Zunge, eingesunkene Augen, verminderter Turgor der Haut)
- Blässe (durch Schock, periphere Vasokonstriktion oder Anämie)
- Urinausscheidung
- Anzeichen für eine Lebererkrankung (Flattertremor, Ikterus, Spider naevi)

Abdominalschmerz

Versuchen Sie in der Anamnese zu klären, ob es sich um viszeralen, parietalen Schmerz oder ausstrahlende Schmerzen handelt.

Fragen an den Patienten
Abdominalschmerz

- Wo tritt der Schmerz auf? Wie lässt er sich beschreiben? Strahlt er aus?
- Bestehen die Schmerzen seit Stunden, Tagen, Wochen, Monaten oder Jahren?
- Besteht der Schmerz dauernd oder intermittierend?
- Haben Sie verschlimmernde oder erleichternde Faktoren bemerkt?
- Ändert sich der Schmerz durch Nahrungsaufnahme oder Stuhlgang?
- Können Sie vor Schmerzen nicht schlafen?
- Sind Übelkeit und Erbrechen aufgetreten?
- Haben Sie Gewicht verloren?
- Haben Sie Medikamente eingenommen, die eine Ulkusbildung begünstigen?
- Hat sich der Stuhlgang verändert?

7.1 Symptome abdomineller Erkrankungen

Viszeralschmerz entsteht durch Dehnung oder Entzündung eines Hohlmuskelorgans – z.B. Darm, Gallenblase, Gallengang, Harnleiter, Uterus und wird – unabhängig von der Lage des Organs – nahe der Mittellinie wahrgenommen (☞ Abb. 7.1). Der Schmerz kann auch in typische Regionen ausstrahlen, was diagnostisch hilfreich ist (☞ Abb. 7.2).

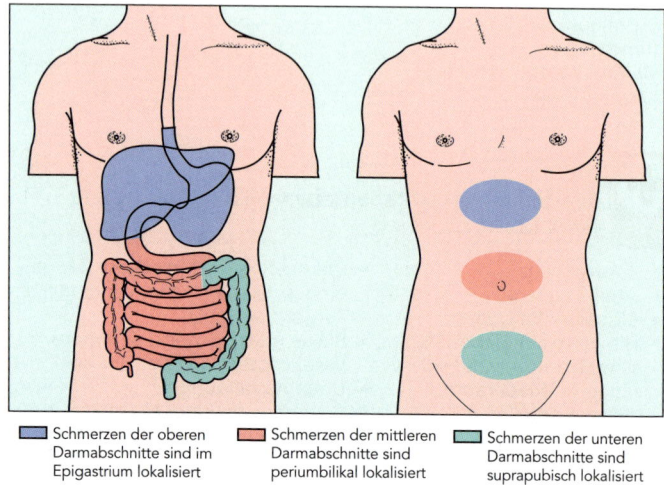

Schmerzen der oberen Darmabschnitte sind im Epigastrium lokalisiert

Schmerzen der mittleren Darmabschnitte sind periumbilikal lokalisiert

Schmerzen der unteren Darmabschnitte sind suprapubisch lokalisiert

Abb. 7.1 Viszeralschmerz tritt je nach embryonalem Ursprung des Organs im epigastrischen, periumbilikalen oder suprapubischen Bereich auf.

Koliken treten auf, wenn ein Hohlmuskelorgan wie Darm, Gallenblase, Gallengang oder Harnleiter eingeengt oder verschlossen ist. Der Schmerz äußert sich in regelmäßig wiederkehrenden, intensiven krampfartigen Schmerzen. Bei einer akuten Obstruktion kleinerer Organe wie der Gallenblase, des Gallengangs oder des Harnleiters durch einen Stein geht der anfänglich zyklische Kolikcharakter bald durch einen vom Stein ausgelösten entzündlichen Prozess oder eine Sekundärinfektion in einen kontinuierlichen Viszeralschmerz über. Da der Viszeralschmerz bei Bewegung nicht zunimmt, ist der Patient sehr unruhig und krümmt sich vor Schmerzen.

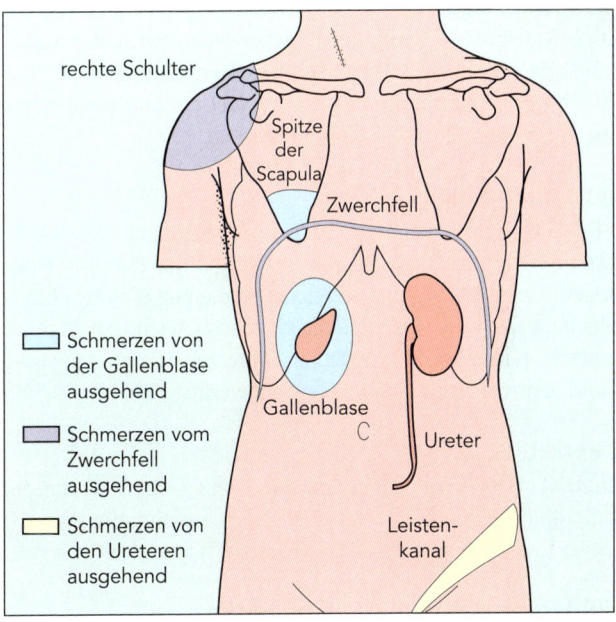

rechte Schulter

Spitze
der
Scapula

Zwerchfell

Schmerzen von
der Gallenblase
ausgehend

Schmerzen vom
Zwerchfell
ausgehend

Schmerzen von
den Ureteren
ausgehend

Gallenblase

Ureter

Leisten-
kanal

Abb. 7.2 Typische Ausstrahlung von Schmerzen der Gallenblase, des Zwerchfells und der Harnleiter. Der Schmerz wird nicht immer direkt im betroffenen Organ wahrgenommen.

Schmerz, der vom parietalen Peritoneum herrührt, ist in dem Bereich lokalisiert, der unmittelbar über dem Ort der Entzündung oder Reizung liegt. Der Patient vermeidet jede Bewegung. Das Abtasten des Bauchbereichs ist äußerst schmerzhaft, da sich die darüber liegenden Muskeln zum Schutz des Peritoneums kontrahieren (Abwehrspannung). Lässt der Druck der abtastenden Hand plötzlich nach, nimmt der Schmerz erneut zu, und der Patient stöhnt auf. Dieses Phänomen bezeichnet man als **Loslassschmerz.**
Abdominalschmerzen können sich auch von viszeralen zu parietalen Schmerzen fortentwickeln. Ein typisches Beispiel ist die akute **Appendizitis.** Wenn sich dieser Teil des Mitteldarmes entzündet, tritt zunächst ein dumpfer periumbilikaler Schmerz auf. Wenn sich die Entzündung ins parietale Peritoneum ausbreitet, verlagert sich

der Schmerz in die rechte Fossa iliaca und projeziert sich schließlich auf den McBurney-Druckpunkt. Dabei ändert sich die Schmerzempfindung von dumpf zu stechend. Der Bereich über der Appendix ist äußerst druckempfindlich. Abtasten löst eine reflektorische Abwehrspannung und Loslassschmerz aus.

Angina abdominalis

Da die Kollateralversorgung im Darmbereich gut entwickelt ist, macht sich eine Darmischämie in der Regel nur durch Schmerzen nach dem Essen bemerkbar, wenn zur Verdauung eine erhöhte Blutzufuhr benötigt wird. Der Patient klagt kurz nach den Mahlzeiten über starke periumbilikale Viszeralschmerzen, die zu Appetitlosigkeit und damit zu erheblichem Gewichtsverlust führen.

Meteorismus

Häufiges Aufstoßen oder Flatulenz sind weit verbreitete, unspezifische Symptome. Sie können sowohl durch funktionelle als auch organische Erkrankungen im Magen-Darm-Trakt ausgelöst werden.

Veränderung der Stuhlgewohnheiten
Obstipation

Die Stuhlgewohnheiten variieren von Mensch zu Mensch und von Kulturkreis zu Kulturkreis. Während manche gesunde Menschen jeden zweiten Tag oder auch nur drei Mal in der Woche Stuhlgang haben, ist für andere – besonders wenn sie sich ballaststoffreich ernähren – eine kräftige Darmentleerung drei Mal täglich normal. Daher wird die Obstipation besser als eine **Störung der normalen Stuhlgewohnheiten** beschrieben, wobei relativ selten und unregelmäßig unter starkem Pressen kleine Mengen verhärteten Stuhls ausgeschieden werden. Oft haben die Patienten das Gefühl, sich nicht vollständig entleert zu haben.

Handelt es sich um eine **kurzfristige Veränderung** der Stuhlgewohnheiten, vor allem bei gleichzeitigem Auftreten von Koliken, liegt die Vermutung einer organischen Ursache nahe, etwa eines Malignoms oder einer Striktur. Fragen Sie nach der Einnahme obstipationsfördernder Medikamente (z.B. kodeinhaltige Analgetika) und Blutungen aus dem Rektum, einem ernst zu nehmenden Hinweis auf eine Krebserkrankung. Denken Sie auch an eine Hypothyreose oder eine Störung des Elektrolythaushalts. Schmerzen am Anus aufgrund einer Fissur oder thrombosierter Hämorrhoiden können ebenfalls zu Obstipation führen, da der Patient die Stuhlentleerung wegen der Schmerzen fürchtet und hinauszögert.

Ist die Ursache der Obstipation eine chronische partielle Verlegung, ist ein **Wechsel zwischen Obstipation und Diarrhö** nicht ungewöhnlich. Eine derartige „Pseudodiarrhö" tritt vor allem bei älteren Patienten mit Fäkalstauung auf, aber auch bei Patienten, bei denen die Passage durch ein Kolonkarzinom partiell verlegt wird. Der proximale Darmbereich erweitert sich und füllt sich mit Flüssigkeit, die dann das Hindernis umfließt und als flüssige Diarrhö in Erscheinung tritt (paradoxe Diarrhö).

 Differenzialdiagnostik
Obstipation

- Ballaststoffarme Diät
- Reizdarmsyndrom
- körperliche Immobilität
- Medikamente, besonders Opiate und Antidepressiva
- Depression
- Demenz

- Organische Krankheiten
  - Kolonkarzinom
  - Divertikelstriktur
  - Crohn-Striktur
  - Hypothyreose
  - Elektrolytstörung

Diarrhö

Diarrhö bedeutet eine Zunahme von Volumen und Häufigkeit der Stuhlentleerung sowie eine veränderte Konsistenz. Bei nicht organbedingten Ursachen wie Angstzuständen, Stress oder Reizdarm wird der Schlaf des Patienten nicht gestört. Hat der Patient in letzter Zeit Fernreisen unternommen, hat er außerhalb des eigenen Haushaltes gegessen oder sind Personen in seiner Umgebung ebenfalls erkrankt, deutet dies auf eine Infektion hin.

Fragen Sie nach der Farbe des Stuhls. Ist die Fettresorption gestört, ist der Stuhl wenig gefärbt, übel riechend, breiig und schwer wegzuspülen. Ist keine Ursache für den Durchfall zu finden, denken Sie auch an Laxanzienmissbrauch und eine kurz zurückliegende Behandlung mit Breitbandantibiotika.

Fragen an den Patienten
Diarrhö

- Wie häufig haben Sie normalerweise Stuhlgang?
- Wie viele Stühle am Tag?
- Wie lange haben Sie den Durchfall schon?
- Wachen Sie wegen des Durchfalls nachts auf?
- Welche Farbe und Konsistenz hat der Stuhl?
- Ist Blut oder Schleim beigemengt?
- Haben Sie eine Auslandsreise gemacht oder sind Sie in Kontakt mit Durchfallerkrankten gekommen?
- Leiden Sie auch unter Übelkeit, Erbrechen, Gewichtsverlust oder Schmerzen?
- Nehmen Sie Abführmittel?
- Sind Sie mit Antibiotika behandelt worden?

Blutungen aus dem Rektum

Hellrote **Blutungen** stammen in der Regel aus dem Sigma oder dem Rektum. Blutungen aus proximalen Kolonbereichen sind meist dunkler rot oder rotbraun. Bei Hämorrhoidenblutungen fällt das Blut vor allem auf dem Toilettenpapier auf. Kolonkarzinome und -polypen rufen oft intermittierende Blutungen aus dem Rektum hervor. Bei entzündlichen Darmerkrankungen wird Blut oft mit Schleim vermischt mit dem Stuhl abgegeben. Bei Divertikulose kann es zu massiver Hämorrhagie kommen. Deutlich wahrnehmbare Blutungen können auch bei vaskulären Erkrankungen des Mesenteriums auftreten. Mikroskopisch nachweisbare Blutverluste (okkulte Blutungen) sind gewöhnlich von Anämiesymptomen begleitet. Denken Sie bei älteren Patienten mit ungeklärter Eisenmangelanämie immer auch an die Möglichkeit eines Karzinoms in Magen, Zökum oder Kolon.

Das Ausscheiden schwarzer, klebriger Stühle von teerartiger Konsistenz (**Teerstuhl** oder Melaena) weist in der Regel auf Blutungen aus dem Ösophagus, dem Magen oder dem Duodenum hin. Teerstuhl muss streng unterschieden werden von Stuhl, der durch die Einnahme bestimmter Medikamente (z. B. Eisen- und Bismutpräparate) schwarz gefärbt ist.

Lebererkrankungen

Leberparenchymerkrankungen und eine Obstruktion der Gallenwege verursachen zahlreiche klinische Symptome – am häufigsten einen Ikterus, entfärbte Stühle und dunklen Urin.

Bei Patienten mit portaler Hypertonie gelangt das Pfortaderblut unter Umgehung der Leber (portosystemischer Umgehungskreislauf) zum Gehirn, das damit Stoffwechselprodukten des Darms ausgesetzt wird, mit der Folge einer hepatischen Enzephalopathie.

Aszites ist eine weitere klinische Folge portaler Hypertonie.

Leberzellschaden

Bei Schädigung von Leberzellen ist die Symptomatik wenig spezifisch und reicht von Unwohlsein, leichter Ermüdbarkeit und Appetitlosigkeit bis zu Übelkeit. Das Prodromalstadium einer Virushepatitis geht mit Müdigkeit, Übelkeit und einer ausgeprägten Abneigung gegen Alkohol und Zigaretten einher. Vor der Manifestation des Ikterus bemerkt der Patient unter Umständen eine Dunkelfärbung des Urins und eine Entfärbung des Stuhls.

Fragen Sie nach den Hauptursachen eines Leberschadens. Rechnen Sie die im Laufe einer Woche oder eines Tages getrunkene Alkoholmenge in Gramm aus. Erkundigen Sie sich nach Auslandsreisen, intravenösem Drogenmissbrauch oder Kontakt mit Blutprodukten. Erfragen Sie die sexuellen Gewohnheiten des Patienten. Fragen Sie nach leberschädigenden Medikamenten und nach Lebererkrankungen in der Familie.

Bei einer Enzephalopathie kann der Schlaf-Wach-Rhythmus verändert sein, und es können sich Persönlichkeitsveränderungen entwickeln.

Risikofaktoren
Prädisponierende Faktoren für Hepatitis B

- Intravenöser Drogenmissbrauch
- Kontakt mit kontaminierten Blutprodukten
- Mehrfachbenutzung von subkutanen Injektionsnadeln
- Ungeschützter Geschlechtsverkehr
- Stichverletzungen mit Injektionsbestecken infizierter Patienten
- Vertikale Übertragung von der Mutter auf das Neugeborene

Fragen an den Patienten
Ikterus

- Haben Sie sich in Hepatitis A-Endemiegebieten aufgehalten?
- Missbrauch von Alkohol oder von Drogen (intravenös)?
- Haben Sie je eine Bluttransfusion bekommen?
- Hatten Sie Kontakt mit an Gelbsucht erkrankten Personen?
- Leiden Sie unter Juckreiz?
- Welche Medikamente – auch nicht verschreibungspflichtige – haben Sie in letzter Zeit eingenommen?
- Sind Sie beruflich mit Lebergiften in Berührung gekommen?
- Leiden Sie unter Schmerzen und Gewichtsverlust?
- Welche Farbe haben Stuhl und Urin?
- Sind in der Familie Lebererkrankungen bekannt?

 Differenzialdiagnostik
Ikterus

Prähepatische oder unkonjugierte Hyperbilirubinämie
- Hämolytische Anämien
- Meulengracht-Gilbert-Syndrom

Hepatozelluläre Erkrankung
- Virushepatitiden (A, B, C, D und E)
- Alkoholhepatitis
- Autoimmunhepatitis (lupoide H.)
- Medikamenteninduzierte Hepatitis (Halothan, Paracetamol)
- Dekompensierte Zirrhose

Intrahepatische Cholestase
- Medikamente (Phenothiazine)
- Primär biliäre Leberzirrhose
- Primär sklerosierende Cholangitis

Extrahepatische Cholestase
- Benigne oder maligne Gallengangsstriktur
- Choledochusstein
- Pankreaskopfkarzinom

Gallenwegsverschluss

Das führende Symptom ist Pruritus, der u.U. schon lange vor der Manifestation des Ikterus auftreten kann. Wie bei einer Virushepatitis gehen der Gelbfärbung eine Entfärbung des Stuhls und eine Dunkelfärbung des Urins voraus. Starke epigastrische Schmerzen und Schmerzen im rechten Unterbauch, begleitet von Fieber und Ikterus weisen auf einen Verschluss des Ductus choledochus durch einen Stein hin. Ein „schmerzloser" Ikterus weist hingegen auf eine chronische Verlegung des Ductus choledochus (z.B. Tumor im Gallengang oder im Pankreaskopf) oder auf eine Schädigung der intrahepatischen Gallengänge (z.B. durch biliäre Zirrhose, sklerosierende Cholangitis, Medikamente) hin.

Pankreaserkrankungen

Bei **akuter Pankreatitis** setzen starke Schmerzen im oberen Abdominalbereich ein, am stärksten im Epigastrium und dem linken oberen Quadranten. Der Schmerz kann auch in den Rücken ausstrahlen, wobei die Schmerzintensität variieren kann. Vorgebeugtes Sitzen kann den Schmerz erträglicher machen. Erkundigen Sie sich nach Alkoholkonsum und Medikamenten (z.B. Azathioprin, Furosemid und Kortikoiden) und denken Sie an Gallengangsteine als Ursache für eine akute Pankreatitis.

Häufige Rezidive einer akuten Pankreatitis können zu einer **chronischen Form** führen. Typisch dafür ist oft ein kontinuierlicher, starker Oberbauchschmerz, der links seitlich bis in den Rücken ausstrahlen kann. Durch den fortschreitenden Verlust der exokrinen Funktion kommt es zu Steatorrhö und Gewichtsverlust.

Nieren- und Blasenerkrankungen

Harndrang und Pollakisurie

Eine Pollakisurie bezeichnet häufigeres Wasserlassen als normal. Gleichzeitig kann auch Harndrang vorliegen, ein starkes Bedürfnis Wasser zu lassen, obwohl sich nur wenig Urin in der Blase befindet.

 Symptome und Befunde
Symptome von Nierenerkrankungen und ihre Ursachen

Pollakisurie
- Reizblase: Infektion, Entzündung, chemische Reizung
- Reduzierter Blasendruck: Fibrose, Tumorinfiltration
- Verlegung des Blasenausgangs: Bei Prostataerkrankungen kann eine Detrusorinsuffizienz zu einer Veringerung des Ausscheidungsvolumens führen.

Symptome und Befunde (Fortsetzung)
Symptome von Nierenerkrankungen und ihre Ursachen

Polyurie
- Aufnahme von großen Mengen von Wasser, alkoholischen oder nicht alkoholischen Getränken
- Chronische Niereninsuffizienz (Verlust der Konzentrationsfähigkeit)
- Diabetes mellitus (osmotische Wirkung der Glukose im Urin)
- Diabetes insipidus (ADH-Mangel oder ADH-Resistenz der Tubuli)
- Diuretikabehandlung

Dysurie
- Bakterielle Infektion der Blase (Zystitis)
- Entzündung der Harnröhre (Urethritis)
- Infektion oder Entzündung der Prostata (Prostatitis)

Inkontinenz
- Sphinkterschädigung oder -schwäche nach Geburten
- Altersbedingte Sphinkterschwäche
- Prostatakarzinom
- Gutartige Prostatahypertrophie
- Rückenmarkserkrankung, Paraplegie

Oligurie oder Anurie
- Hypovolämie
- Akutes Nierenversagen infolge einer akuten Glomerulonephritis, toxisch oder zirkulatorisch
- Bilaterale Verlegung der Ureter (Retroperitonealfibrose, Ormond-Syndrom)
- Funktionsstörung des Detrusors (Obstruktion des Blasenausgangs oder neurologische Erkrankung)

Nykturie

Eine Nykturie tritt bei Patienten auf, die nachts unter vermehrtem Harndrang leiden oder bei denen eine Polyurie vorliegt. Auch eine unvollständige Blasenentleerung bei Prostataerkrankungen führt oft zur Nykturie.

Inkontinenz

Wird das Symptom durch intraabdominale Drucksteigerung (Husten, Niesen oder Lachen) ausgelöst, spricht man von Stressinkontinenz.

Erkrankungen, die mit Blasenüberfüllung einhergehen (z. B. Obstruktion des Blasenausganges) können zur Überlaufinkontinenz führen, also dem Überlaufen einer überfüllten, hypotonen Blase.

Verzögerung der Miktion

Man versteht darunter die Verzögerung zwischen dem Versuch zu urinieren und dem tatsächlichen Urinfluss. Sie ist ein typisches Zeichen für eine Obstruktion der Harnwege (z.B infolge einer Prostatahypertrophie).

Oligurie und Anurie

Wenn binnen 24 Stunden weniger als 500 ml Urin ausgeschieden werden, spricht man von Oligurie. Bei einer Anurie sistiert die Urinausscheidung.

Schmerzen

Eine Infektion des Nierenbeckens (Pyelonephritis) verursacht Schmerzen und Druckempfindlichkeit im Nierenlager und geht meist mit Fieber einher. Verlegung des Ureters durch Steine, abgestoßene Papillen oder Blut kann zu starken Schmerzen im Nierenlager führen. Der Schmerz kann in die Leistengegend und in die Hoden ausstrahlen. Nierenkoliken werden von Steinen in den Harnleitern verursacht und sind äußerst schmerzhaft. Oft krümmt und wälzt sich der Patient vor Schmerzen. Bei einer schweren Zystitis kann es zu Blasenschmerzen kommen. Der Schmerz ist in der suprapubischen Region lokalisiert und geht mit starkem Harndrang einher.

Dysurie

Als Dysurie bezeichnet man einen während des Wasserlassens auftretenden brennenden Schmerz, der meist durch eine Zystitis verursacht wird.

Hämaturie

Blutbeimengungen im Urin können sichtbar sein und mit einer Trübung des Urins einhergehen (Makrohämaturie) oder nur im Urinsediment feststellbar sein (Mikrohämaturie).

7

7.2 Abdomenuntersuchung

Für die Lokalisation der Symptome wird die vordere Abdominal-wand in vier Quadranten unterteilt (☞ Abb. 7.3).

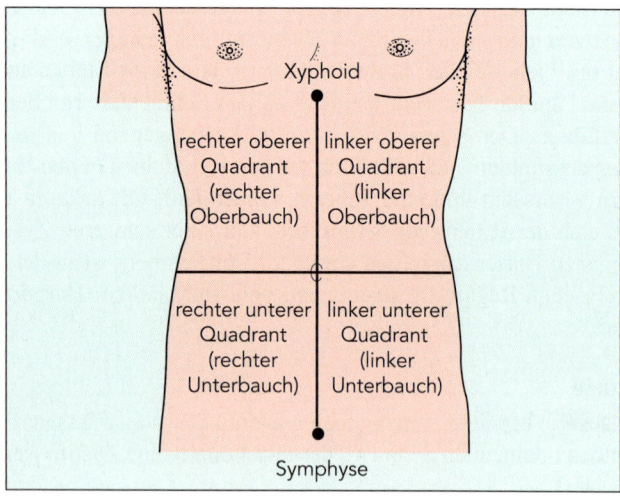

Abb. 7.3 Die Quadranten der vorderen Abdominalwand

Inspektion des Abdomens

Kontur

Das gesunde Abdomen ist symmetrisch konkav und bewegt sich sanft mit der Atmung. Bei sehr schlanken Patienten kann man den Puls der Aorta abdominalis in der Mittellinie über dem Nabel sehen. Sammelt sich Flüssigkeit im Abdomen, verdrängt sie die Flanken auswärts. Es kann auch zu einer Nabelhernie kommen. Eine suprapubische Wölbung kann von einem vergrößerten Uterus (Schwangerschaft) oder vergrößerten Eierstöcken (Zyste oder Karzinom) herrühren sowie von einer übervollen Blase. Bei einer Darmobstruktion lassen sich die wellenartigen Bewegungen der verstärkten Peristaltik beobachten.

Operationsnarben sind potenzielle Schwachstellen im Abdomen und können zu Hernienbildung unter der Narbe führen.

Haut

Nach der Entbindung bleiben bei vielen Frauen die typischen Dehnungsstreifen (Striae gravidarum) zurück. Beim Cushing-Syndrom erscheinen violette Streifen in der Abdominalwand, ohne dass eine Schwangerschaft vorliegt. Bei einer hämorrhagischen Pankreatitis kann es zu einer Blauverfärbung der Flanken (Grey-Turner-Zeichen) oder der Nabelgegend (Cullen-Zeichen) kommen, hervorgerufen von einem Durchsickern der blutigen Aszitesflüssigkeit entlang der Faszien in das subkutane Gewebe.

Verfolgen Sie den Verlauf der Venen über die Abdominalwand. Anhand der Fließrichtung lassen sich normale von pathologischen Fließmustern unterscheiden (☞ Abb. 7.4).

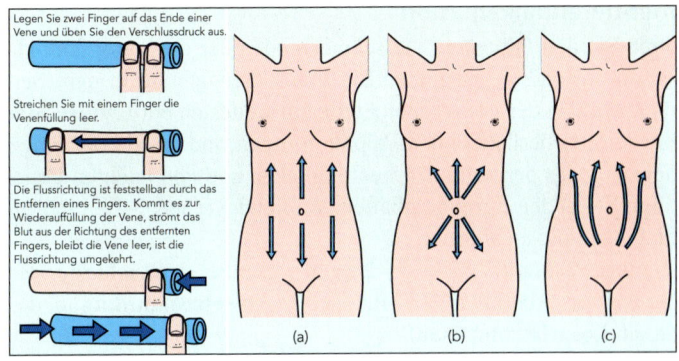

Abb. 7.4 Bestimmung der Flussrichtung in den Bauchwandvenen. (a) Fließmuster beim Gesunden, (b) bei portaler Hypertonie und (c) bei Obstruktion der Vena cava inferior.

Palpation des Abdomens

Wenn der Patient nicht entspannt ist, lassen Sie ihn im Liegen die Knie anwinkeln und die Hüften beugen (☞ Abb. 7.5). Sie können das Abdomen sowohl mit einer als auch mit beiden Händen palpieren. Dabei übt die höher liegende Hand Druck aus, während die untere abtastet.

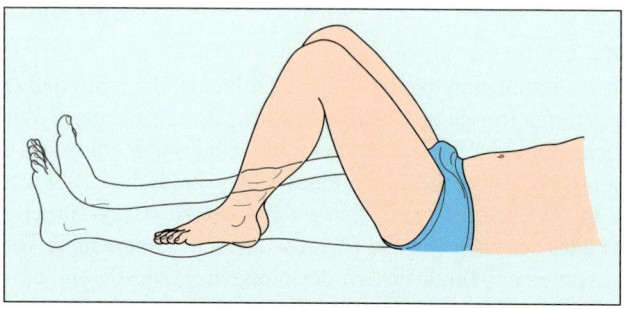

Abb. 7.5 Die Palpation des Abdomens wird erleichtert, wenn man den Patienten bittet, die Beine anzustellen und die Hüfte zu beugen. Dadurch wird die vordere Abdominalwand entspannt.

Orientierende Palpation

Bitten Sie den Patienten, die schmerzende oder druckempfindliche Region anzugeben. Beginnen Sie Ihre Untersuchung in dem Segment, das von der betroffenen Stelle am weitesten entfernt ist. Führen Sie die oberflächlichen Palpation durch, indem Sie die Finger leicht in jedes der neun Segmente drücken und den leichten Druck einige Sekunden aufrechterhalten, während Sie jeden Bereich mit den Fingerspitzen abtasten.

Bei einer Peritonitis zuckt der Patient schon bei der leichtesten Berührung, das Abdomen verhärtet sich in **Abwehrspannung,** und es tritt ein Loslassschmerz auf.

Tiefe Palpation

Bei schlanken Patienten kann man Colon descendens und Sigma als längliche, röhrenförmige „Walze" im linken Unterbauch fühlen. Das Sigma ist beweglich und kann leicht mit den Fingern hin- und hergerollt werden. Das Kolon lässt sich in der Regel wegen des festen Stuhlinhalts von anderen Strukturen unterscheiden. Es hat eine kittartige Konsistenz und lässt sich mit den Fingerspitzen eindrücken. Nach dem Stuhlgang ist dieser Palpationseffekt weniger ausgeprägt. Bei sehr schlanken Menschen kann man die Aortenpulsationen in der Mittellinie über dem Nabel fühlen.

Ausgedehnte Pulsationen in der Mittellinie oberhalb des Nabels sind ein Hinweis auf ein Aortenaneurysma oder der Puls wird durch eine die Aorta überlagernde Masse breitflächig fortgeleitet. Mithilfe der beiden Zeigefinger lässt sich meist entscheiden, ob der Puls direkt oder fortgeleitet zu fühlen ist (☞ Abb. 7.6).

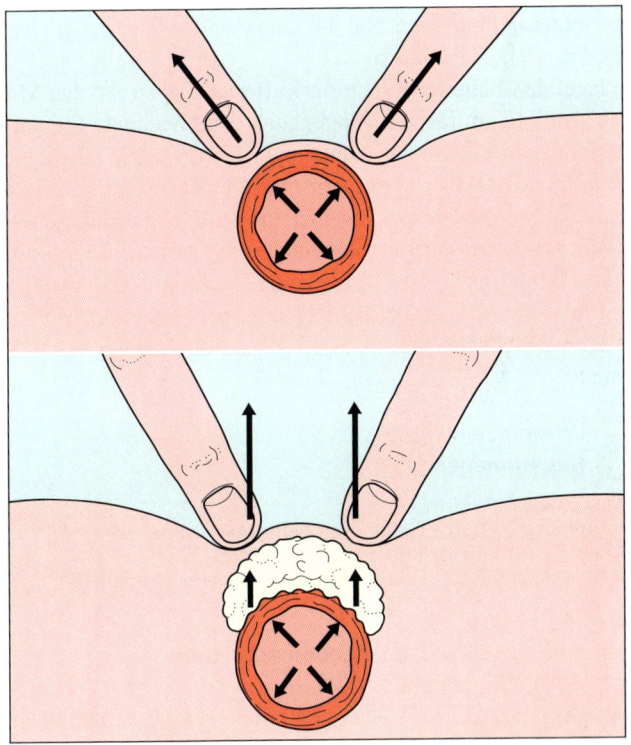

Abb. 7.6 Palpation der Aorta. Die Richtung der Pulsation zeigt an, ob sie direkt von der Aorta stammt oder durch eine überlagernde Masse fortgeleitet ist.

Palpation der Organe
Leberpalpation

Ertasten Sie entweder mit den Fingerspitzen oder mit der Radialisseite des Zeigefingers den Leberrand unterhalb des rechten Rippenbogens. Legen Sie die Finger etwa in der Mitte zwischen dem Rippenbogen und dem Darmbeinrand auf – Fingerspitzen in Richtung Rippenbogen und lateral vom Musculus rectus abdominis. Drücken Sie die Fingerspitzen leicht nach oben und innen, während der Patient tief einatmet. Dabei gleiten die Fingerspitzen nach oben und können den sich nach unten bewegenden Leberrand tasten. Kann der Rand nicht gefühlt werden, probieren Sie es Schritt für Schritt noch einmal und bewegen Sie die palpierende Hand dabei allmählich auf den Rippenbogen zu.

Man kann den Leberrand auch **perkutieren.** Legen Sie den Mittelfinger parallel zum rechten Rippenbogen und beginnen Sie dort zu perkutieren, wo Sie mit der Palpation begonnen haben. Diese Stelle liegt in der Regel über dem Darm mit tympanischem Klopfschall. Perkutieren Sie kontinuierlich weiter, bis der Schall gedämpft klingt. Die Perkussion des oberen Leberrandes beginnen Sie vom dritten Interkostalraum nach kaudal, bis zum Übergang der Tympanie zur Dämpfung. Messen Sie die Ausdehnung der Leber in der Medioklavikularlinie. Bei Frauen sollte sie 8–10 cm, bei Männern 10–12 cm betragen.

Differenzialdiagnostik
Hepatomegalie

- Makronoduläre Zirrhose
- Neoplasma (Leberzellkarzinom oder Metastasenleber)
- Infektionen (Virushepatitis, Echinokokkose)
- Infiltrationen (Eisen, Fett, Amyloidose, Gaucher-Krankheit)

Allgemeine Anzeichen einer Lebererkrankung

Achten Sie auf Sklerenikterus.

Spider naevi bestehen aus einer zentralen Arteriole mit spinnenförmig abzweigenden kleineren Gefäßen. Sie befinden sich im Einstromgebiet der Vena cava superior. Die zentrale Arteriole lässt sich mit einer Bleistiftspitze okkludieren und füllt sich anschließend wieder vom Zentrum her.

Das typische Zeichen für eine hepatische Enzephalopathie ist ein Flattertremor. Lassen Sie den Patienten mit ausgestreckten Armen und mit gespreizten Fingern die Hände nach oben richten (☞ Abb. 7.7). Dabei kommt es zu grobschlägigem Flattern von Händen und Fingern.

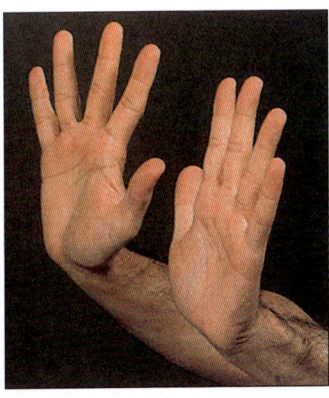

Abb. 7.7 Um bei einer hepatischen Enzephalopathie einen Flapping Tremor auszulösen, lassen Sie den Patienten für 20 Sekunden und länger die Arme mit nach oben gerichteten gespreizten Händen ausstrecken.

 Symptome und Befunde
Anzeichen für eine Lebererkrankung

Allgemeine Untersuchung
- Ernährungszustand
- Blässe (Blutverlust)
- Ikterus
- Foetor hepaticus
- Xanthelasmen (chronische Cholestase)
- Parotisschwellung (Alkoholabusus)
- Hämatome (hämorrhagische Diathese)
- Spider naevi
- Weiblicher Körperbehaarungstyp, z.B. Abdominalglatze

Mentaler Zustand
- Wernicke- oder Korsakoff-Psychose
- Flattertremor bei hepatischer Enzephalopathie
- Unfähigkeit, einen fünfzackigen Stern nachzuzeichnen

Hände
- Weißnägel (Hypoproteinämie)
- Flattertremor
- Palmarerythem
- Dupuytren-Kontraktur
- Gering ausgeprägte Trommelschlägelfinger

Brust
- Gynäkomastie
- Rechtsseitiger Pleuraerguss

Abdomen
- Venendilatation
- Vergrößerung von Leber und Milz
- Aszites
- Hodenatrophie

Symptome und Befunde
Child-Pugh-Klassifikation von Lebererkrankungen

Parameter	Punktezuordnung		
	1	2	3
Aszites	keiner	wenig	mäßig
Albumin g/l	> 35	28–35	< 28
INR (Gerinnung)	< 1,7	> 2,3	1,8–2,3
Enzephalopathie	keine	Grad 1–2	Grad 3–4

Punktzahl
- 5–6 = Grad A, gut kompensierte Lebererkrankung
- 7–9 = Grad B, signifikante Funktionsstörungen
- 10–15 = Grad C, dekompensierte Lebererkrankung

Prognose (%)

	1 Jahr	2 Jahre
Grad A	100	85
Grad B	80	60
Grad C	45	35

Risikofaktoren
Zirrhose

- Alkoholismus
- Chronische Hepatitis B
- Chronische Hepatitis C
- Chronische Gallenerkrankung (sklerosierende Cholangitis, primär-biliäre Zirrhose)
- Eisenüberladung (Hämochromatose)
- Autoimmunerkrankung (lupoide Hepatitis)
- Kupferüberladung (Wilson-Krankheit)

Palpation der Gallenblase (☞ Abb. 7.8)
Die Gallenblase liegt normalerweise an der Spitze der 9. rechten Rippe.
Während der Patient tief einatmet, tasten Sie mit sanftem, aber festem Druck die Gallenblasenregion ab, die Fingerspitzen auf das Organ gerichtet. Das typische Kennzeichen einer Gallenblasenentzündung sind Druckempfindlichkeit und Abwehrspannung über der Gallenblasenregion. Der Patient leidet unter starken Schmerzen, die ihn stöhnen und die Atemzüge unterbrechen lassen (Murphy-Zeichen).

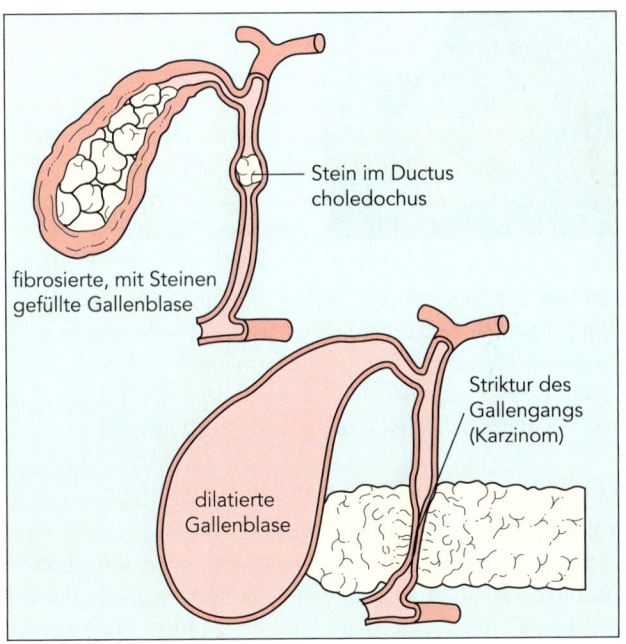

Stein im Ductus choledochus

fibrosierte, mit Steinen gefüllte Gallenblase

Striktur des Gallengangs (Karzinom)

dilatierte Gallenblase

Abb. 7.8 Ist die Ursache des Ikterus ein Gallengangsstein, dehnt sich die in der Regel fibrosierte, mit Steinen gefüllte Gallenblase nicht aus. Wenn aber die Gelbsucht durch eine Striktur des Gallengangs ausgelöst wird und die Gallenblase gesund ist, erweitert sich diese und sollte hinter der rechten 9. Rippe als weiche Resistenz zu fühlen sein.

Milzpalpation

Beginnen Sie die Untersuchung in der Nabelregion. Legen Sie die Finger schräg über das Abdomen, so dass die Fingerspitzen auf den linken Rippenbogen und die Axilla zeigen (☞ Abb. 7.9). Üben Sie einen beständigen mäßigen Druck aus und lassen Sie den Patienten tief einatmen. Ist die Milz vergrößert, kann man ihren vorderen, eingekerbten Rand unter den Fingern hinweggleiten und am Ende der tiefen Inspiration anstoßen fühlen.

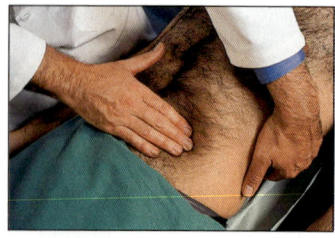

Abb. 7.9 Nehmen Sie beim Palpieren der Milz die linke Hand zu Hilfe, um den Brustkorb von hinten zu stützen. Mit den Fingern der rechten untersuchen Sie den vorderen Rand des Organs.

Perkutieren Sie jetzt, um eine Milzdämpfung festzustellen, den 9. Interkostalraum in der vorderen Axillarlinie (Traube-Raum, ☞ Abb. 7.10). Dieser Raum überlagert den Darm und klingt normalerweise tympanisch, aber mit einer Vergrößerung der Milz lässt die Tympanie nach, und der Schall ist schließlich völlig gedämpft.

Untersuchung von Nieren und Harnwegen
Nierenpalpation
Die Nieren liegen im Retroperitoneum und sind nur durch tiefe beidhändige Palpation zu palpieren. Zur Untersuchung der linken Niere legen Sie die rechte Hand flach an die linke Flanke und drücken Sie die Fingerspitzen sanft in das Nierenlager. Legen Sie dann die drei mittleren Finger der linken Hand unter den linken Rippenbogen, lateral vom M. rectus abdominis, sodass sich beide Hände gegenüber liegen (☞ Abb. 7.11a). Verfahren Sie entsprechend für die Untersuchung der rechten Niere (☞ Abb. 7.11b). Lassen Sie den Patienten tief einatmen und drücken Sie die Finger beider Hände fest gegeneinander, damit sie das Gleiten des unteren Nierenpols durch die Fingerspitzen fühlen können. Diese Technik ist als Ballottement der Niere bekannt.
Die Niere kann, vor allem bei einer akuten Infektion des Nierenbeckens (Pyelonephritis) druckempfindlich sein. Dies kann durch die bimanuelle Untersuchung festgestellt werden, doch ist eine Klopfempfindlichkeit der Nierenlager noch spezifischer.

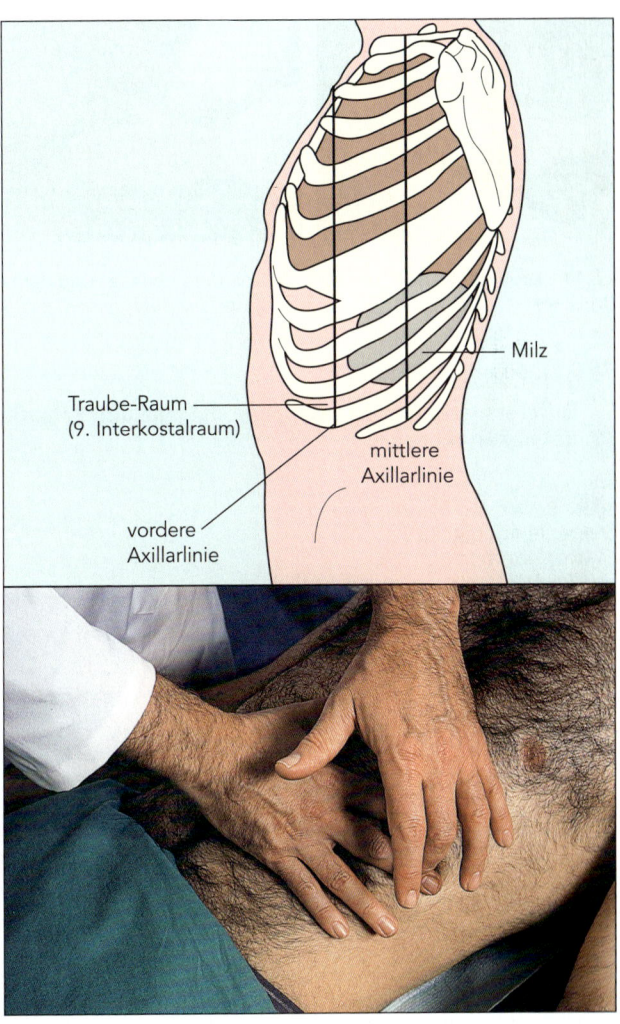

Abb. 7.10 Nach der Palpation der Milz perkutieren Sie das vergrößerte Organ im 9. Interkostalraum in der vorderen Axillarlinie

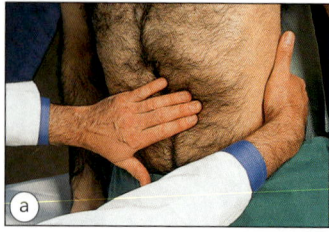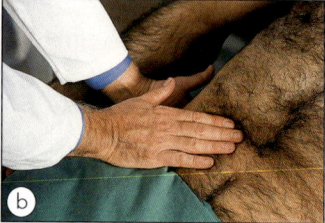

Abb. 7.11 Lage der Hände bei der Palpation der linken (a) und der rechten (b) Niere

 Symptome und Befunde
Differenzierung zwischen Splenomegalie und Palpation der linken Niere

Niere
• Späte Bewegung beim Einatmen
• Oberer Pol ist palpabel
• Glatte Kontur
• Von ventral tympanischer Klopfschall

Milzvergrößerung
• Frühe Bewegung beim Einatmen
• Oberer Pol ist nicht palpabel
• Eingekerbter Rand
• Perkussion im Traube-Raum gedämpft
• Ausdehnung in Richtung Nabel

 Symptome und Befunde
Zeichen chronischer Niereninsuffizienz

• Fahle Hautfarbe
• Anämie (normozytär, normochrom)
• Foetor uraemicus
• Tiefe, azidotische Atmung = große Atmung (Kussmaul-Atmung)
• Hypertonie
• Bewusstseinstrübung
• Urämische Enzephalopathie (Flattertremor)
• Pleura- und Perikarderguss
• Perikardreiben (Perikarditis)
• Anzeichen für Hypervolämie, evtl. Hypovolämie
• Polyzystische Nieren
• Vergrößerte Harnblase (chronische Obstruktion des Blasenausgangs)

Palpation der Aorta

Die Aorta lässt sich zwischen Daumen und Finger einer Hand oder mit den Fingern beider Hände zu beiden Seiten der Mittellinie palpieren, und zwar der in der Mitte zwischen dem Xiphoid und dem Nabel. Drücken Sie die Finger nach hinten und etwas zur Mitte hin, damit Sie die Aorta abdominalis gegen die Fingerspitzen pulsieren fühlen.

Ein Aortenaneurysma ist als große pulsierende Masse oberhalb des Nabels tastbar.

Perkussion des Abdomens

Perkussion zur Feststellung von Aszites

Ein Verdacht auf Aszites besteht, wenn sich bei Seitenlagerung des Patienten die Grenze zwischen Gas- und Flüssigkeitsverteilung verschoben hat (☞ Abb. 7.12).

Wiederholen Sie die Perkussion von der Mittellinie zur linken Flanke. Der tympanitische Klopfschall sollte weit über die seitliche Markierung der Flüssigkeits-Gas-Grenze hinausgehen, die Sie bei der Untersuchung des Patienten in Rückenlage festgestellt hatten.

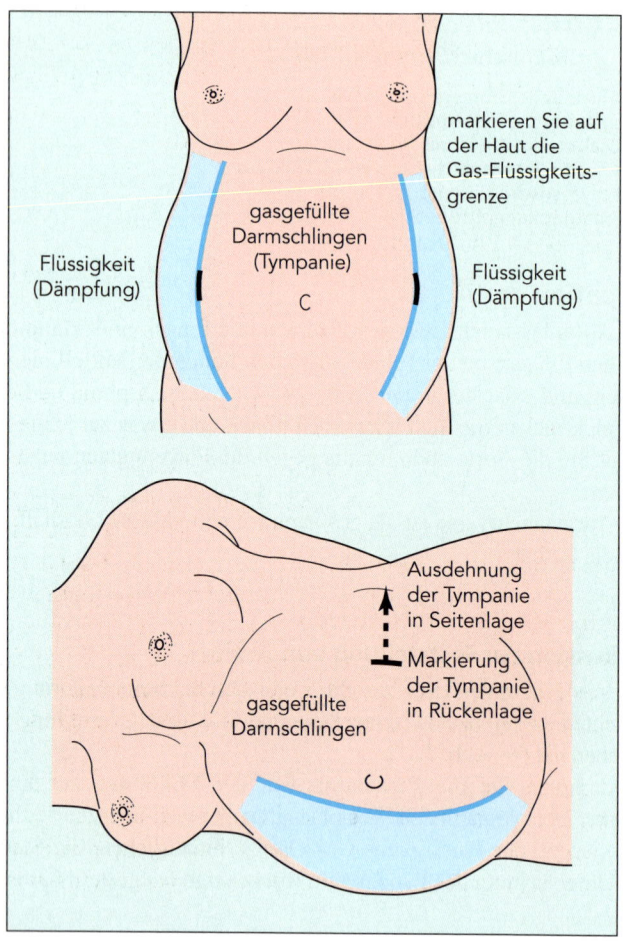

Abb. 7.12 Um festzustellen, ob ein Aszites vorliegt, lagern Sie den Pati-enten auf die rechte Seite, sodass die Flüssigkeit der Schwerkraft folgend auf die rechte Seite absinkt und gasgefüllte Darmschlingen auf der lin-ken Seite hochsteigen (auf dem Aszites „schwimmen"). Bei einem Aszites müsste der Klopfschall rechts unten gedämpft und links oben tympani-tisch klingen.

Perkussion zur Feststellung einer Blasenüberdehnung

Eine Dämpfung oberhalb des Schambeins, das normalerweise den oberen Rand der Blase markiert, deutet auf eine Blasenüberdehnung oder möglicherweise auf einen vergrößerten Uterus hin. Eine gefüllte Blase fühlt sich rund und prallelastisch an.

Auskultation des Abdomens

Auskultation der Darmgeräusche

Legen Sie die Stethoskopmembran auf die Mitte des Adomens und horchen Sie auf intermittierende, gurgelnde Geräusche (Borborygmus). Diese peristaltischen Geräusche treten in Intervallen von 5–10 Sekunden auf, manchmal auch mit längeren Pausen. Horchen Sie etwa 30 Sekunden lang, bevor Sie diagnostizieren, dass die Geräusche spärlich sind oder fehlen.

Das Fehlen jeglicher Darmgeräusche kann auf eine Darmlähmung (paralytischer Ileus) hinweisen. Bei progredienter Darmverlegung sammeln sich größere Mengen Gas und Flüssigkeit vor der Stenose und das Darmgeräusch verändert sich zu einem hochfrequenten metallischen Stenosegeräusch, den „hochgestellten Darmgeräuschen". Bei einer Pylorusstenose kommt es durch Ansammlung von Gas und Flüssigkeit im Magen zur Überdehnung. Dies lässt sich auskultatorisch feststellen, wenn man das obere Abdomen „schüttelt", worauf an der Pylorusstenose ein typisches spritzendes Geräusch entsteht.

Auskultation von Gefäßgeräuschen im Abdomen

Ein systolisches Geräusch über der Bauchaorta entsteht durch Wirbelbildung und lässt auf Arteriosklerose oder ein Aneurysma schließen.

Von der Arteria renalis ausgehende Geräusche sind 2,5 cm oberhalb und seitlich des Nabels zu hören. Ein Geräusch der Arteria renalis lässt auf eine angeborene oder arteriosklerotisch bedingte Stenose oder auf eine fibromuskuläre Hyperplasie schließen.

7

7.3 Untersuchung der Leisten

Untersuchung von Hernien

Eine **Inguinal- oder Leistenhernie** ist gewöhnlich an einer Vorwölbung in der Leistengegend zu erkennen, die am besten am stehenden Patienten zu erkennen ist. Legen Sie zwei Finger auf die Vorwölbung und überzeugen Sie sich, ob sie sich beim Husten oder Pressen ausdehnt. Die meisten Hernien lassen sich manuell reponieren. Ist die Hernie völlig reponiert, drücken Sie den inneren Leistenring mit der Hand zu und fordern Sie den Patienten auf zu husten oder zu pressen. Dabei sollte eine **indirekte Leistenhernie** erst wieder austreten, wenn der Druck auf den inneren Leistenring gelöst wird.

Eine **direkte Inguinalhernie** entsteht durch eine Schwäche der Hinterwand des Leistenkanals. Diese Hernien reichen nur selten bis in das Skrotum. Nach Reponierung lässt sich ein erneutes Austreten durch Druck auf den inneren Leistenring nicht verhindern.

Reicht eine Inguinalhernie bis zum äußeren Leistenring, kann sie mit einer **Femoralhernie** verwechselt werden. Eine Inguinalhernie liegt über und medial zum Tuberculum pubicum, eine Femoralhernie darunter und lateral davaon. Eine inkarzerierte Hernie führt zu einem mechanischen Ileus mit konsekutiver Darmnekrose.

7.4 Untersuchung von Anus, Rektum und Prostata

Rektum und Anus

Sie können den Patienten in Seitenlage mit angezogenen Knien oder stehend mit weit nach vorn gebeugtem Oberkörper unter Abstützung auf einer Liege untersuchen. Ziehen Sie einen Handschuh oder Fingerling über und reiben Sie den untersuchenden Zeigefinger mit wasserlöslichem Gleitmittel ein. Drücken Sie ihn gegen den Analrand. Dabei ist die Fingerkuppe skrotalwärts gerichtet. Führen Sie den Finger vorsichtig in den Analkanal ein und folgen Sie der Biegung des Sakrums. Wenn der Finger ganz eingeführt ist, lassen Sie zur Prüfung des Tonus den Patienten die Analmuskulatur kräftig kontrahieren. Drehen Sie den Finger vorsichtig um 180° und tasten Sie das gesamte Rektum ab. Ein gesundes Rektum fühlt sich überall glatt und geschmeidig an. Bei Männern kann die Prostata in anteriorer Position getastet werden, und bei Frauen kann man eventuell die Zervix oder einen retroflektierten Uterus ertasten.

Nach Entfernen des Fingers, untersuchen Sie die Stuhlreste auf Teerstuhl, frisches Blut, Eiter oder Anzeichen gestörter Resorption (acholischer Stuhl, Steatorrhö).

Prostata

Die Prostata besitzt eine glatte, gummiartige Konsistenz und wird der Länge nach von einer kleinen Furche in einen rechten und linken Lappen unterteilt.

Bei der Prostatapalpation sollen Größe, Konsistenz, eventuelle Knötchen oder Druckempfindlichkeit festgestellt werden. Bei einer gutartigen Hypertrophie bleibt die Prostata glatt und symmetrisch und fühlt sich gummiartig bis leicht schwammartig an. Bei einem Karzinom kann sich die Prostata asymmetrisch und hart mit deutlichen Knoten anfühlen. Eine ausgeprägte Druckempfindlichkeit deutet auf eine akute Prostatitis, einen Abszess oder eine Entzündung der Samenblasen hin.

Untersuchung älterer Patienten
Abdominaluntersuchung bei älteren Patienten

- Bei der Inspektion des Abdomens fällt möglicherweise eine Asymmetrie aufgrund einer Kyphoskoliose auf.
- Durch Osteoporose und Verformung der Rippenbögen rücken Rippen und Hüfte näher zusammen und erschweren die Untersuchung des Abdomens.
- Ist der Patient schwerhörig oder liegt eine Dyspraxie vor, so ist er u. U. nur schwer zur Kooperation bei der Palpation von Leber und Milz zu bewegen (tiefe In- und Exspiration).
- Bei der Obstipation älterer Menschen sind im linken unteren Quadranten häufig harte Kotballen zu tasten. (Nach einem Einlauf zur Entleerung des Dickdarms sollte die Untersuchung wiederholt werden.)
- Eine Aortenektasie lässt sich oft ertasten. Eine Aorta kann aber auch durch eine Skoliose verlagert werden, sodass der falsche Eindruck eines Aortenaneurysmas entsteht.
- Ist der Durchmesser der untersuchten Aorta an der weitesten Stelle größer als 5 cm, ist ein Aneurysma wahrscheinlich (leicht mit Ultraschall abzuklären).
- Bei älteren Patienten kommen Aortengeräusche häufiger vor, weil auch Arteriosklerose und Aneurysmen häufiger sind.

Untersuchung älterer Patienten (Fortsetzung)
Abdominaluntersuchung bei älteren Patienten

- Eine gedeckte Perforation eines Aortenaneurysmas kann sich in Rückenschmerzen äußern; eine freie Perforation stellt einen akuten Notfall mit Schock, abdominaler Schwellung, reduzierter oder fehlender distaler Durchblutung und asymmetrischem Puls dar.
- Bei älteren Männern bedeutet eine gut- oder bösartige Prostatahypertrophie eine Prädisposition für eine Verlegung der Harnwege, Instabilität oder Versagen des Detrusors mit Harnretention oder Infektion.
- Nicht selten ist ein akuter Harnverhalt die Ursache für „unerklärliche" Verwirrtheitszustände älterer Menschen. Untersuchen Sie daher bei älteren Patienten mit Verwirrtheit, Delirium, Inkontinenz oder Fieber immer den Füllungszustand der Blase.
- Stuhlinkontinenz kann in Verbindung mit Demenz, chronischer Obstipation, evtl. mit paradoxer Diarrhö, Laxanzienabusus und gestörter Sphinkterfunktion auftreten.
- Verhärtete Kotballen bei älteren Patienten lassen sich mithilfe einer Rektaluntersuchung und einer konventionellen Röntgenaufnahme des Abdomens abklären.

 Zusammenfassung
Untersuchung des Abdomens

Allgemeine Untersuchung
- Ernährungs- und Hydratationszustand
- Periphere Ödeme (Hypoproteinämie)
- Leukonychie oder Koilonychie, Weißnägel oder Hohlnägel
- Anzeichen für eine Lebererkrankung

Inspektion
- Form und Symmetrie
- Narben und Striae
- Flussrichtung erweiterter Abdominalvenen
- Sichtbare Peristaltik
- Hernien, periumbilikal, inguinal

Palpation (neun Segmente)
- Orientierende Palpation zur Feststellung von Druckempfindlichkeit

- Tiefere Palpation nach festen Konsistenzen
- Leber, Milz, Nieren
- Blase, Uterus, Aorta
- Prostata, Uterus

Perkussion
- Oberer und unterer Leberrand
- Milz (Traube-Raum)
- Verlagerung der Dämpfung (Aszites)
- Suprapubische Dämpfung (Blase)

Auskultation
- Darmgeräusche
- Strömungsgeräusch von Aorta oder A. renalis
- Reibegeräusche von Milz und Leber

Rektaluntersuchung
- Rektalschleimhaut

8 Mammae und weibliche Genitalien

8.1 Symptome einer Mammaerkrankung

Schmerzen

Als Reaktion des Gewebes auf die hormonellen Umstellungen während des Menstruationszyklus können zyklische Schmerzen und Spannungen in den Brüsten auftreten. Brustschmerzen in den ersten Monaten der Laktation sind fast immer auf eine bakterielle Infektion der Milchgänge zurückzuführen. Dabei tritt Fieber auf, und das betroffene Segment ist gerötet und schmerzhaft.

Absonderungen

Stellen Sie fest, ob die abgesonderte Flüssigkeit klar, schillernd oder blutig ist. Nach einer Geburt sondern die Brüste bei manchen Frauen auch nach dem Abstillen noch Flüssigkeit ab, aber auch eine Störung des Prolaktinhaushalts kann zu Milchabsonderungen (Galaktorrhö) führen. Bei einer blutigen Absonderung muss immer ein Karzinom ausgeschlossen werden.

Knoten in der Brustdrüse

Eine Patientin kann mit einem bei einer Selbstuntersuchung entdeckten Knoten in der Brustdrüse in der Sprechstunde erscheinen.

 **Differenzialdiagnostik
Knoten in der Brust**

Gutartig
- Fibroadenom (verschieblich)
- Einfache Zyste
- Fettnekrose
- Fibroadenose (zahlreiche Knoten in empfindlicher Brust)
- Abszess (schmerzhaft und druckempfindlich)

Bösartig
- In der Milchdrüse
- Im Warzenhofbereich

167

8.2 Untersuchung der Brustdrüse

Inspektion

Die Patientin macht den Oberkörper frei und sitzt bequem, die Arme seitlich am Körper herabhängend (☞ Abb. 8.1). Setzen Sie sich ihr gegenüber und lassen Sie die Patientin zuerst die Arme über den Kopf nehmen und sie dann auf die Hüften aufstützen. Durch diese Bewegungen werden die aufhängenden Bänder angespannt, sodass die Konturen und eventuelle Abweichungen stärker hervortreten.

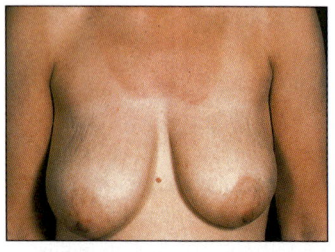

Abb. 8.1 Inspizieren Sie die Brust zunächst von vorn. Die Patientin sitzt dabei bequem mit herabhängenden Armen.

 Symptome und Befunde
Untersuchung der Mammae

Inspektion
- Symmetrie und Kontur
- Venenzeichnung auf der Haut
- Mamillen (Asymmetrie, Einziehung)
- Warzenhof (Chloasma, Ulzeration, Verdickung)

Palpation der Mammae
- Gewebebeschaffenheit
- Symmetrie
- Druckempfindlichkeit
- Umfang (Beweglichkeit, Größe)
- Axillabereich

Palpation der Lymphknoten
- Axilläre Lymphknoten (fünf Gruppen)
- Kontralaterale axilläre Lymphknoten
- Infraklavikuläre und supraklavikuläre Lymphknoten

Auffälligkeiten bei der Inspektion

Vielleicht entdecken Sie einen auffälligen Knoten, eine Einziehung oder Änderung einer Mamille. Es können auch prominente Venen, ein Ödem oder Orangenhaut vorliegen. Rötung, Hautverdickung oder Ulzeration des Warzenvorhofs können auf eine Paget-Krankheit, eine besondere Form des Mammakarzinoms, hinweisen.

Palpation der Mammae

Untersuchen Sie jede Mamma, indem Sie einem konzentrischen oder parallelen Muster folgen, das immer an der gleichen Stelle beginnt und endet (☞ Abb. 8.2). Beim Vergleich der beiden Brüste können Sie entscheiden, ob ein Befund auffällig ist oder nicht.

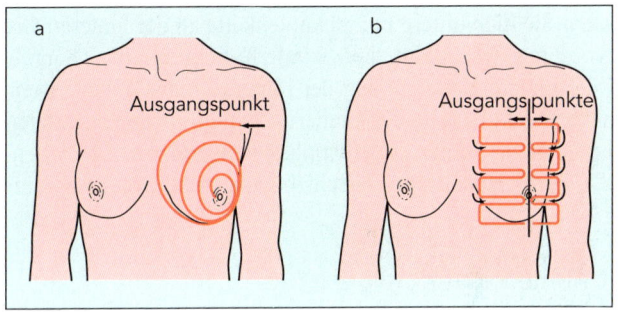

Abb. 8.2 Folgen Sie bei der Palpation entweder dem Muster der konzentrischen Kreise (a) oder der Sequenz von oben nach unten für jede Brusthälfte (b).

Lassen Sie die Patienten zur Untersuchung der Axillaregion die Arme über den Kopf heben. Tasten Sie das Gewebe im oberen äußeren Quadranten bis in die Achselhöhle hinein zwischen Daumen und Zeigefinger ab. Wenn Sie einen Knoten ertasten, halten Sie ihn zwischen den Fingern und beurteilen Größe, Konsistenz, Verschieblichkeit und Druckempfindlichkeit.

Palpation der Mamillen

Halten Sie die Mamille zwischen Daumen und Zeigefinger und drücken Sie behutsam, um zu prüfen, ob Flüssigkeit ausgeschieden wird. Sollte Flüssigkeit austreten, achten Sie auf die Farbe und bereiten Sie eine Abklatschzytologie und ein Präparat für die mikrobiologische Untersuchung vor.

Palpation der Lymphknoten

Werden die Lymphknoten der linken Axilla im Sitzen untersucht, kann die Patientin die linke Hand auf Ihre rechte Schulter legen, während Sie die Axilla mit der rechten Hand untersuchen. Dann fassen Sie das Handgelenk der Patientin und spreizen ihren Arm leicht ab. Tasten Sie mit der freien Hand nach den Axillarlymphknoten. Ertasten Sie die vordere Lymphknotenkette an der hinteren Grenze der vorderen Achselfalte, die zentrale Kette gegen die Thoraxwand und die hintere Kette entlang der hinteren Achselfalte. Tasten Sie zum Abschluss entlang der Humerus-Mittellinie nach den lateralen Lymphknoten. Sollten Sie Lymphknoten ertasten, beurteilen Sie Größe, Form, Konsistenz, Verschieblichkeit und Druckempfindlichkeit.

Auffällige Palpationsbefunde

Knoten in der Brustdrüse

Fibroadenome sind in der Regel als scharf begrenzte, feste und glatte Knoten, die sich im umgebenden Gewebe verschieben lassen. Eine Fibroadenose ist eine bilateral auftretende Erkrankung, bei der die Knoten, die auch – vor allem vor und während der Menstruation – schmerzhaft sein können. Bösartige Knoten sind gewöhnlich hart und unregelmäßig begrenzt. Sie können fest mit der Haut oder dem darunter liegenden Brustmuskel verbacken.

Brustabszess (Mastitis)

Die Temperatur ist erhöht und die Haut der infizierten Brust gerötet. Wenn sich ein Abszess bildet, findet man in der Regel eine besonders schmerzhafte, fluktuierende Masse.

Auffällige Mamillen und Warzenhof

Eine blutige Mamillenabsonderung deutet auf ein Karzinom der Milchgänge oder ein gutartiges Papillom hin. Einseitige Einziehung oder Richtungsänderung einer Mamille kann ein Warnzeichen für einen bösartigen Tumor sein. Ein einseitig auftretender roter, verkrusteter und schuppender Warzenhof ist auf ein Paget-Karzinom der Brust verdächtig.

Tastbare Lymphknoten

Sind die Lymphknoten hart, nicht schmerzhaft oder unverschieblich, besteht Verdacht auf Bösartigkeit. Eine schmerzhafte Lymphadenitis kann von entzündeten Haarfollikeln in der Axilla oder einer Entzündung des Brustgewebes oder von einer Infiltration im Bereich des Armes oder der Hand ausgehen.

8.3 Symptome einer Erkrankung des Genitaltrakts

Menstruationsanamnese

Eintritt der Menarche

Bei den meisten Mädchen in Europa und Nordamerika beginnt die Menarche im Alter von 14,5 Jahren. Die Streubreite liegt zwischen 9 und 16 Jahren. Das Durchschnittsgewicht bei Eintritt der Menarche beträgt 48 kg. Im Alter von 14 Jahren sollten sich die sekundären Geschlechtsmerkmale entwickelt haben. Ist die Menarche in diesem Alter noch nicht eingetreten und fehlen jegliche Anzeichen für eine geschlechtliche Entwicklung, müssen organische Ursachen einer primären Amenorrhö ausgeschlossen werden, wie Gonadendysgenesie (Ullrich-Turner-Syndrom), kongenitale anatomische Abweichungen (z.B. fehlender oder hypoplastischer Uterus, Hypoplasie der Vagina), polyzystische Ovarien oder ein Tumor der Hypophyse oder des Hypothalamus. Sind sekundäre Geschlechtsmerkmale vorhanden, beruhigen Sie die Patientin mit dem Hinweis, dass eine Untersuchung erst erforderlich wird, wenn die Menarche nicht bis zum Alter von 16 Jahren eingetreten ist.

8

Bestimmung des Menstruationszyklus

Der Zyklus kann bei gesunden Frauen zwischen 21 und 35 Tagen variieren, dauert aber im Durchschnitt 28 Tage. Die meisten gesunden fruchtbaren Frauen haben einen regelmäßigen Menstruationszyklus mit Abweichungen von ein bis zwei Tagen. Hat sich ein regelmäßiger Zyklus eingestellt, geben Abweichungen von der Norm schnell Anlass zur Beunruhigung.

Die Blutungen können seltener, schwächer (Oligomenorrhö) oder häufiger (Polymenorrhö) oder heftiger (Menorrhagie) auftreten – oder häufiger und heftiger zugleich (Polymenorrhagie). Blutungen nach dem Verkehr werden als postkoitale Blutungen bezeichnet. Tritt zwischen den Regelblutungen eine ein paar Tage dauernde Schmierblutung oder blutig tingierter Ausfluss auf, so spricht man von intermenstrueller Blutung.

Fragen an die Patientin
Menstruationszyklus

- In welchem Alter hatten Sie die erste Regelblutung?
- In welchem Alter hat Ihre Brustentwicklung begonnen?
- Nehmen Sie Kontrazeptiva oder eine Hormonersatztherapie ein?
- Wie lange dauert bei Ihnen ein Menstruationszyklus?
- Wie lange hält die Blutung an?
- Wie viele Tampons oder Binden brauchen Sie am Tag?
- Beobachten Sie geronnenes Blut (Blutgerinnsel)?
- Hat sich der Rhythmus Ihrer Blutungen geändert?

Sekundäre Amenorrhö

Differenzialdiagnostik
Sekundäre Amenorrhö

Physiologisch
- Schwangerschaft
- Stillzeit

Psychisch
- Anorexia nervosa
- Depression
- Furcht vor Schwangerschaft

Hormonell
- Nach Einnahme von oralen Kontrazeptiva
- Hypophysentumor

- Hyperthyreose
- Nebennierentumor

Ovariell
- Polyzystische Ovarien
- Ovarialtumor
- Ovarialtuberkulose
- Konstitutionelle Erkrankung
- Schwere akute Erkrankung
- Chronische Infektion oder Erkrankung
- Autoimmunerkrankung

Auffällige uterine Blutungen

Oligomenorrhö

Diese Bezeichnung wird für seltene oder schwache Menstruationsblutungen verwendet.

Dysfunktionelle Uterusblutung

Diese Bezeichnung wird auf häufige oder sehr heftige Menstruationsblutungen angewandt, die sich nicht auf einen pathologischen Zustand im Becken zurückführen lassen (z.B. Zyste, Unterleibsentzündung, Karzinom, Polypen)

Intermenstruelle oder postmenopausale Blutung

Eine unerwartete Blutung kann zwischen den normalen Regelblutungen oder nach der Menopause auftreten.

Fluor vaginalis

Bei vielen Frauen kommt es im Laufe des Tages zu einer leichten Verschmutzung der Unterwäsche. Ursache ist eine normale physiologische Reaktion auf die zyklischen Veränderungen, die im drüsenreichen Epithel des Genitaltraktes stattfinden, die sich in der Regel während der Schwangerschaft verstärken. Ein solcher physiologischer Ausfluss ist geringfügig, schleimig und geruchlos. Pathologischer Ausfluss ist meist Zeichen einer von Trichomonaden oder Candida ausgelösten Vaginitis. Durch den Fluor wird oft die Vulva gereizt – es kommt zu Pruritus oder Brennen.

8

 Differenzialdiagnostik
Fluor vaginalis

Physiologisch
- Schwangerschaft
- Sexuelle Erregung
- Unregelmäßiger Menstruationszyklus

Pathologisch
- Vaginal
  - Candidose
  - Trichomoniasis
  - Gardnerella
  - Andere Bakterien (z.B. durch einen vergessenen Tampon)
  - Postmenopausale Vaginitis

- Zervikal
  - Gonorrhö
  - Unspezifische Entzündung im Genitalbereich
  - Herpes
  - Zervikale Ektopie
  - Neoplasma der Zervix (z.B. Polyp)
  - Intrauterinpessar

173

Schmerzen

Tritt der Schmerz vor allem vor oder während der Regelblutung auf, ist die wahrscheinliche Ursache eine Dysmenorrhö. Eine starke Dysmenorrhö kann ein Hinweis auf eine Endometriose sein.

Bei der Ovulation kann in der Zyklusmitte ein einseitiger Schmerz in der Fossa iliaca oder suprapubisch auftreten und einige Stunden anhalten (Mittelschmerz). Starke Schmerzen in der Fossa iliaca können ein Zeichen für eine Blutung in einer Ovarialzyste oder die Torsion einer gestielten Zyste sein. Ist vor dem Auftreten des Schmerzes eine Regelblutung ausgefallen und entwickelt sich ein Schock, ist immer an die Möglichkeit einer rupturierten Extrauteringravidität zu denken. Wenn die Bauchschmerzen mit Fluor, Fieber, Anorexie und Übelkeit einhergehen, denken Sie an eine akute Salpingitis.

Dyspareunie (Schmerzen beim Koitus)

Stellen Sie fest, ob die Schmerzen oberflächlich sind – dann liegt die Ursache möglicherweise in der Vulva, falls es sich nicht um psychogene Spasmen handelt – oder tiefer – dann ist an eine entzündliche oder bösartige Erkrankung der Zervix, des Uterus oder der Adnexe zu denken. Nach Eintritt der Menopause kann wegen Trockenheit und Atrophie der Vulva und Vagina der Verkehr unangenehm werden.

Psychosexuelle Anamnese

 Fragen an die Patientin
Psychosexuelle Anamnese

- Können Sie befriedigende emotionale Bindungen aufbauen?
- Haben Sie befriedigende körperliche Beziehungen?
- Sind Sie hetero-, homo- oder bisexuell?
- Betreiben Sie Empfängnisverhütung, und wenn ja, in welcher Form?
- Fällt es Ihnen schwer, einen sexuellen Erregungszustand zu erreichen?
- Können Sie einen Orgasmus erleben?

Gynäkologische Anamnese

Fragen an die Patientin
Gynäkologische Anamnese

- Waren Sie schon einmal schwanger, wenn ja, wie oft?
- Sind Sie problemlos schwanger geworden?
- Wie viele Kinder haben Sie?
- Hatten Sie Fehlgeburten, wenn ja, in welchem Stadium der Schwangerschaft?
- Gab es während der Schwangerschaft Komplikationen (z.B. Bluthochdruck oder Diabetes)?
- Verlief die Geburt normal oder war der Einsatz von Forzeps oder Saugglocke oder ein Kaiserschnitt nötig?

8.4 Untersuchung des weiblichen Genitaltrakts

Bitten Sie die Patientin, vor der Untersuchung die Blase zu leeren.

Allgemeine Untersuchung

Bevor Sie den Genitaltrakt untersuchen, führen Sie eine allgemeine Untersuchung durch. Übermäßige Gesichtsbehaarung muss zwar nichts bedeuten, kann aber ein Hinweis auf eine endokrine Störung sein. Bei Menstruationsstörungen kann es zu einer Anämie kommen, und Sie können möglicherweise andere Krankheitsbilder erkennen, die häufig mit einer Menstruationsstörung einhergehen (z.B. Hyperthyreose, Myxödem, Cushing-Syndrom, Anorexia nervosa und andere schwere chronische Erkrankungen).

Untersuchung des Abdomens

Bei einer Unterleibsentzündung kommt es zu Druckempfindlichkeit im unteren Abdomen. Eine Vergrößerung des Uterus und der Ovarien lässt sich als Resistenz im unteren Abdomen ertasten. Große Ovarialzysten können das Abdomen ausfüllen, was leicht als Aszites fehldiagnostiziert werden kann (☞ Abb. 8.3).

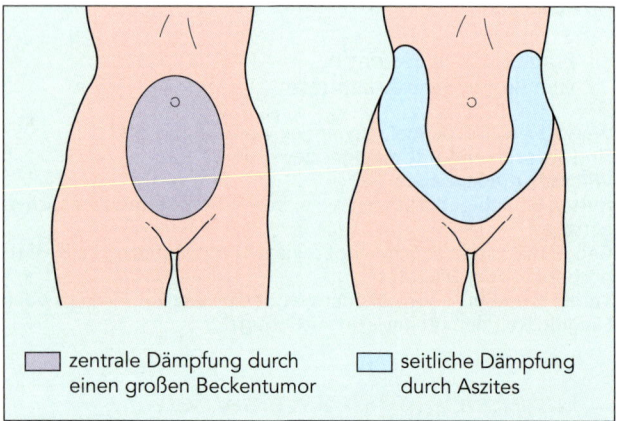

zentrale Dämpfung durch einen großen Beckentumor

seitliche Dämpfung durch Aszites

Abb. 8.3 Durch sorgfältige Untersuchung des Abdomens kann zwischen großen Ovarialzysten und Aszites unterschieden werden. Eine Ovarialzyste verdrängt den Darm zur Seite hin. Bei der Perkussion liegt eine zentrale Dämpfung vor, die seitliche Resonanz ist deutlicher. Bei Aszites dagegen klingen die Seiten gedämpft, das Zentrum tympanitisch.

Das Abdomen während der Schwangerschaft

Nach der 12. Schwangerschaftswoche lässt sich der Uterus über der Symphyse ertasten. So lässt sich die Reife des Fötus vom Fundusstand beurteilen (☞ Abb. 8.4).

Untersuchung der äußeren Genitalien

Inspektion und Palpation der Vulva

Stärke und Form der Schambehaarung liefern Anhaltspunkte auf den geschlechtlichen Reifezustand der Patientin. Nach abgeschlossener Pubertät sollten der Mons pubis und die Außenseiten der großen Schamlippen gut behaart sein. Untersuchen Sie systematisch die großen und kleinen Schamlippen, den Introitus vaginae, die Harnröhrenöffnung und die Klitoris.

Spreizen Sie mit den Fingern der linken Hand vorsichtig die Schamlippen und inspizieren Sie medial. Palpieren Sie die großen Schamlippen der Länge nach zwischen Daumen und Zeigefinger. Die Bartholini-Drüsen sind normalerweise nicht tastbar.

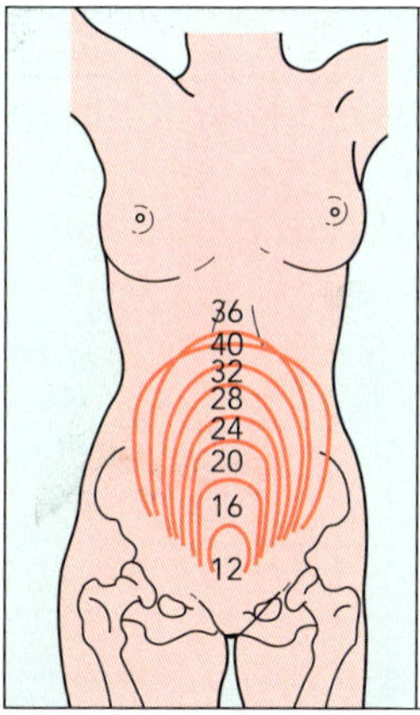

Woche	Stand des Uterus
12	oberhalb des Schambeins palpabel
16	in der Mitte zwischen Symphyse und Nabel
20	untere Grenze des Nabels
28	in der Mitte zwischen Nabel und Xyphoid
34	direkt unterhalb des Xyphoid
38–40	Absenkung des Uterus nach Eintritt des fetalen Kopfes in das kleine Becken

Abb. 8.4 Die Reife der Schwangerschaft lässt sich an der Höhe des Fundusstandes feststellen.

Zur Freilegung des Vestibulums spreizen Sie die kleinen Schamlippen. Nun werden die Vaginal- und die Harnleiteröffnung sichtbar. Nach der Menopause atrophieren Haut und subkutanes Gewebe der äußeren Genitalien, und die Schleimhaut verliert ihre Feuchtigkeit.

Auffälligkeiten an der Vulva

Ein konfluierender, juckender roter Ausschlag an der Innenseite der Oberschenkel, der sich bis zu den Schamlippen erstreckt, deutet auf eine Candidose hin. Damit ist häufig vaginaler Fluor verbunden.
An der Vulva finden sich häufig Furunkel, die bei der Palpation druckempfindlich sind.
Gruppen von kleinen schmerzhaften Papeln im Vulva- und Perianalbereich und ulzerierende Bläschen sind auf eine Herpes-simplex-Infektion verdächtig. Auch Feigwarzen (Condylomata acuminata) können zu sehen sein, die als unregelmäßige Gewebewucherungen beträchtlicher Größe auftreten können. Die Effloreszenzen nehmen vom Frenulum labiorum pudendi ihren Ausgang und dehnen sich nach vorn zu den Schamlippen und nach hinten ins Perineum aus. Flache runde oder ovale Papeln, die mit einem grauen Exsudat überzogen sind, müssen an das Sekundärstadium einer Syphilis denken lassen (Condylomata lata).

8

177

Zu den häufigsten ulzerierenden Effloreszenzen gehören das Vulvakarzinom und mazerierende, ulzerierende Herpeseffloreszenzen.
Die Leukoplakie ist eine potenziell maligne hypertrophe Hauteffloreszenz an den Schamlippen, der Klitoris und dem Perineum (Präkanzerose). Die Haut ist hart und verdickt und unterscheidet sich von ihrer Umgebung durch Weißfärbung.

 Differenzialdiagnostik
Ulzerationen an der Vulva

- Plattenepithelkarzinom
- Infektionen
  - Syphilitischer Primäraffekt
  - Sekundäraffektion einer Syphilis
  - Granuloma inguinale (Chlamydien)
  - Ulcus molle (Haemophilus ducrey)
  - Ulzerierende Herpeseffloreszenzen
- Behçet-Syndrom

Untersuchung der Vagina

Spreizen Sie die Schamlippen und legen Sie das Vestibulum frei. Lassen Sie die Patientin Druck in Richtung Vulva ausüben. Bei Muskelschwäche kann die posteriore Blasenwand prolabieren und als Vorwölbung der anterioren Scheidenwand zu erkennen sein (Zystozele). Bei einem Rektumprolaps wird eine Vorwölbung (Rektozele) an der posterioren Vaginalwand erkennbar. Auch ein Uterusprolaps kann vorkommen. Zu einer vollständigen Vaginaluntersuchung gehört die Untersuchung mit dem Spekulum, gefolgt von einer bimanuellen Untersuchung von Uterus und Adnexen.

Untersuchung mit dem Spekulum

Die Inspektion der Vagina erfolgt mit dem Spekulum.
Dabei muss die Beleuchtung so eingestellt werden, dass die gesamte Vagina einschließlich der Zervix gut sichtbar ist.

Untersuchung der Zervix

Die Position der Zervix hängt von der Lage des Uterus ab (☞ Abb. 8.5). Die Form des äußeren Muttermundes ändert sich nach einer Entbindung. Bei einer Nullipara ist er rund, während er nach einer Geburt schlitz- oder sternförmig aussieht.

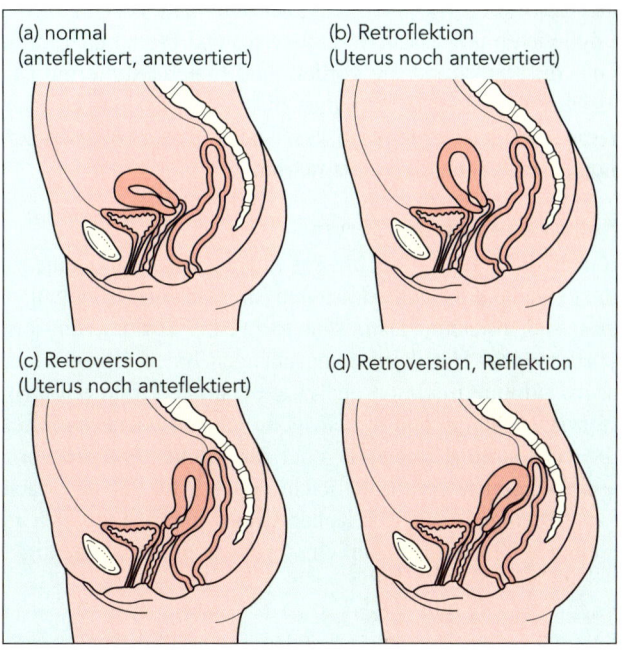

(a) normal
(anteflektiert, antevertiert)

(b) Retroflektion
(Uterus noch antevertiert)

(c) Retroversion
(Uterus noch anteflektiert)

(d) Retroversion, Reflektion

Abb. 8.5 Die verschiedenen anatomischen Lagen des Uterus im Becken. a) Der normle Uterus ist von der Achse der Vagina nach vorn offen abgewinkelt (antevertiert) mit einem stumpfen Winkel zwischen der Achse des Uterushalses und des Uteruskorpus (anteflektiert). Bei manchen Frauen nimmt der Uterus eine andere Lage ein; b) antevertiert, retroflektiert, c) retrovertiert, anteflektiert, d) retrovertiert, retroflektiert.

Die Zervix hat eine glatte, regelmäßige, blassrote Oberfläche und ähnelt dem Epithel der Vagina. Im Frühstadium einer Schwangerschaft ist sie aufgrund der vermehrten Vaskularisierung bläulich verfärbt. Während der Schwangerschaft kann sich die Grenze zwischen Platten- und Zylinderepithel über den äußeren Muttermund hinaus verschieben und wandert erst einige Monate nach der Entbindung wieder in den Zervixkanal zurück. Gelegentlich kommt es auch vor, dass dies nicht geschieht, sodass der Eindruck einer Erosion oder einer Portioektopie entsteht. Solche „Zervixerosionen" sind nicht ulzeriert und entsprechen Erosionen, bei denen sich das

8

179

Epithel der Endozervix bis zur Außenseite (Ektozervix) ausdehnt. Das Zylinderepithel erscheint erdbeerrot und breitet sich kreisförmig um die Portio und die vordere und hintere Muttermundlippe aus. Eine Zervixektopie kann man nicht zuverlässig vom Frühstadium eines Zervixkarzinoms unterscheiden. Daher sollte immer ein zytologischer Test durchgeführt werden.

Auffälligkeiten an der Zervix

Es können sich Ovula Nabothii entwickeln. Dies sind kleine runde erhabene weiße oder gelbe Läsionen, die nur von Bedeutung sind, wenn sie sich infizieren. Dann kann es zu einer Absonderung aus der Zervix kommen. Hat diese einen unangenehmen Geruch, besteht Verdacht auf eine Infektion und es sollte ein Abstrich erfolgen. Ist die Zervix entzündet und mit eitrigem Schleim oder Abschilferungen bedeckt, so liegt eine akute oder chronische Zervizitis vor. Auf der Zervix können kirschrote, leicht verletzliche Polypen wachsen und zu Blutungen nach der Kohabitation führen. Eine sich rasch ausbreitende Ulzeration ist auf ein Zervixkarzinom verdächtig.

Untersuchung des Uterus

Der Spekulum-Untersuchung folgt die Vaginaluntersuchung. Ziehen Sie einen Handschuh an und legen Sie den Introitus durch Spreizen der Schamlippen mit Daumen und Zeigefinger frei. Tragen Sie ein Gleitmittel auf und führen Sie behutsam Zeige- und Mittelfinger in die Vagina ein (☞ Abb. 8.6)

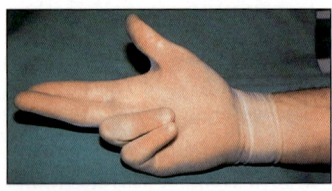

Abb. 8.6 Korrekte Fingerhaltung zur vaginalen Untersuchung

Die Zervix

Sie sollte sich fest, glatt und rund anfühlen. Überprüfen Sie vorsichtig die Beweglichkeit der Zervix und palpieren Sie das Scheidengewölbe.

Auffälligkeiten an der Zervix
Während der Schwangerschaft wird die Zervix weicher (Hegar-Zeichen). Ist das Bewegen der Zervix mit Schmerzen verbunden, besteht Verdacht auf eine Infektion oder Entzündung des Uterus oder der Adnexe. Treten außerdem Schocksymptome auf, besteht Verdacht auf eine Extrauteringravidität.

Uterus

Zur Feststellung der Größe und Lage des Uterus bedient man sich einer bimanuellen Technik (☞ Abb. 8.7). Ein antevertierter Fundus sollte direkt über der Symphyse tastbar sein. Stellen Sie seine Größe, Konsistenz und Beweglichkeit fest. Achten Sie auf eventuelle Vorwölbungen und Druckempfindlichkeit.

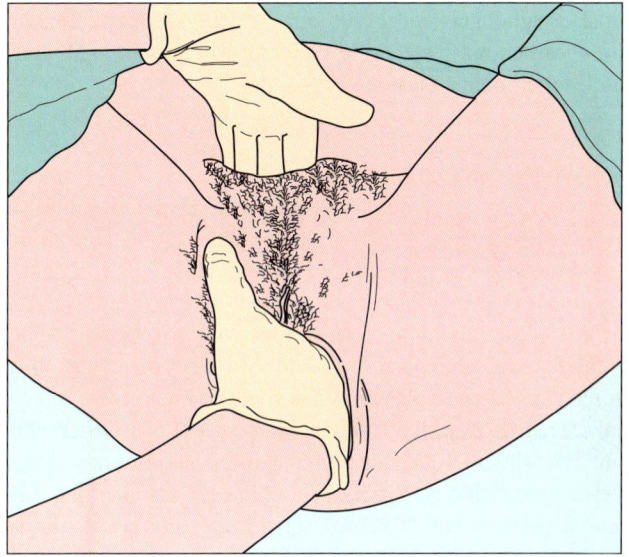

Abb. 8.7   Bimanuelle Technik zur Uteruspalpation. Die vaginal platzierten Finger heben die Zervix an, während die andere Hand nach unten und innen drückt, um den Fundus zu ertasten.

Auffälligkeiten am Uterus

Erscheint der Uterus allgemein vergrößert, kommen Schwangerschaft, ein Myom oder ein Tumor des Endometriums in Frage. Große, einzelne Myome lassen sich bei einer Untersuchung des Abdomens als feste, nicht schmerzhafte, klar begrenzte runde Vorwölbungen ertasten. Bei einer bimanuellen Palpation scheinen diese Vorwölbungen mit der Zervix verbunden zu sein und bewegen sich gemeinsam mit ihr.

Adnexe

Drücken Sie sanft, aber fest die Finger der Abdominalhand nach unten einwärts und die Finger in der Vagina lateral nach oben. Sie können das Adnexgewebe durch die Finger gleiten spüren (☞ Abb. 8.8). Wenn Sie die Adnexe deutlich fühlen, überprüfen Sie ihre Größe, Form, Beweglichkeit und eventuelle Schmerzempfindlichkeit. Die Ovarien sollten als feste ovale Gebilde tastbar sein, während gesunde Eileiter nicht zu tasten sind.

Auffälligkeiten an den Adnexen

Zu den häufigsten Ursachen für **vergrößerte Ovarien** zählen gutartige Zysten (z.B. Follikelzysten oder Luteinzysten) und bösartige Ovarialtumore. Letztere können sowohl unilateral als auch bilateral vorkommen. Zysten fühlen sich glatt an und sind prall-elastisch. Manchmal sind Ovarialtumoren so groß, dass sie bei der Abdominaluntersuchung tastbar sind. Sie können das untere und mittlere Abdomen ausfüllen und einen Aszites vortäuschen.

Bei akuter **Infektion der Eileiter** (Salpingitis) tritt Druckschmerz im unteren Abdomen und Abwehrspannung auf. Bei der vaginalen Untersuchung fällt eine Druckempfindlichkeit des lateralen Gewölbes und der Zervix auf. Bei chronischer Salpingitis sind Unterbauch und laterales Gewölbe druckempfindlich, Uterus und Adnexe lassen sich jedoch ohne Symptome untersuchen. Wenn die Tuben blockiert sind, kann es dort zu einer zystischen Schwellung kommen (Hydrosalpinx), oder es kommt zu einer eitrigen Infektion (Pyosalpinx).

Wenn Sie die bimanuelle Untersuchung abgeschlossen und die Finger entfernt haben, schauen Sie am Handschuh der Vaginalhand nach Spuren von Blut oder Fluor.

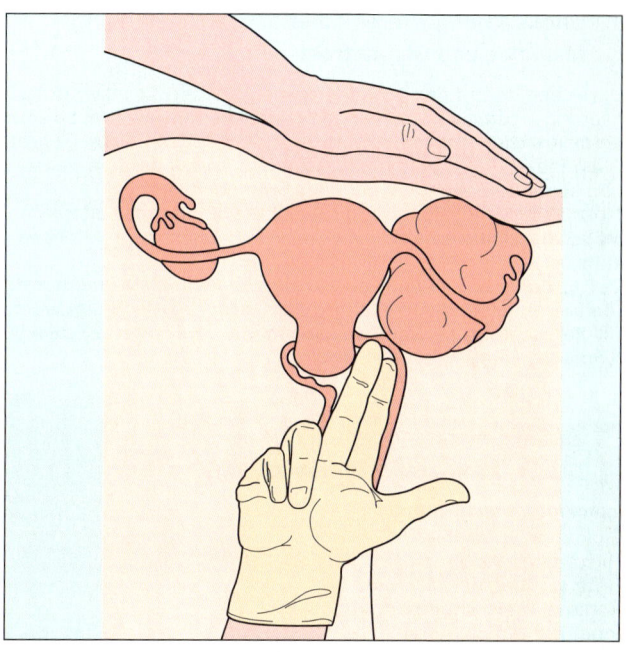

Abb. 8.8 Positionierung der Finger in der Vagina und auf dem Abdomen zum Palpieren der Adnexe.

 Untersuchung älterer Patientinnen
Mammae und Genitaltrakt

- Nach der Menopause kommt es zu einem schnellen Rückgang der Sexualhormonsynthese und damit zu Veränderungen der Struktur und Funktion der Genitalien.
- Das Brustgewebe bildet sich kontinuierlich zurück, und durch die Atrophie des Drüsengewebes entstehen Hängebrüste.
- Das Risiko eines Mammakarzinoms besteht in jedem, auch noch in sehr hohem Alter.
- Nach der Menopause bildet sich das Fettgewebe um die Vulva zurück, und eine Verminderung der Vaginalsekretion führt zur Austrocknung der Schleimhaut.
- Die Gewebeatrophie am Introitus vaginae führt zu einer Verengung des Vestibulums mit erhöhter Anfälligkeit für Harnwegsinfektionen und Dyspareunie.

Untersuchung älterer Patientinnen (Fortsetzung)
Mammae und Genitaltrakt

- Durch den Verlust der Sexualhormone verändert sich die Körperbehaarung – durch ein Überwiegen der Androgene kann es zu einer Vermännlichung kommen, mit vermehrter Behaarung im Gesicht (Damenbart), leichtem bis mittelstarkem Ausfall des Kopfhaares und dem Rückgang der weiblichen Schambehaarung.
- Trotz all dieser Rückbildungsprozesse bleibt bei vielen älteren Frauen die Libido erhalten, und sie bleiben bis ins hohe Alter sexuell aktiv.
- Der Atrophie von Vagina und Introitus kann durch Hormonersatztherapie und lokale Anwendung von Östrogen vorgebeugt werden.
- Die Befeuchtung der Vagina kann mithilfe von wasserlöslichen Lubrikationsgels gefördert werden.

 Zusammenfassung
Die gynäkologische Untersuchung

Allgemeine Untersuchung
- Endokrine Syndrome
- Hirsutismus, Akne
- Untersuchung der Mammae
- Routineuntersuchung des Abdomens
- Inguinale Lymphknoten

Vulva
- Inspektion und Palpation der Vulva
- Palpation der Bartholini-Drüsen

Vagina
- Digitale Untersuchung
- Zervix
- Schmerzempfindlichkeit der Zervix
- Scheidengewölbe
- Douglas-Raum

Uterus
- Bimanuelle Palpation
- Corpus und Fundus
- Adnexe
- Ovarien

Zervix
- Inspektion von Zervix und Muttermund mit Spekulum
- Zervikalabstrich
- Abstrich für Bakterienkultur
- Beim Entfernen des Spekulums Inspektion der Schleimhaut

9 Männliche Genitalien

9.1 Symptome bei Erkrankungen des Genitaltrakts

Ausfluss aus der Urethra

Die physiologische Absonderung von Smegma unter der Vorhaut unterscheidet sich deutlich vom Ausfluss aufgrund einer Urethritis, bei der der Patient über Brennen und Stechen beim Wasserlassen klagt. Erkundigen Sie sich nach einer kürzlich durchgemachten Gastroenteritis. Hier tritt manchmal einige Wochen später eine Harnleiterentzündung auf, am augenfälligsten beim Reiter-Syndrom, bei dem neben Ausfluss aus der Urethra eine Balanitis, Gliederschmerzen (Arthritis und Tendinitis) und eine beidseitige Konjunktivitis bestehen.

 Fragen an den Patienten
Ausfluss aus der Urethra

- Besteht die Möglichkeit, dass Sie sich kürzlich an einer sexuell übertragenen Krankheit angesteckt haben?
- Wie lange liegt dieser Kontakt zurück (Inkubationszeit)?
- Hat Ihre Partnerin Vaginalausfluss?
- Hatten Sie Gelenkschmerzen oder eine Konjunktivitis mit geröteten Augen?
- Hatten Sie kürzlich eine Magen-Darm-Erkrankung?

 Differenzialdiagnostik
Ausfluss aus der Urethra

Physiologisch
- Sexuelle Erregung

Pathologisch
- Gonokokken-Urethritis (Inkubationszeit 2–6 Tage)
- Nicht von Gonokokken verursachte Urethritis
- Idiopathische unspezifische Urethritis
- Chlamydia trachomatis
- Trichomonas vaginalis
- Candida albicans
- Nach einer Katheterbehandlung
- Reiter-Syndrom (evtl. nach Gastroenteritis), begleitet von Arthritis und Konjunktivitis

Genitalulzera

Erkundigen Sie sich, ob der Patient mit einer sexuell übertragbaren Erkrankung in Berührung gekommen ist oder sexuelle Zufallsbekanntschaften gemacht hat. Fragen Sie, ob das Ulcus schmerzhaft ist und versuchen Sie, eine mögliche Inkubationszeit festzustellen. Herpes-Ulzera sind in der Regel rezidivierend. Ihnen geht oft Kribbeln oder Schmerzen in der Lendengegend voraus. Von einer sexuellen Übertragung können neben dem Penis auch Mund und Anus betroffen sein. In den Tropen gibt es ungewöhnliche venerische Erkrankungen, die als Ulzera in Erscheinung treten. Daher ist es wichtig, den Patienten nach Fernreisen und eventuellen sexuellen Kontakten zu befragen.

Schmerzen in den Hoden

Eine Entzündung oder Verletzung der Hoden kann starke Viszeralschmerzen verursachen, die in Leisten und Abdomen ausstrahlen. Der Schmerz kann bei Bewegung oder auch leichter Berührung stärker werden und mit einer Schwellung einhergehen. Das schmerzlose Anschwellen eines Hodens kann ein Hinweis auf eine Zyste oder einen bösartigen Tumor sein.

 Differenzialdiagnostik
Schmerzen in den Hoden

- Trauma
- Infektion (Mumpsorchitis)
- Epididymitis
- Hodentorsion
- Torsion einer Nebenhodenzyste

Impotenz

Unter dieser Bezeichnung wird ein breites Spektrum sexueller Dysfunktion zusammengefasst, vom Libidoverlust über das Unvermögen, eine Erektion zu bekommen oder aufrechtzuhalten, bis zur Unfähigkeit, einen Orgasmus zu erleben. Impotenz ist oft psychisch bedingt. Erkundigen Sie sich genau nach dem Alkoholkonsum und der Medikamentenanamnese. Alkoholismus ist eine weit verbreitete Ursache von Impotenz, und viele häufig verschriebene Medikamente können zu Impotenz führen, aber auch organische kardiovaskuläre, respiratorische oder neurologische Krankheiten können mit Impotenz einhergehen.

Infertilität

Unter primärer Infertilität versteht man Zeugungsunfähigkeit, wohingegen mit sekundärer Infertilität Zeugungsunfähigkeit bezeichnet wird, obwohl in der Vergangenheit Zeugungsfähigkeit bestanden hat. Etwa ein Drittel aller kinderlosen Beziehungen gehen auf männliche Infertilität zurück.

Fragen an den Patienten
Infertilität

- Haben Sie schon einmal ein Kind gezeugt/Ist Ihre Partnerin schon einmal schwanger geworden?
- Fällt es Ihnen schwer, eine Erektion zu bekommen und zu unterhalten?
- Können Sie ejakulieren?
- Kennen Sie den Zeitpunkt der Ovulation Ihrer Partnerin?
- Nehmen Sie irgendwelche Medikamente, die Impotenz oder mangelhafte Spermaproduktion hervorrufen – z.B. Sulfasalazin?
- Hat sich bei Ihrem Bartwuchs etwas geändert?
- Haben Sie schon einmal eine Krebsbehandlung (Chemotherapie) erhalten?

9.2 Untersuchung der männlichen Genitalien

In der Regel werden die Genitalien am liegenden Patienten untersucht. Denken Sie aber daran, dass Varikozelen und Skrotalhernien am stehenden Patienten besser zu erkennen sind.

9.3 Allgemeine Untersuchung

Bei einer Hodenunterfunktion (Hypogonadismus) kann die Achselbehaarung zurückgehen und die Schambehaarung den weiblichen Verteilungstyp annehmen. Das Gesicht bekommt weibliche Züge mit typischen Tabaksbeutelfalten um den Mund. Die Brust kann eine Gynäkomastie aufweisen.

Differenzialdiagnostik
Gynäkomastie

Physiologische Ursache
- Pubertät
- Hohes Alter

Pathologische Ursache
- Hypogonadismus
- Leberzirrhose
- Medikamente (Spironolakton, Digoxin, Östrogen)
- Tumore (Bronchialkarzinom, Nebennierenkarzinom, Hodentumor)
- Hyperthyreose

Der gesunde Penis

Ziehen Sie vorsichtig die Vorhaut (Präputium) zurück und legen Sie die Glans frei. Die Vorhaut sollte elastisch sein und sich leicht und schmerzlos zurückschieben lassen. Unter der Vorhaut findet sich oft geruchloses Smegma. Untersuchen Sie die Urethraöffnung. Liegt Ausfluss vor, nehmen Sie davon einen Abstrich mit einem Wattestäbchen.

Auffälligkeiten am Penis

Vorhaut

Die Vorhaut kann zu eng zum Zurückstreifen über die Glans sein (Phimose). Ist es trotz enger Vorhaut zwar noch möglich, die Vorhaut zu retrahieren, wird danach aber die Glans fest eingeschnürt, kann dies zu Schwellungen und Ödembildung führen, wodurch die normale Reposition der Vorhaut unmöglich wird (Paraphimose).

Glans

Die Hypospadie ist eine Entwicklungsstörung, bei der die Urethraöffnung auf der unteren (ventralen) Seite der Glans (primäre Hypospadie), des Penis selbst (sekundäre Hypospadie) oder gar auf dem Perineum (tertiäre Hypospadie) liegt. Eine Entzündung der Glans heißt Balanitis, eine Entzündung von Glans und Präputium Balanoposthitis. Auf der Glans können sich auch Herpeseffloreszenzen entwickeln.

Ausfluss aus der Urethra

Vom Aussehen des Ausflusses lässt sich nicht zuverlässig auf die Ursache schließen. Bei Gonorrhö ist allerdings der Ausfluss meist reichlich und purulent. Einer nicht von Gonokokken verursachten Urethritis kann eine andere Infektion oder das Reiter-Syndrom zugrunde liegen.

Ulzera am Penis
Untersuchen Sie das Ulkus und tasten Sie immer auch die Leistengegend nach beteiligten Lymphknoten ab, denn dorthin drainiert die Lymphe von der Penishaut. Die häufigste Ursache sind **Herpeseffloreszenzen.** Die Vesikel entstehen typischerweise vier bis fünf Tage nach einem sexuellen Kontakt. Oft platzen die Bläschen, und es entstehen schmerzhafte Oberflächenerosionen mit dem typischen erythematösen Hof. Durch konfluierende Erosionen können kleine Ulzera entstehen, an denen es manchmal zu Sekundärinfektionen kommt. Denken Sie immer auch an eine **Syphilis** (Primäraffekt; ☞ Abb. 9.1). In den Tropen ist an weichen Schanker (Ulcus molle), Lymphogranuloma venereum und Granuloma inguinale tropicum zu denken. Gelegentlich können auch Nebenwirkungen von Medikamenten zu Ulzera am Penis führen. Ein Plattenepithelkarzinom kann sich auch als Ulkus an Penis oder Skrotum manifestieren.

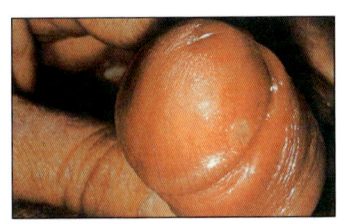

Abb. 9.1 Der Primäraffekt einer Syphilis kann an Glans, Vorhaut oder Penisschaft auftreten.

9

 Differenzialdiagnostik
Ulzera im Genitalbereich

Infektionen
• Herpes
• Syphilis (harter Schanker, Gumma, Mukosaflecken)
• Tropische Ulzera

Balanitis
• Schwere Candidose
• Balanitis circinata (Reiter-Syndrom)

Arzneimittelreaktion
• Lokalisiertes Arzneimittelexanthem
• Generalisiertes Exanthem (Stevens-Johnson-Syndrom)

Karzinom

Behçet-Syndrom

Priapismus

Eine schmerzhafte und anhaltende Erektion wird Priapismus genannt. Meistens gibt es keine erkennbare Ursache, sondern man sollte an prädisponierende Faktoren wie Leukämie, Hämoglobinopathien (z.B. Sichelzellanämie) und Medikamente (Aphrodisiaka) denken.

Untersuchung des Skrotums

Der linke Testis liegt tiefer als der rechte. Fühlen Sie den Hoden zwischen Daumen, Zeige- und Mittelfinger (☞ Abb. 9.2). Achten Sie auf Größe und Konsistenz der Testes. Ertasten Sie dann den Nebenhoden, der als längliche Struktur entlang der posterolateralen Oberfläche des Hodens (☞ Abb. 9.3) zu fühlen ist. Die Epididymis ist oberhalb ihres Kopfes am breitesten. Schließlich rollen Sie zwischen Daumen und Zeigefinger das Vas deferens, das vom Ende des Nebenhodens durch den äußeren zum inneren Leistenkanal verläuft.

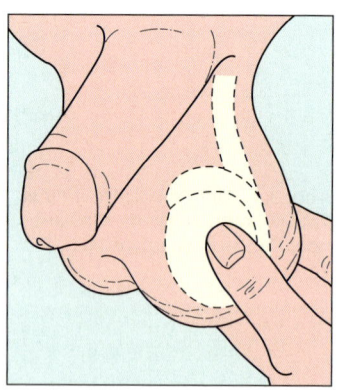

Abb. 9.2 Palpieren Sie die Testes zwischen Daumen und Zeigefinger.

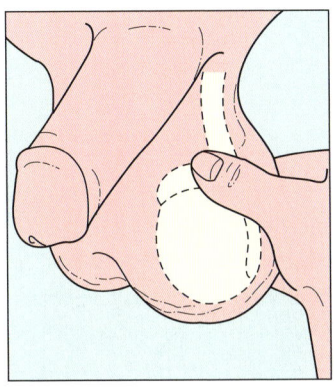

Abb. 9.3 Der Nebenhoden lässt sich entlang der Hodenrückwand palpieren.

Auffälligkeiten am Skrotum

Erscheint eine Seite des Skrotums weich und unterentwickelt, denken Sie an die Möglichkeit eines nicht deszendierten Hodens (Kryptorchismus). Am Erscheinungsbild des Skrotums lässt sich ein Maldescensus von einem retraktilen Hoden unterscheiden, dabei ist der Hoden zwar deszendiert, zieht sich aber ruckartig durch den äußeren Leistenring zurück.

Ist die Skrotalhaut rot und entzündet, kann Candidose die Ursache sein. Kleine gelbliche Knötchen kommen häufig vor und sind in der Regel Talgretentionszysten.

Schwellungen des Skrotums

Stellen Sie fest, ob die Schwellung von einer indirekten Leistenhernie oder vom Skrotuminhalt herrührt. Bei einer Hodenschwellung kann man mit den Fingern die Schwellung nach oben abgrenzen, was bei einer Skrotalhernie nicht möglich ist (☞ Abb. 9.4). Eine interne Schwellung kann folgende Ursachen haben: eine Vergrößerung des Hodens selbst, seiner Anhänge oder des Nebenhodens oder einen Flüssigkeitsstau in der Tunica vaginalis (Hodenhülle).

9

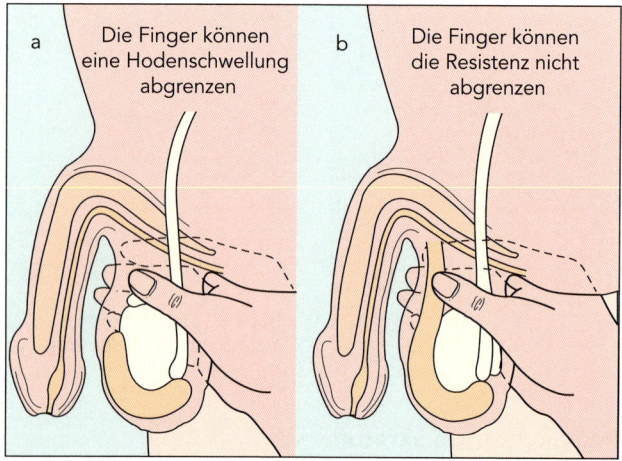

Abb. 9.4 Eine Hodenschwellung kann nach oben (kranial) umfasst und abgegrenzt werden (a), was bei einer Skrotalhernie – Inguinalhernie, die in das Skrotum deszendiert ist – nicht möglich ist (b).

Zystenschwellungen

Zysten können sich bilden, wenn sich Flüssigkeit in der Tunica vaginalis (Hydrozele) oder in einem Nebenhoden ansammelt. Sie sind in der Regel fluktuierend und geben auf Druck nach. Zystische Läsionen sind gewöhnlich lichtdurchlässig. Versuchen Sie festzustellen, ob es sich um eine Hydrozele oder eine Nebenhodenzyste handelt. Da der Nebenhoden hinter dem Hodenkörper liegt, lässt sich eine Nebenhodenzyste als deutliche Schwellung hinter dem dazugehörigen Hoden tasten (☞ Abb. 9.5). Dagegen umgibt und umschließt eine Hydrozele den gesamten Hoden, der innerhalb der Flüssigkeit als Organ nicht mehr tastbar ist (☞ Abb. 9.6).

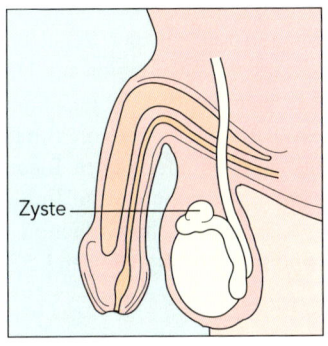

Zyste

Abb. 9.5 Eine Nebenhodenzyste lässt sich vom Hoden separieren und ist an der Hinterwand des Hodens gelegen.

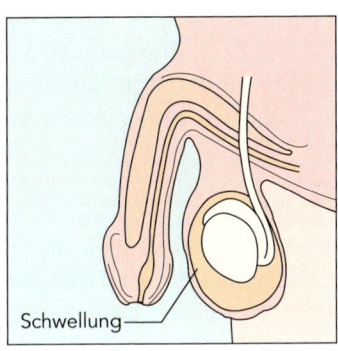

Schwellung

Abb. 9.6 Eine Hydrozele umschließt den gesamten Hoden, der als Organ nicht mehr tastbar ist.

9

Varikozele

Varikozelen finden sich fast immer linksseitig. Sie entwickeln sich aus einer Varikose am Plexus pampiniformis. Die meisten Varikozelen sind asymptomatisch und werden nur durch Zufall entdeckt. In seltenen Fällen kann es aber zu Hodenbeschwerden und -schwellungen oder Infertilität kommen. Die Untersuchung muss am stehenden Patienten erfolgen. Eine Varikozele fühlt sich an wie ein „Sack voll Würmer". Lassen Sie den Patienten während der Palpation husten. Typisch für eine Varikozele ist die Fortleitung des intraabdominalen Druckanstiegs. Der Hustenstoß ist bei der Palpation deutlich zu spüren. Die Varikozele ist vom Hoden getrennt fühlbar und entleert sich meist bei Flachlagerung.

Harte Schwellungen

Diffuse akut schmerzhafte Schwellungen treten in der Regel bei akuten Entzündungen wie Orchitis oder einer Hodentorsion auf. Die Schwellung fühlt sich entweder glatt oder uneben an und kann schmerzhaft oder schmerzlos sein. In jedem Fall muss ein Tumor ausgeschlossen werden. Andere Resistenzen können einem Tuberkulom oder einem Gumma syphiliticum entsprechen. Feste Tumoren der Epididymis rühren meist von einer chronischen Infektion – oft tuberkulöser Epididymitis – her und sind im Allgemeinen benigne.

Hodentorsion

Dies kommt in der Regel bei kleinen Jungen vor und ist mit sehr starken Schmerzen verbunden, die in die Leistengegend und das untere Abdomen ausstrahlen. Die Haut über dem betroffenen Hoden ist oft gerötet, und der Hoden liegt höher als der nicht betroffene. Der Hoden kann äußerst berührungsempfindlich sein, ebenso der Samenleiter, der u. U. verdickt ist.

Untersuchung der Lymphgefäße

Die Lymphgefäße von Penis- und Skrotalhaut drainieren in die Inguinallymphknoten. Am Ende der Untersuchung der Genitalien sollte das Abtasten der Inguinallymphknoten stehen, die tief in der Leistenfalte liegen. Die Lymphgefäße der Hoden drainieren in die intraabdominalen Lymphknoten, die nur mit CT oder einer Lymphangiographie zu beurteilen sind.

Vergrößerte Inguinallymphknoten

Vergrößerte Inguinallymphknoten kommen bei infektiösen und bösartigen Erkrankungen der Penishaut und des Skrotums vor. Der syphilitische Primäraffekt geht gewöhnlich mit einer Lymphadenopathie einher. Die ausgeprägtesten Formen einer Lymphadenopathie in der Leistenregion findet man bei Patienten mit Lymphogranuloma venereum.

Untersuchung älterer Patienten
Genitalien älterer Männer

- Männer bleiben in der Regel bis ins Alter sexuell aktiv
- Impotenz und Libidoverlust gehen oft mit chronischen Erkrankungen wie Herzinsuffizienz, Erkrankungen des Respirations- oder Harnwegstrakts oder Prostataerkrankungen einher.
- Beachten Sie auch immer die Medikation, wenn ein älterer Patient über Impotenz oder Libidoverlust klagt (z.B. Antihypertonika)
- Während die Ovulation bei Frauen im sechsten Lebensjahrzehnt aufhört, hält bei den meisten Männern die Spermaproduktion weit ins achte und neunte Lebensjahrzehnt an.
- Eine gutartige Prostatahypertrophie allein beeinträchtigt die Genitalfunktion nicht. Eine Prostatektomie kann zu retrograder Ejakulation oder Nervenschädigung und Impotenz führen.
- Als Ursachen für Hodenschwellungen kommen bei älteren Männern oft Hydrozele oder Varikozele in Frage, wohingegen Hodenkarzinome im Alter selten sind.

Zusammenfassung
Untersuchung der männlichen Genitalien

- Achten Sie auf die Körperbehaarung
- Stellen Sie das Stadium der sexuellen Entwicklung fest
- Allgemeine Untersuchung des Abdomens
- Untersuchung der inguinalen Lymphknoten
- Inguinalhernien?
- Zurückschieben der Vorhaut
- Untersuchung von Glans und Urethraöffnung
- Ausfluss?
- Untersuchung des Skrotums
  - Inspizieren Sie die Skrotalhaut
  - Überprüfen Sie die Lage der Hoden
  - Palpieren Sie Hoden und Nebenhoden
  - Untersuchen Sie Schwellungen am Skrotum auf Fluktuation und Lichtdurchlässigkeit
  - Palpieren Sie den Samenleiter im Skrotum

9

10 Bewegungsapparat

10.1 Symptome von Erkrankungen des Bewegungsapparates

Knochen

Schmerzen

- Durchdringend, bohrend
- Fokal (Tumor, Infektion, Fraktur)
- Diffus (Osteoporose, Osteomalazie)

 Differenzialdiagnostik Knochenschmerzen

Fokal	**Diffus**
• Fraktur oder Trauma	• Maligne Erkrankung
• Infektion	• Paget-Krankheit
• Maligne Erkrankung	• Osteomalazie
• Paget-Krankheit	• Osteoporose
• Osteoid-Osteom	• Stoffwechselbedingte Knochenerkrankung
	• Plasmozytom

Gelenke

Schmerzen

- Auffälligstes Symptom bei allen arthritischen Erkrankungen
- Können zu Segmenten (Sklerotomen) weitergeleitet werden, die von den typischen Dermatomen abweichen (☞ Abb. 10.1).
- Gelenkschmerzen können sich daher in einiger Entfernung vom betroffenen Gelenk äußern.
- Osteoarthritis und rheumatoide Arthritis führen gewöhnlich zu chronischen Gelenkschmerzen mit regelmäßiger Exazerbation.
- Septische Arthritis und Gicht führen zu akuten Schmerzen in einem, gelegentlich auch mehreren Gelenken.
- Entzündliche Gelenkerkrankungen verursachen Schmerzen beim Erwachen, die bei Aktivität nachlassen und bei Ruhe wiederkehren.
- Schmerzen aufgrund mechanischer Abnutzung (z.B. Osteoarthritis) verschlimmern sich im Laufe des Tages, besonders bei Aktivität.

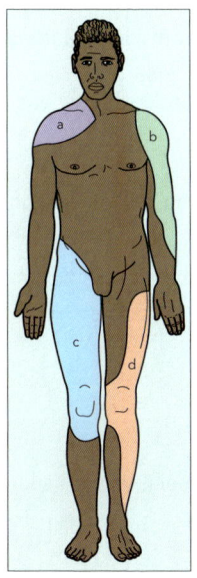

Abb. 10.1   Verteilung von Schmerzen, die (a) vom Akromioklavikulargelenk, (b) vom Schultergelenk, (c) vom Hüftgelenk und (d) vom Kniegelenk ausgehen.

DD Differenzialdiagnostik
Ursachen für Gelenkschmerzen

- Entzündlich:
  - Rheumatoide Arthritis
  - Ankylosierende Spondylitis
- Mechanisch: Osteoarthritis

- Infektiös:
  - Pyogen
  - Tuberkulös
  - Brucellose
  - Borreliose
- Traumatisch

Schwellung und Krepitation

- Erfragen Sie, wie lange die Schwellung besteht, ob sie schmerzhaft ist und ob sie wechselnd ausgeprägt ist.
- Krepitation kann man als Knirschen hören oder fühlen.
- Leises Knirschen lässt sich eher fühlen als hören.
- Deutlich hörbares Knirschen geht mit fortschreitender Degeneration der großen Gelenke einher.

10

Gelenksperre

- Eine Gelenksperre kann auftreten, wenn ektopisches Material zwischen den Gelenkoberflächen eingeklemmt wird.
- Am Knie kommt dies bei Knorpelschaden besonders häufig vor.

Muskeln

Bei den Muskeln können als Symptome Schmerzen, Steifheit, spontane Bewegungen und Krämpfe auftreten.

 Differenzialdiagnostik
Ursachen für Muskelschmerzen

- Entzündlich
  - Polymyositis
  - Dermatomyositis
- Infektiös
  - Pyogen
  - Zystizerkose (= Befall durch Finnen von Taenia solium/Bandwurm)
- Traumatisch
- Polymyalgia rheumatica
- Neuropathisch, z.B. Guillain-Barré-Syndrom

Schmerzen und Steifheit

- Muskelschmerzen sind in der Regel tiefsitzend, anhaltend und schwer zu lokalisieren
- Muskelsteifheit („Muskelkater") ist meist die Folge ungewohnter körperlicher Betätigung. Dauert sie an, besteht Verdacht auf eine spastische Ursache.

Schwäche
Muskelschwund und faszikuläre Zuckungen

Stellen Sie fest, wie lange und wo die Symptome auftreten.

Krämpfe

Meistens physiologisch, können aber auch bei stoffwechselbedingten Myopathien auftreten.

10.2 Allgemeine Grundlagen der Untersuchung

Knochen

- Legen Sie die betroffene Region frei.
- Stellen Sie fest, ob Fehlbildungen und Druckempfindlichkeit vorliegen.
- Stellen Sie Temperaturänderungen fest.

Gelenke

Inspektion

Schwellung

- Stellen Sie fest, ob die Schwellung innerhalb des Gelenks oder in der Umgebung lokalisiert ist.
- Als Ursachen kommen Ergüsse, Verdickung der Synovia (z.B. bei rheumatoider Arthritis) und Knochendeformationen infrage.

Deformitäten

- Fehlbildungen können als Folge einer Fehlstellung der gelenkbildenden Knochen oder durch Veränderungen der Gelenkoberflächen auftreten.
- Bei Genu valgus (X-Bein) – weicht der distale Teil des Gelenks nach außen von der Mittellinie ab (☞ Abb. 10.2).
- Bei Genu varus (O-Bein) – weicht das gesamte Gelenk nach außen von der Mittellinie (☞ Abb. 10.2).
- Subluxation – die Gelenkoberflächen haben teilweise den Kontakt miteinander verloren.
- Dislokation – völliger Kontaktverlust zwischen den Gelenkoberflächen

10

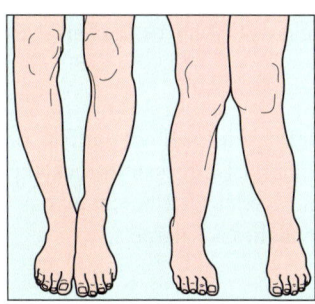

Abb. 10.2   Genu varum (links) und Genu valgum (rechts)

Hautveränderungen

Eine Rötung der Haut über einem Gelenk lässt auf einen akuten entzündlichen Prozess schließen (z. B. Gicht oder septische Arthritis; ☞ Abb. 10.3).

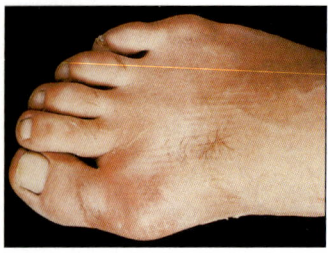

Abb. 10.3 Akute Gicht am Grundgelenk der großen Zehe (Podagra)

Veränderungen im umliegenden Gewebe

Die auffälligste Veränderung in der Umgebung eines erkrankten Gelenkes ist Muskelschwund.

Palpation

Während der Palpation des Gelenks stellen Sie fest, ob eine Schwellung vorliegt, welcher Art sie ist, ob Druckschmerz besteht und ob das Gelenk überwärmt ist.

Schwellungen

Ist die Schwellung

- Derb? – Dann liegen Knochendeformitäten infolge einer Osteoarthritis vor.
- Schwammig? – Dann ist die Synovia geschwollen, z. B. bei rheumatoider Arthritis.
- Fluktuierend? – Dann kann ein Erguss innerhalb des Gelenks verlagert werden.

Druckempfindlichkeit

Stellen Sie fest, ob die Druckempfindlichkeit fokal oder diffus vorhanden ist. Ein akut entzündetes Gelenk ist insgesamt druckempfindlich. Ist nur ein Knorpel des Knies verletzt, so beschränkt sich die Druckempfindlichkeit auf den Rand dieses Knorpels.

Temperatur
- Bei einem kleinen Gelenk schätzen Sie die Temperatur mit den Fingerspitzen ab.
- Bei einem größeren Gelenk, z. B. dem Knie, streichen Sie mit dem Handrücken über das Gelenk und vergleichen die Temperatur mit dem entsprechenden anderen Gelenk.

Bewegung
- Um den Bewegungsspielraum eines Gelenks zu untersuchen, fangen Sie mit einer neutralen Ausgangsposition an:
  - die unteren Gliedmaßen gestreckt, die Füße zu 90° angewinkelt,
  - die oberen Gliedmaßen werden in eine Mittelstellung zwischen Pronation und Supination mit einer Anwinkelung des Ellenbogens bei 90° gebracht.
- Aktive Bewegungen führt der Patient aus.
- Passive Bewegungen führt der Untersuchende aus.
- Notieren Sie das Ausmaß von Flexion und Extension in Winkelgraden ausgehend von der Neutralstellung.
- Wenn an einem Gelenk (z. B. dem Knie) eine Überstreckung vorhanden ist, beschreiben Sie diese in Winkelgraden.
- Bewegungseinschränkung, etwa bei der Streckung des Knies, wird als x-gradige Flexionsstörung oder als x-gradige Streckungseinschränkung angegeben.
- Prüfen Sie bei einem Kugelgelenk Flexion, Extension, Abduktion und Rotation.

Muskeln

Zur ersten Untersuchung gehören Inspektion, Palpation und eine Überprüfung der Muskelkraft.

Inspektion
Schauen Sie nach Anzeichen für Muskelschwund, Zeichen für übermäßige Muskelmasse und für spontane Kontraktionen.

10

Muskelschwund

Ist dieser nicht durch die Erkrankung eines benachbarten Gelenks oder allgemeinen Gewichtsverlust verursacht, kann eine primäre Muskelerkrankung oder eine Erkrankung des innervierenden Neurons vorliegen.

Vermehrte Muskelmasse

Selten

- Echte Hypertrophie – tritt bei manchen kongenitalen Myotonien auf.
- Pseudohypertrophie – aufgrund von Fetteinlagerung. Der Muskel ist in Wirklichkeit schwach, was bei manchen Formen von Muskeldystrophie (z.B. Duchenne) beobachtet wird.

Spontane Muskelkontraktionen

Kommt bei einer Dysfunktion des 1. und des 2. Motoneurons vor.

- Flexor- oder Extensorspasmen – vor allem im Bereich der Hüften und/oder der Knie, tritt bei spinalen Erkrankungen, z.B. Multipler Sklerose, auf.
- Faszikuläre Zuckungen – verursacht durch die Kontraktion von Muskelfasern aufgrund einer Entladung einzelner motorischer Einheiten. Sie treten bei Patienten mit Motoneuronerkrankung auf, werden gelegentlich aber auch bei gesunden Menschen beobachtet.

Palpation

Die Palpation der Muskulatur hat nur geringe Aussagekraft. Achten Sie auf Druckempfindlichkeit, wie sie bei einer Muskelinfektion oder -entzündung (z.B. Polymyositis) und bei bestimmten Erkrankungen des Nervensystems (z.B. infolge von Beriberi) auftritt.

Muskelkraft

Verwenden Sie bei der Messung der Muskelkraft die MRC-Klassifikation (s. Kasten).

- Liegt eine allgemeine oder lokale Muskelschwäche vor?
- Kann eine lokale Muskelschwäche auf eine zentrale oder periphere Nervenläsion zurückgeführt werden?
- Handelt es sich um eine wechselnde Schwäche?

Symptome und Befunde
MRC-Skala zur Messung der Muskelkraft

5   Normal
4   Kontrahiert bei Widerstand, aber nicht vollständig
3   Kontrahiert gegen die Schwerkraft, aber nicht bei Widerstand
2   Kontrahiert bei Ausschaltung der Schwerkraft
1   Geringfügige Kontraktion
0   Keine Kontraktion

10.3 Untersuchung der Körperregionen

Kiefergelenke

• Untersuchen Sie den Bewegungsspielraum und achten Sie auf eine lokal begrenzte Druckempfindlichkeit.
• Die Gelenke liegen unmittelbar vor und unterhalb des Tragus.

Wirbelsäule

• Der Patient soll bis auf die Unterwäsche entkleidet sein.
• Inspizieren Sie die gesamte Wirbelsäule.
• Palpieren Sie die Wirbelsäule auf Druckempfindlichkeit.
• Untersuchen Sie den Bewegungsspielraum.

Halswirbelsäule

• Untersuchen Sie den Patienten im Sitzen.
• Überprüfen Sie Flexion, laterale Flexion und Rotation.
• Stellen Sie fest, ob bestimmte Bewegungen Schmerz verursachen und dieser in Arm oder Kopf ausstrahlt.

Brustwirbelsäule

• Ermitteln Sie die Beweglichkeit der Thoraxexpansion.
• Lassen Sie den Patienten im Sitzen mit über der Brust verschränkten Armen sich so weit wie möglich nach beiden Seiten bewegen.

10

Symptome und Befunde
Fehlbildungen der Wirbelsäule

Kyphose – verstärkte Flexion
Lordose – verstärkte Extension
Skoliose – seitliche Krümmung der Körperachse
Gibbus – lokale Flexionsdeformität

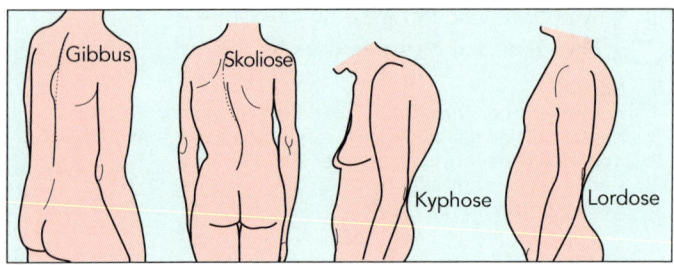

Abb. 10.4 Fehlbildungen der Wirbelsäule

Lendenwirbelsäule

- Lassen Sie den Patienten mit gestreckten Knien seine Zehen berühren.
- Überprüfen Sie Extension und laterale Flexion.

Iliosakralgelenke

- Palpieren Sie die Gelenke (liegen unterhalb der Grübchen in der unteren Lumbalregion).
- Der Patient liegt in Bauchlage. Um festzustellen, ob Bewegungen mit Schmerzen verbunden sind, drücken Sie zunächst fest auf die Mittellinie des Sakrums. Dann begibt sich der Patient in Rückenlage, und Sie beugen ein Hüftgelenk, während das andere gestreckt bleibt.

 Differenzialdiagnostik
Rückenschmerzen

- Muskel- oder Bänderzerrung
- Degenerative Bandscheibenerkrankung
- Spondylolisthesis (Gleitwirbel)
- Arthritis – Osteoarthritis, rheumatoide Arthritis, ankylosierende Spondylitis

- Osteomyelitis – pyogen, tuberkulös
- Trauma
- Osteochondritis
- Stoffwechselbedingte Knochenerkrankung
- Maligne Erkrankungen

Nervendehnungstests

Diese Tests werden durchgeführt, um festzustellen, ob eine Reizung der Nervenwurzel besteht, die in der Regel auf einen Bandscheibenvorfall im Bereich der Lendenwirbelsäule zurückzuführen ist.

Anheben des gestreckten Beines (☞ Abb. 10.5)
- Der Patient liegt in Rückenlage. Heben Sie beide Beine nacheinander im Hüftgelenk an. Beim Gesunden sollte ein Hüftbeugewinkel von 80–90° erreichbar sein.
- Bei einer Nervenwurzelreizung bei L4 oder darunter fällt der Test positiv aus.
- Wenn der Fuß wieder in die neutrale Position gebracht und das Knie angebeugt wird, kann die Hüfte ohne Schmerzen weiter gebeugt werden, aber sobald das Knie gestreckt wird, tritt der Schmerz wieder auf (Lasègue-Test).

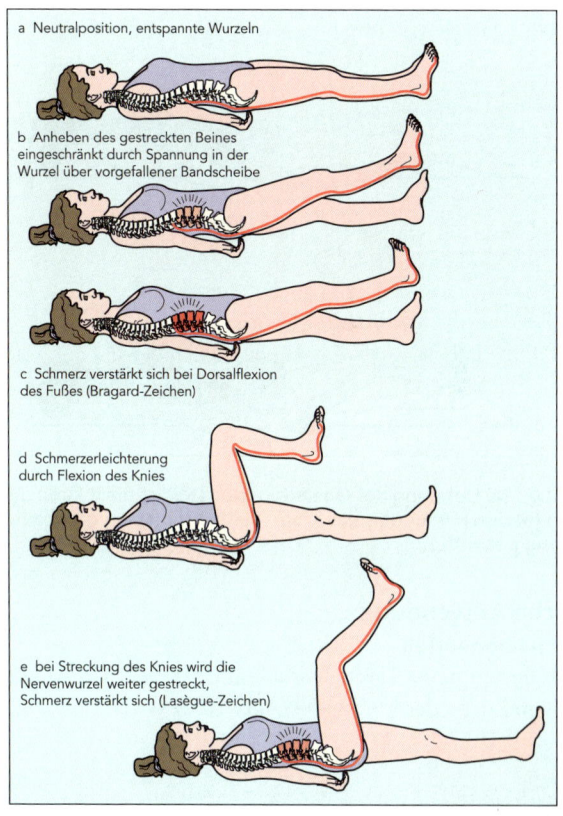

a Neutralposition, entspannte Wurzeln

b Anheben des gestreckten Beines eingeschränkt durch Spannung in der Wurzel über vorgefallener Bandscheibe

c Schmerz verstärkt sich bei Dorsalflexion des Fußes (Bragard-Zeichen)

d Schmerzerleichterung durch Flexion des Knies

e bei Streckung des Knies wird die Nervenwurzel weiter gestreckt, Schmerz verstärkt sich (Lasègue-Zeichen)

Abb. 10.5   Dehnungstests (a) Ausgangsposition, (b) Anheben des gestreckten Beines, (c) Bragard-Zeichen, (d) Beugung der Knie und (e) Lasègue-Test.

Dehnung des Oberschenkels (☞ Abb. 10.6)

- Der Patient liegt in Bauchlage. Beugen Sie das Knie und strecken Sie das Bein im Hüftgelenk.
- Ist der Test positiv, liegt eine Nervenwurzelreizung an L2, L3 oder L4 vor.

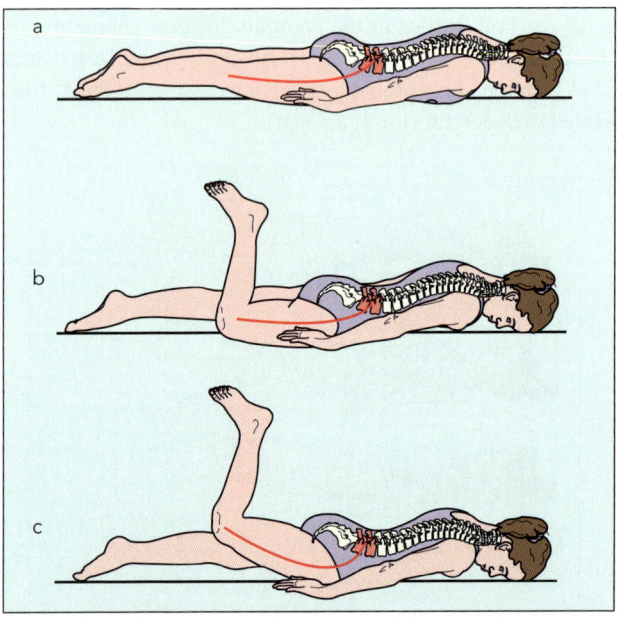

Abb. 10.6 (a) Dehnung des Oberschenkels. Der Schmerz kann ausgelöst werden (b) durch Beugung des Knies allein oder (c) bei gleichzeitiger Streckung der Hüfte.

Klinische Anwendung
Bandscheibenvorfall

Am häufigsten in der HWS (vor allem C5/6 oder C6/7) oder LWS (vor allem L4/5 oder L5/S1) (☞ Abb. 10.7).

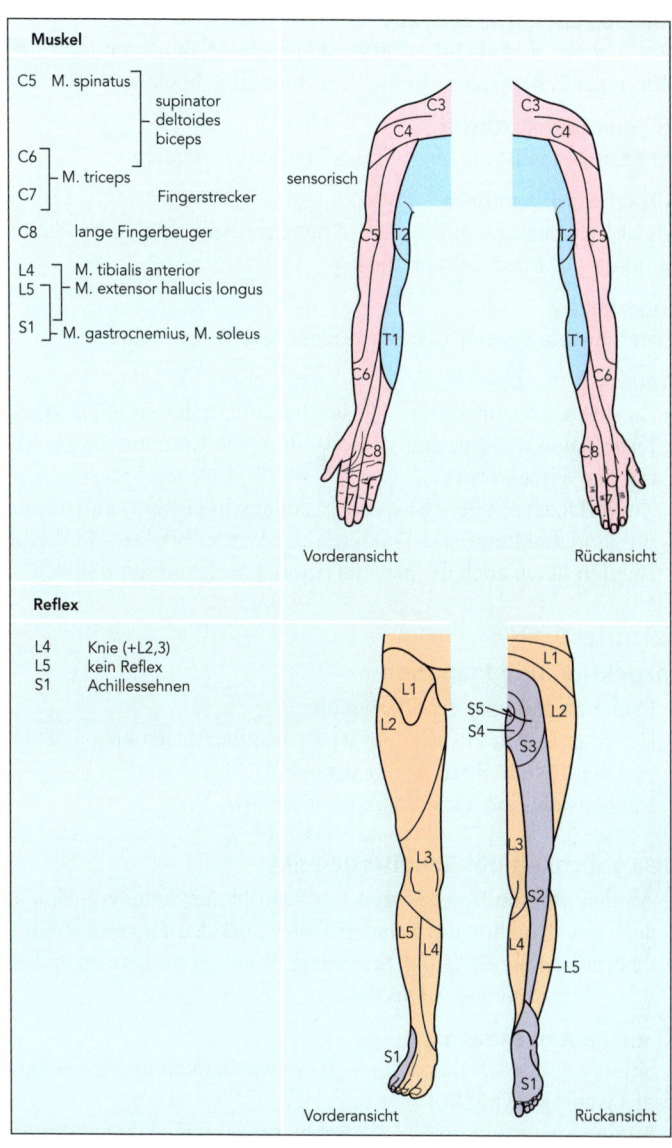

Muskel

C5 M. spinatus
 ⎤ supinator
 ⎦ deltoides
   biceps

C6 ⎤
 ⎦ M. triceps
C7

       Fingerstrecker

C8   lange Fingerbeuger

L4 ⎤ M. tibialis anterior
L5 ⎦ M. extensor hallucis longus

S1 ⎦ M. gastrocnemius, M. soleus

sensorisch

Vorderansicht   Rückansicht

Reflex

L4   Knie (+L2,3)
L5   kein Reflex
S1   Achillessehnen

Vorderansicht   Rückansicht

Abb. 10.7 Sensibilität, Motorik und Reflexänderungen bei Beteiligung der Zervikal- und Lumbalnervenwurzeln.

Ankylosierende Spondylitis
Der – meist männliche – Patient klagt über Schmerzen und Steifheit in der Wirbelsäule, die sich bei Bewegung bessert.

Rheumatoide Arthritis
Am häufigsten ist die obere Halswirbelsäule betroffen.

Rückenmarkstumoren
Meist Metastasen von Prostata-, Mamma-, Bronchial- oder Nierentumoren. An Plasmozytom denken.

Tuberkulose
Tritt meist im Bereich der Brust- und Lendenwirbelsäule auf.

Trauma
- Zu den Verletzungen der Halswirbelsäule gehören atlantoaxiale Dislokation, Fraktur des Atlasbogens sowie Kompressionsfrakturen der Wirbelkörper.
- Zu Verletzungen der Brust- und Lendenwirbelsäule zählen Kompressionsfrakturen und Frakturen der Wirbelfortsätze. In diesem Bereich treten auch die meisten pathologischen Frakturen auf.

Schulter

Inspektion und Palpation
- Inspizieren Sie die Schulterkontur.
- Bei einer Luxation nach vorn ist die Schulter nach unten und vorn verlagert und in ihrer Kontur verändert.
- Eine Dislokation nach hinten ist erkennbar.

Beweglichkeit des Schultergelenks
- An den meisten Bewegungen sind sowohl das Schultergelenk als auch eine Rotation des Schulterblattes über den Thorax beteiligt.
- Überprüfen Sie Beugung, Streckung, Rotation nach innen und außen, Abduktion und Adduktion.

Klinische Anwendung
- Schmerzhafte Schultersteife – die Beweglichkeit in alle Richtungen ist eingeschränkt.
- Impingement-Syndrom – die Schmerzen treten während der Abduktion auf („Painful Arc"); Ursache ist die Entzündung eines Muskels der Rotatorenmanschette oder der Bursa subacromialis.

- Bizepstendinitis – Tendosynovitis am langen Bizepskopf. Der Schmerz tritt im Vorderbereich der Schulter und des Armes auf.
- Trauma – betrifft Luxation, Frakturluxation und Fraktur des Humerushalses.

Muskelfunktion

Testen Sie die Kraft des M. supraspinatus, des M. infraspinatus, des M. deltoideus, des M. latissimus dorsi und des M. pectoralis major.

Klinische Anwendung

- HWS-Syndrom – ist C 5 betroffen, so sind die Mm. spinatus, deltoideus und biceps geschwächt und der Bizeps- sowie der Supinatorreflex nur schwach auslösbar.
- Neuralgische Muskelatrophie – starke Schmerzen in der Schulter, gefolgt von unterschiedlicher Schwäche und Atrophie der Schultergürtelmuskulatur.
- Paralyse mit Schwächung des M. deltoideus und Sensibilitätsverlust im Lateralbereich der Schulter. Selten.

Ellenbogen

Inspektion und Palpation

- Inspizieren Sie das Gelenk von hinten.
- Palpieren Sie den subkutanen Rand der Elle und die medialen und lateralen Epikondylen.

Klinische Anwendung

- Tennisellbogen – Entzündung der Ansätze der Unterarmstreckmuskulatur unmittelbar unterhalb des Epycondylus lateralis
- Golferellbogen – Entzündung der Ansätze der Unterarmbeuger unmittelbar unterhalb des Epicondylus medialis
- Rheumatoide Arthritis – am subkutanen Ulnarrand lassen sich häufig Rheumaknötchen tasten.
- Trauma – dazu zählen Luxationen und Frakturen des Radiuskopfes und des distalen Humerus. Die Luxationen erfolgen gewöhnlich in posterolateraler Richtung.

10

Beweglichkeit des Gelenks

Überprüfen Sie Flexion, Extension, Supination und Pronation.

Muskelfunktion

Überprüfen Sie die Kraft von Bizeps, Trizeps, Pronatoren und Supinatoren.

Klinische Anwendung

Das HWS-Syndrom bei Beteiligung von C6 betrifft die Mm. biceps, brachioradialis, die Supinatoren sowie teilweise auch den M. triceps. Vor allem der Trizepsreflex ist abgeschwächt. Bei Sensibilitätsverlust sind Daumen und Zeigefinger betroffen.

Unterarm und Handgelenk

Inspektion und Palpation

• Vergleichen Sie Größe und Umfang der beiden Unterarme und Handgelenke – meist sind sie auf der dominanten Seite etwas stärker.
• Schauen Sie nach eventuellen Fehlbildungen und stellen Sie durch Palpation fest, ob Druckempfindlichkeit besteht.

Beweglichkeit im Gelenk

Überprüfen Sie Beugung, Streckung, Pronation und Supination des Handgelenks

Klinische Anwendung

• Rheumatoide Arthritis – hier ist häufig das Handgelenk betroffen. Dabei ist nicht nur die Beweglichkeit eingeschränkt, sondern durch Streckung des Ligamentum carpi ulnare wird auch der Ulnariskopf nach oben subluxiert (☞ Abb. 10.8).
• Trauma – Nach einem Sturz auf die ausgestreckte Hand geht die Fraktur meist durch den distalen Radius oder die distale Ulna. Eine Colles-Fraktur ist meist 1–2 cm vor dem distalen Ende des Radius zu finden und nach dorsal verschoben. Bei einer Smith-Fraktur an derselben Stelle findet eine Verschiebung in entgegengesetzter Richtung statt.
• Eine Osteoarthritis betrifft meist das Daumengrundgelenk.

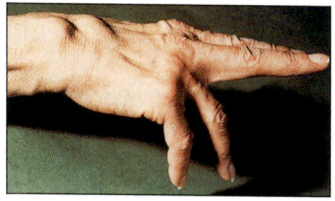

Abb. 10.8   Anhebung des Ulnariskopfes bei rheumatoider Arthritis. Die Flexionsstörung des vierten und fünften Fingers ist auf eine Ruptur ihrer Streckersehnen zurückzuführen.

Muskelfunktion

Überprüfen Sie Flexion und Extension im Handgelenk, dann entlang der Beuger und Strecker der Finger.

Klinische Anwendung

- HWS-Syndrom – bei Beteiligung von C7 sind M. triceps, Handgelenk- und Fingerextensoren geschwächt und der Trizepsreflex ist nur schwach auslösbar. Eventuelle Sensibilitätsstörungen betreffen den Mittelfinger
- Radialislähmung – in der Regel Folge einer Verletzung des Nervs im Sulcus nervi radialis. Betroffen sind M. supinator, M. brachioradialis und die Strecker an Handgelenk und Fingern (Fallhand). Die Brachioradialis-Komponente des Supinatorreflexes ist abgeschwächt. Im Bereich der Tabatière liegen oft umschriebene Sensibilitätsstörungen vor.

Hand

Inspektion und Palpation

- Gelenk- und Muskelfunktion lassen sich gut untersuchen, wenn der Patient Ihnen gegenübersitzt und die Hände mit gespreizten Fingern auf den Tisch legt
- Palpieren Sie die Gelenke auf Druckempfindlichkeit und untersuchen Sie etwa vorhandene Schwellungen
- Inspizieren Sie auch Haut, Nägel und Sehnen

Klinische Anwendung

- Rheumatoide Arthritis – befällt hauptsächlich die metakarpophalangealen und die proximalen interphalangealen Gelenke. In späteren Stadien gehen die Deformationen mit Muskelschwund einher.

10

- Psoriasis-Arthritis – befällt hauptsächlich die distalen interphalangealen Gelenke. Schauen Sie an den Nägeln nach psoriatischen Veränderungen.
- Osteoarthritis – Knötchenbildung, charakteristisch über den distalen interphalangealen Gelenken (Heberden-Knötchen) sowie an den proximalen Fingergelenken (Bouchard-Knötchen) (☞ Abb. 10.9)
- Schnellender Finger – eine Flexionsstörung des Fingers aufgrund einer Obstruktion in der Sehnenscheide einer Beugesehne
- Trauma – dazu gehören Frakturen und Sehnenverletzungen. Rupturierte Streck- und Beugesehnen können chirurgische Nahtversorgung erforderlich machen.

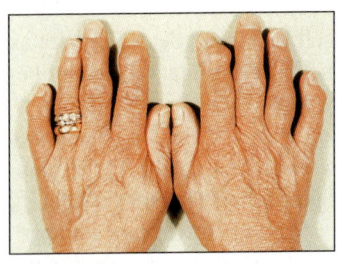

Abb. 10.9   Osteoarthritis – „quadratisch" wirkende Hände

Muskelfunktion

Inspektion

- Beginnen Sie mit den Handrücken. Bei Muskelschwund bilden sich Rinnen zwischen den Strecksehnen, eine Vertiefung der Tabatière zwischen Zeigefinger und Daumen. Der konvexe Hypothenar verschwindet. Achten Sie auf faszikuläre Zuckungen.
- Drehen Sie die Hände um. Betrachten Sie die Handflächen und richten Sie Ihr Augenmerk auf die Hypothenare.

Prüfung der Muskelkraft

- Beginnen Sie mit einem Muskel, der vom N. ulnaris versorgt wird – also dem ersten M. dorsalis interossei. Zeigt sich hier eine Muskelschwäche, untersuchen Sie als Nächstes die anderen von diesem Nerv versorgten Muskeln, d.h. den M. adductor pollicis und den M. abductor digiti.

- Dann testen Sie die beiden Muskeln des Fingerballens, die ausschließlich vom Nervus medianus versorgt werden – den M. abductor digiti und M. opponens pollicis.

Klinische Anwendung

- Karpaltunnelsyndrom – die Schwäche ist auf die Mm. abductor pollicis brevis und opponens begrenzt. Veränderungen in der Sensibilität sind nur geringfügig. Gewaltsames Beugen des Handgelenkes löst die Symptome aus (Phalen-Zeichen). Dieser Test ist aussagekräftiger als das Hoffmann-Tinel-Zeichen (Kribbeln im Versorgungsbereich des N. medianus, erzeugt durch Perkussion des Nervs am Handgelenk).
- Läsion des N. ulnaris – meist in Höhe des Ellenbogens, selten distal. Betroffen sind folgende Muskeln: Mm. interossei, Hypothenarmuskeln und Mm. lumbricales. Bei proximalen Verletzungen möglicherweise Beteiligung der Mm. flexor carpi ulnaris und flexor digitorum profundus am vierten und fünften Finger (☞ Abb. 10.10). An der Grenze zwischen Ulna und Hand und am kleinen Finger und der lateralen Hälfte des Ringfingers kommt es zu Sensibilitätsverlust.
- Unilaterale globale Handmuskelschwäche – wahrscheinlich liegt die Läsion in Höhe des Plexus brachialis oder der Th1-Wurzel. Sind auch die Sympathikusfasern von Th1 beteiligt, tritt ein Horner-Syndrom auf. Beim Halsrippensyndrom oder Schultergürtelkompressionssyndrom komprimiert ein vom C7-Querfortsatz zur ersten Rippe reichendes faseriges Band die C8- und Th1-Wurzeln oder den unteren Abschnitt des Plexus brachialis.
- Bilaterale globale Handmuskelschwäche – die Ursachen reichen von peripherer Neuropathie über eine Motoneuronerkrankung bis hin zu einer Syringomyelie.

10

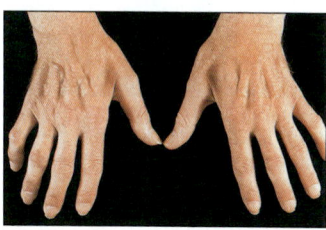

Abb. 10.10   Bilaterale Läsion des N. ulnaris

213

Hüfte

Inspektion und Palpation

- Untersuchen Sie zunächst den stehenden Patienten und achten Sie auf Verkürzungen und Haltungsänderungen von Hüften und Extremitäten, die durch Fehlbildung der Hüfte bedingt sein können.
- Lassen Sie den Patienten zuerst auf dem einen, dann auf dem anderen Bein stehen (Trendelenburg-Test, Abb. 10.11). Normalerweise bewegt sich die Seite, auf der der Fuß angehoben wird, nach oben.
- Eine Flexionsdeformität einer Hüfte kann von einer lumbalen Lordose überlagert werden. Ein solcher Patient muss in Rückenlage das gegenüberliegende Hüftgelenk beugen, dabei wird die Lordose aufgehoben, und die Hüftdeformität ist zu erkennen (Thomas-Test).
- Die Verkürzung eines Beines wird durch eine Skoliose der Wirbelsäule oder durch eine Beugung des längeren Beines ausgeglichen.

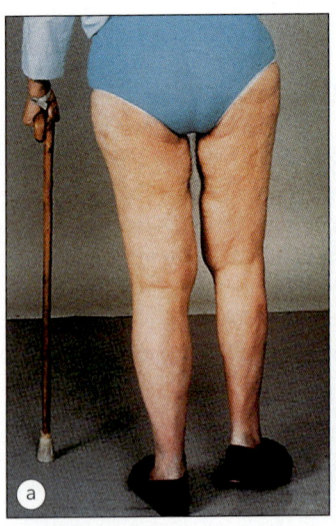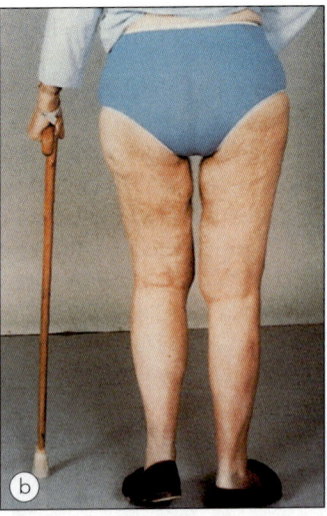

Abb. 10.11 Trendelenburg-Zeichen. Steht die Patientin auf dem gesunden linken Bein, dann neigt sich das Becken nach links (a). Steht sie aber auf dem rechten Bein (Osteoarthritis im Hüftgelenk), neigt sich das Becken nicht nach rechts (b).

- Eine Abduktionsdeformität wird durch die Beugung des Knies auf derselben Seite kompensiert.
- Eine Adduktionsdeformität wird durch Flexion des Knies auf der entgegengesetzten Seite kompensiert.

Beinlänge (☞ Abb. 10.12)

- Die tatsächliche Beinlänge wird von der Spina iliaca anterior superior zum Malleolus medialis gemessen.
- Die scheinbare Beinlänge wird vom Nabel zum Malleolus medialis gemessen.
- Eine Verkürzung der tatsächlichen Länge deutet auf Hüftgelenkserkrankungen hin.
- Ein Unterschied der scheinbaren Beinlänge bei Übereinstimmung der tatsächlichen Länge ist ein Zeichen für einen Beckenschiefstand.

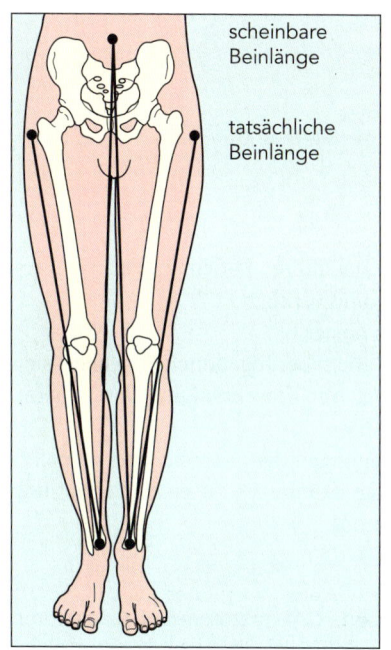

scheinbare
Beinlänge

tatsächliche
Beinlänge

10

Abb. 10.12 Tatsächliche und scheinbare Beinlänge

Gelenkbeweglichkeit

- Um die Beweglichkeit der Hüften selbst zu testen, legen Sie die Hand auf die Spina iliaca anterior superior, um Mitbewegungen des Beckens zu erfassen.
- Um die Flexion zu überprüfen, beugen Sie das Bein mit gebeugtem Knie in Richtung Abdomen.
- Um die Extension zu prüfen, stellen Sie sich hinter den Patient und ziehen das Bein so weit rückwärts, bis das Becken anfängt, sich zu drehen.
- Innere und äußere Rotation werden mit um 90° angebeugtem Hüft- und Kniegelenk getestet.

 Differenzialdiagnostik
Hüftschmerzen

- Trauma
  - Luxation
  - Fraktur
- Arthritis
  - Osteoarthritis
  - Rheumatoide Arthritis
- Abgleiten der femoralen Epiphyse
- Aseptische Osteochondronekrose (Perthes-Krankheit)
- Infektion, z.B. Osteomyelitis

Klinische Anwendung

- Schenkelhalsfraktur – häufig bei älteren Patienten. Das Bein rotiert nach außen, ist adduziert und verkürzt.
- Luxation – selten, meist nach posterior
- Femurepiphysenlösung – vor allem bei Jugendlichen. Äußert sich durch Schmerzen und Hinken, mit Einschränkung der Flexion, Abduktion und medialer Rotation.
- Osteoarthritis – häufig. Bewegungen der Gelenke sind schmerzhaft eingeschränkt. Schließlich kommt es zu einer Verkürzung und Außenrotation der Extremität.

Muskelfunktion

Testen Sie die Flexoren, Extensoren, Abduktoren und Adduktoren der Hüfte.

Klinische Anwendung

Ischiaslähmung – tritt bei Beckentrauma, Verletzung oder Tumorinfiltration auf, und ist mit einer ausgeprägten Schwäche der unteren Extremitäten verbunden, mit Ausnahme des Quadrizeps und des Hüftadduktors. Der Patellarsehnenreflex bleibt erhalten, während der Achillessehnenreflex nicht auslösbar ist.

Knie

Inspektion und Palpation

- Schauen Sie am stehenden Patienten nach Fehlbildungen (Genu valgum – X-Beine, oder Genu varum – O-Beine).
- Schauen Sie als Nächstes nach einem Erguss.
- Große Ergüsse – sind beiderseits der Patella gut sichtbar.
- Kleine Ergüsse – bei gestrecktem Kniegelenk wird mit der einen Hand der obere Rezessus, mit der anderen der übrige Gelenkraum ausgestrichen und dann mit dem Zeigefinger die Patella gegen die Trochlea femoris gedrückt. Bei Vorliegen eines intraartikulären Ergusses „tanzt" die Patella auf dem Flüssigkeitskissen.
- Bei kleineren Ergüssen schauen Sie nach Hinweisen auf eine Vorwölbung. Drücken Sie die Flüssigkeit aus dem oberen Rezessus und fixieren Sie die Patella mit dem Zeigefinger. Streichen Sie vorsichtig zwischen Patella und den Femurkondylen abwärts, zuerst auf der einen, dann auf der anderen Seite. Liegt ein Erguss vor, entsteht jeweils auf der anderen Seite des Knies eine Vorwölbung.
- Palpieren Sie das Gelenk und umgebende Strukturen und vergessen Sie nicht, die Fossa poplitea zu inspizieren.

10

Klinische Anwendung

- Bei Osteoarthritis besteht in der Regel periartikuläre Druckempfindlichkeit.
- Rheumatoide Arthritis führt zu Erguss, Synovialschwellung und Deformierung.

Beweglichkeit des Gelenks

Testen Sie Flexion und Extension am Patienten in Rückenlage.

Stabilität

- Seitenbänder – versuchen Sie, den Unterschenkel zu abduzieren und zu adduzieren. Halten Sie den Grad einer eventuell vorhandenen Instabilität fest.
- Kreuzbänder – das Gelenk ist leicht angewinkelt, der Fuß aufgesetzt. Ziehen Sie den Unterschenkel vor und zurück. Bei geschwächten Kreuzbändern sind deutliche Bewegungen möglich.

Meniskus

Führen Sie den McMurray-Test durch. Hüfte und Knie werden in einem Winkel von 90° angebeugt. Fassen Sie mit der rechten Hand die Ferse und drücken Sie zunächst auf den Innen-, dann auf den Außenmeniskus. Rotieren Sie das Schienbein nach innen und außen und strecken Sie dabei das Knie. Liegt eine Ruptur vor, so verfängt sich der Meniskus in der Gelenkspalte zwischen Tibia und Femur, was zu Schmerzen und einem knackenden Geräusch führt sowie gelegentlich zur Gelenksperre.

Klinische Anwendung

- Osteoarthritis – führt nicht nur zu Druckempfindlichkeit, sondern auch zum Anschwellen der Knochen um das Gelenk und zum sekundären Quadrizeps-Schwund.
- Trauma – Meniskusrisse kommen vorwiegend bei jungen Leuten infolge einer Überdrehung des Kniegelenkes vor. Meist ist der innere Meniskus betroffen. Es entwickelt sich ein Erguss und das Kniegelenk kann blockieren.
- Eine Patellaluxation tritt lateral und meist rezidivierend auf.
- Eine totale Knieluxation ist ungewöhnlich und meist die Folge eines Verkehrsunfalls.

Muskelfunktion

Testen Sie die Muskelkraft des Quadrizeps und des M. biceps femoris.

Klinische Anwendung

- Femoralisneuropathie – führt zu Schwäche und Muskelschwund im Quadrizeps, Verlust des Patellarreflexes und Veränderungen in der Sensibilität im vorderen Oberschenkel- und medialen Unter-

schenkelbereich. Die Ursachen können in einer Oberschenkelver-
letzung oder einer Blutung in die Psoasloge liegen.

- L3-Wurzelsyndrom – sowohl der Quadrizeps als auch die Hüft-
adduktoren sind betroffen. Der Patellarreflex ist abgeschwächt,
und im medialen Oberschenkel- und Kniebereich treten Sensibilitätsstörungen auf.

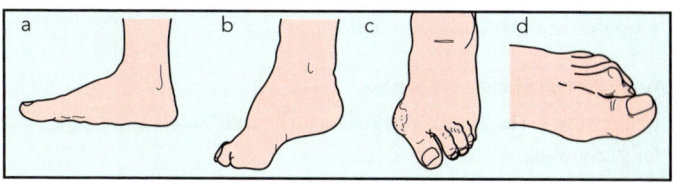

Abb. 10.13   Fußfehlbildungen (a) Pes planus, (b) Pes cavus, (c) Hallux
valgus und (d) Hammerzehe

- Obturatoriuslähmung – verursacht eine Schwäche der Ober-
schenkeladduktoren und Sensibilitätsstörungen an der Oberschenkelinnenseite. Eine solche Lähmung kann infolge einer
Operation, einer Beckenfraktur oder einer Obturationshernie eintreten.
- Meralgia paraesthetica – verursacht Schmerzen, Kribbeln und
Taubheit im vorderen lateralen Oberschenkelbereich und ist auf
eine Kompression des N. cutaneus femoris lateralis in der Leistengegend zurückzuführen.

Sprunggelenk und Fuß
Inspektion und Palpation

- Betrachten Sie die Sprunggelenke des stehenden Patienten von
hinten.
- Stellen Sie fest, ob Abweichungen des Fußes zur Mittellinie (va-
rus) oder nach außen (valgus) vorliegen.
- Untersuchen Sie das Fußgewölbe.
- Palpieren sie die Ränder des Sprunggelenks, dann Ferse und
Achillessehne.
- Untersuchen Sie die Zehengrundgelenke auf Druckempfindlich-
keit.

Klinische Anwendung (☞ Abb. 10.13)
- Senkfuß – Abflachung des Längsgewölbes
- Hohlfuß – übermäßig hohes Längsgewölbe mit überstreckten Zehen
- Hallux valgus – auffällige Adduktion der großen Zehe am Grundgelenk mit Bursabildung über dem ersten Metatarsus
- Hammerzehe – Hyperextension des Zehengrundgelenks und Flexion der Interphalangealgelenke

Beweglichkeit der Gelenke
- Überprüfen Sie Plantar- und Dorsalflexion sowie Ein- und Auswärtsdrehung.
- Überprüfen Sie Plantar- und Dorsalflexion der Zehen.

Klinische Anwendung
- Osteoarthritis – sowohl das Sprunggelenk als auch der Fuß kann betroffen sein. Ist das erste metatarsophalangeale Gelenk betroffen, entsteht ein Hallux valgus et rigidus.
- Gicht – typisch ist der Befall des Großzehengrundgelenks. Akute Attacken führen zu einem roten, geschwollenen und schmerzhaften Gelenk. Bei lange bestehender Gicht kann es auch zu Harnsäureablagerungen, z. B. am Ellenbogen und am Ohr, kommen.
- Rheumatoide Arthritis – betroffen sein können sowohl das Sprunggelenk als auch der Fuß. Es entstehen verschiedene Fehlbildungen, darunter die Subluxation der Zehengrundgelenke und Flexionsdeformierungen an den proximalen Interphalangealgelenken.
- Trauma – Luxationsbruch des Sprunggelenks. Eine Achillessehnenruptur führt zu Schmerzen in der Ferse. Die Wade ist geschwollen, und in der Sehne ist eine Lücke tastbar.

Muskelfunktion
Überprüfen Sie Plantar- und Dorsalflexoren an Sprunggelenk und Zehen, Supination und Pronation sowie den Extensor hallucis longus.

Klinische Anwendung
- Spondylose im Lumbalbereich – in der Regel sind die L5- und S1-Wurzeln betroffen. Im ersteren Fall ist die Schwäche oft auf den Extensor hallucis longus beschränkt. Die Reflexe sind unver-

ändert und im Mittelfußbereich kommt es zu Sensibilitätsverlust. Ist S1 betroffen, so ist der Achillessehnenreflex abgeschwächt, und der Sensibilitätsverlust tritt am lateralen Rand des Fußes auf.
- Peroneuslähmung – führt zu abgeschwächter Dorsalflexion an Fuß und Zehen und zu Supination (Steppergang). Sensibilitätsstörungen sind selten und betreffen Schienbein sowie Fußrücken.

10.4 Formen der Muskelschwäche bei muskulären Erkrankungen

Bei primären Muskelerkrankungen finden sich folgende Charakteristika:
- Symmetrie
- Proximale Prädominanz
- Auffälliger Gang mit Lordose und einer Tendenz zum Watscheln.
- Positives Trendelenburg-Zeichen
- Schwierigkeiten beim Aufrichten aus dem Liegen – der Patient kann sich nur über Seitenlage, Vierfüßlerstand und An-sich-selbst-hochklettern hinstellen (Gowers-Zeichen).
- Pseudohypertrophie der Muskulatur aufgrund von Fett- und Bindegewebsinfiltration. Der betroffene Muskel ist in Wirklichkeit schwach (☞ Abb. 10.14).

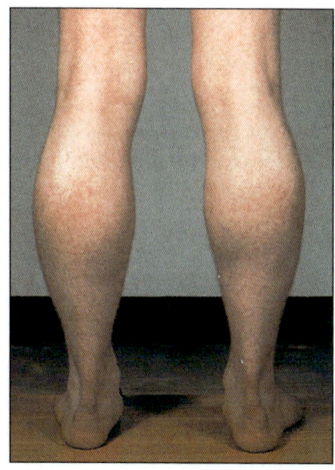

Abb. 10.14 Pseudohypertrophie der Wadenmuskulatur

10

Untersuchung des Gangbildes (☞ Abb. 10.15)

- Wenn der Patient über Schwierigkeiten beim Gehen berichtet, müssen Sie zur Unterstützung bereit sein.
- Beobachten Sie den Ablauf der Beinbewegung und Armhaltung.
- Beobachten Sie die Kontrolle über den Oberkörper.
- Erscheint der Gang normal, lassen Sie ihn einen Fuß unmittelbar vor den anderen setzen (Seiltänzergang) und stützen Sie ihn, wenn nötig.

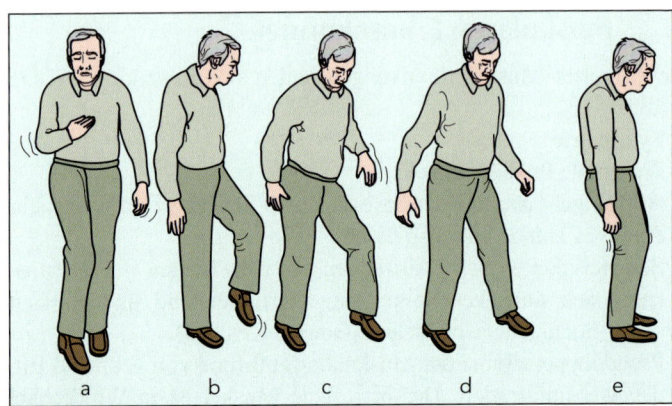

Abb. 10.15 Gangstörungen: (a) Hemiparese, (b) unilateraler Steppergang, (c) sensorische Ataxie, (d) zerebellare Ataxie und (e) Parkinson-Syndrom

Spastischer Gang

- Hemiplegie – Der Arm ist am Körper angewinkelt. Das gestreckte Bein wird unter Neigung des Beckens auswärts nach vorn geführt (Zirkumduktion).
- Paraplegie – Der gesamte Bewegungsablauf ist steif und der Oberkörper wird zur Unterstützung der Beine stoßartig nach vorn geworfen.

Klinische Anwendung

- Hemiplegischer Gang – im Allgemeinen aufgrund einer zerebrovaskulären Erkrankung oder Verletzung
- Paraplegischer Gang – im Allgemeinen aufgrund von Multipler Sklerose oder einer Wirbelsäulenverletzung

Steppergang

Hyperflexion des Knies und der Hüfte, um den Fuß vom Boden zu heben

Klinische Anwendung

- Unilateral – Lähmung des Nervus peroneus bzw. fibularis
- Bilateral – periphere Neuropathie

Ataktischer Gang

Entweder aufgrund einer Erkrankung des Zerebellums oder aufgrund einer Störung der Sensibilität oder der Tiefensensibilität der Füße (sensorische Ataxie)

- Zerebelläre Ataxie – breitbasiger Gang. Ist eine Seite des Zerebellums besonders betroffen, taumelt der Patient auf dieser Seite.
- Sensorische Ataxie – der Patient stampft mit den Füßen auf, um den Sensibilitätsverlust zu kompensieren.

Klinische Anwendung

- Zerebelläre Ataxie – Multiple Sklerose, Schlaganfall, zerebelläre Degeneration, Alkohol
- Sensorische Ataxie – periphere Polyneuropathie

Watschelgang

Der Watschelgang entsteht durch eine Schwäche der großen Gesäßmuskeln, da sich das Becken nicht auf die Seite des angehobenen Spielbeins neigen kann.

Klinische Anwendung

Häufige Ursachen – Muskeldystrophie, Polymyositis

Parkinson-Gang

Gebückte Haltung, reduzierter Armschwung, Kleinschrittigkeit. Das Losgehen, Anhalten und Umdrehen kann Schwierigkeiten bereiten.

Apraktischer Gang

Eine Gangstörung, bei der ohne das Vorliegen einer augenfälligen Muskelschwäche, Koordinationsstörungen oder Sensibilitätsstörungen der Bewegungsablauf gestört ist. Der Patient wirkt wie erstarrt.

10

10.4 Formen der Muskelschwäche bei muskulären Erkrankungen

Klinische Anwendung
Meist ist ein Hydrozephalus ohne erhöhten Liquordruck oder eine Binswanger-Enzephalopathie die Ursache.

Hysterische Gangstörungen
Diese bizarren Gangstörungen sind äußerst variabel. Trotz Taumeln und Schwanken kommt der Patient nur selten zu Fall. Selbst wenn sich der Patient dabei verletzt, kann eine hysterische Persönlichkeitsstörung als Ursache nicht ausgeschlossen werden.

Untersuchung älterer Patienten
Knochen, Muskeln und Gelenke

- Mit dem Alter nimmt die Muskelkraft ab. So nimmt die Muskelkraft zwischen 25 und 80 Jahren etwa um 50 % ab.
- Die Muskelmasse nimmt mit dem Alter ab, z.B. die der kleinen Handmuskeln.
- Zu einem gewissen Grade kann es zu einer Verschiebung der Ulna am Handgelenk kommen.
- Bei älteren Menschen wird der Gang unsicherer, und die Schritte werden kürzer.
- Die Beweglichkeit der Gelenke verringert sich im Alter.
- Ältere Menschen stehen oft mit leicht gebeugten Hüften und Knien.

Zusammenfassung
Schema für die Routineuntersuchung des Bewegungsapparates

- Orientieren Sie sich immer an einem bestimmten Untersuchungsschema, auch für die Anamnese.
- Die Eingangsuntersuchung konzentriert sich auf vier Gebiete: Gang (**G**ait), Arme (**A**rms), Beine (**L**egs) und Wirbelsäule (**S**pine), GALS.
- Bei näherer Untersuchung der einzelnen Gelenke hält man sich an folgendes Schema: Inspektion, Palpation und Beurteilung der Beweglichkeit.
- Zur Untersuchung der einzelnen Muskeln gehören Inspektion, Palpation und Feststellen der Muskelkraft nach der MRC-Skala von 0–5.
- An den unteren Extremitäten lassen sich zusätzliche Dehnungstests (Anheben des gestreckten Beins und Femoralisdehnung) durchführen, mit denen sich eine Reizung der Nervenwurzeln in der Lumbosakralregion feststellen lässt.

11 Das Nervensystem

11.1 Höhere kortikale Funktionen

Symptome

Stimmung
- Ist die Stimmung des Patienten seiner Situation angemessen?
- Zeigt der Patient Passivität oder Interesselosigkeit?
- Ist der Patient ängstlich oder erregt?

Gedächtnis
- Äußert sich der Patient selbst oder seine Verwandten?
- Betrifft ein eventuell vorhandener Gedächtnisverlust das Kurz- oder Langzeitgedächtnis?

Sprache
- Bestehen Wortfindungsschwierigkeiten (Aphasie)?
- Spricht der Patient fließend oder stockend?
- Hat der Patient Schwierigkeiten beim Sprachverständnis, beim Schreiben (Agraphie) oder beim Lesen (Dyslexie)?

Räumliche Orientierung

Gibt es Anzeichen dafür, dass es dem Patienten schwer fällt, einen bekannten Weg zu finden?

Ankleiden

Hat der Patient Schwierigkeiten beim Ankleiden – „vergisst" er vielleicht die eine Seite oder weiß er nicht, in welcher Reihenfolge er die Kleidungsstücke anziehen soll?

 Fragen an den Patienten
Höhere kortikale Funktionen

- Hat sich Ihre Stimmung geändert?
- Hat Ihr Gedächtnis nachgelassen?
- Suchen Sie im Gespräch manchmal nach dem richtigen Wort?
- Haben Sie sich schon einmal auf einem vertrauten Weg verlaufen?
- Bereitet Ihnen das Anziehen Schwierigkeiten?

Untersuchung (Tab. 11.1, Zusammenfassung S. 291)

Orientierung

Stellen Sie fest, ob der Patient hinsichtlich seiner Person und Ort und Zeit orientiert ist.

Gedächtnis

Unmittelbares Gedächtnis

- Lassen Sie den Patienten Zahlen wiederholen – bis zu sieben vorwärts und fünf rückwärts
- Subtraktion in Siebenerschritten, d.h. von der Zahl 100 werden 7 subtrahiert, vom Ergebnis wieder 7 usw. Für diese Rechenoperation sind verschiedene Fähigkeiten erforderlich, und sie ist kein spezifischer Test zur Feststellung einer Demenz.

Tab. 11.1 Der Mini-Mental-Status-Test

Orientierung
1. Welches Jahr, welche Jahreszeit, welches Datum haben wir heute? Für jede richtige Antwort gibt es einen Punkt.
2. Wo sind wir? Land, Bundesland, Stadt, Krankenhaus, Stockwerk? Für jede richtige Antwort gibt es einen Punkt.
Aufnahmefähigkeit
3. Nennen Sie drei Gegenstände – die Benennung jedes Gegenstandes darf nicht länger als eine Sekunde dauern. Der Patient soll die Namen der Gegenstände wiederholen und bekommt für jede richtige Antwort einen Punkt. Wiederholen Sie so lange, bis der Patient alle drei Gegenstände benennen kann.
Aufmerksamkeit und Rechenvermögen
4. Subtrahieren in Siebenerschritten. Für jede richtige Subtraktion gibt es einen Punkt. Hören Sie nach fünf Schritten auf. Als Alternative können Sie den Patienten auch „Welt" rückwärts buchstabieren lassen.
Kurzzeitgedächtnis
5. Fragen Sie den Patienten noch einmal nach den drei Gegenständen aus Frage 3. Für jede richtige Antwort gibt es einen Punkt.
Sprache
6. Zeigen Sie auf einen Bleistift und eine Armbanduhr und lassen Sie diese vom Patienten benennen. Für jede richtige Antwort gibt es einen Punkt.
7. Lassen Sie den Patienten wiederholen: „Kein Wenn und kein Aber." Ein Punkt.
8. Lassen Sie den Patienten eine dreischrittige Anweisung ausführen: „Nehmen Sie das Blatt Papier in die rechte Hand, falten Sie es in der Mitte und legen Sie es auf den Boden." Drei Punkte.

Tab. 11.1 Der Mini-Mental-Status-Test (Fortsetzung)

Sprache
9. Schreiben Sie in großen Buchstaben auf ein Blatt „Schließen Sie die Augen". Lassen sie es den Patienten lesen und ausführen. Ein Punkt.
10. Lassen Sie den Patienten einen selbst erdachten Satz aufschreiben. Der Satz soll Subjekt und Objekt enthalten und sinnvoll sein. Auf Orthographie kommt es bei der Punktvergabe nicht an. Ein Punkt.
11. Lassen Sie den Patienten zwei sich überschneidende gleichseitige Fünfecke zeichnen. Wenn alle Seiten und Winkel erkennbar sind und aus den sich überschneidenden Seiten ein Viereck entsteht, vergeben Sie einen Punkt.
Maximale Punktzahl = 30 Punkte

Kurzzeitgedächtnis
- Erkundigen Sie sich nach drei Ereignissen
- Bitten Sie den Patienten, sich drei Gegenstände oder einen Namen, eine Adresse und eine Blume zu merken. Bitten Sie ihn zehn Minuten später, die Namen oder Gegenstände erneut zu benennen
- Um das visuelle Gedächtnis zu prüfen, zeigen Sie dem Patienten fünf Sekunden lang eine Zeichnung und bitten ihn zehn Sekunden später, diese zu reproduzieren

Langzeitgedächtnis
Fragen Sie den Patienten nach Kindheit, Schulzeit, Arbeit und Verwandtschaft.

Intelligenz
Beim Testen von Wissen und abstraktem Denkvermögen ist der soziale Hintergrund des Patienten zu berücksichtigen.

Informiertheitsgrad
Fragen Sie den Patienten nach neueren Ereignissen

Kopfrechnen
Geben Sie dem Patienten einfache Additions-, Subtraktions-, Multiplikations- und Divisionsaufgaben.

Deuten von Sprichwörtern
Lesen Sie dem Patienten Sprichwörter mit steigendem Komplexitätsgrad vor und lassen Sie sich diese von ihm erläutern. Damit testen Sie sowohl allgemeines Wissen als auch Abstraktionsfähigkeit.

11

Konstruktive Fähigkeiten

Lassen Sie den Patienten Muster von zunehmender Komplexität abzeichnen.

Geographische Orientierung

Vielleicht sind schon bei der Erhebung der Anamnese diesbezügliche Probleme aufgetreten. Bei der Untersuchung bitten Sie den Patienten, sein Heimatland in Umrissen zu skizzieren und die wichtigsten Städte einzutragen.

Sprache

- Stellen Sie fest, ob der Patient Rechts- oder Linkshänder ist – nicht nur beim Schreiben.
- Es gibt dreierlei Sprachstörungen – Dysarthrie, Dysphonie und Dysphasie.

Dysarthrie

Störung der Artikulation ohne Einschränkung des Sprachgebrauchs.

Dysphonie

Fehlende Lautstärke, typische Folge einer Erkrankung des Zwerchfells, der Atemmuskulatur oder der Stimmbänder.

Dysphasie

Störung der Sprachfunktion. Dabei können Sprachverständnis oder -erzeugung oder beide Bereiche betroffen sein. Die Sprache enthält grammatikalische Fehler und es treten Wortfindungsstörungen und Ersatzwörter auf (Paraphrasie).

Dysphasie-Untersuchung

Sprachfluss

- Stellen Sie fest, wie viel der Patient innerhalb eines Zeitabschnitts spricht
- Lassen Sie den Patienten innerhalb einer vorgegebenen Zeit so viele Gegenstände wie möglich nennen, die alle einem bestimmten Oberbegriff angehören sollen (z. B. Obst)

Fragen an den Patienten
Dysphasie

- Ist der Patient Rechts- oder Linkshänder?
- Ist die Sprache fließend oder stockend?
- Wie gut ist sein Sprachverständnis?
- Kann der Patient Wörter oder ganze Sätze wiederholen?
- Kann der Patient Gegenstände benennen?

Verständnis

Stellen Sie zunehmend komplexe Fragen, die sich aber alle mit Ja oder Nein beantworten lassen sollten.

Wiederholung

Lassen Sie den Patienten zunächst Wörter, dann Sätze mit zunehmender Komplexität wiederholen.

Benennen

Lassen Sie den Patienten eine Reihe unterschiedlicher Gegenstände benennen.

Lesefähigkeit

Berücksichtigen Sie beim Testen der Lesefähigkeit den Bildungsgrad des Patienten.

Schreibfähigkeit

Zur Überprüfung der Schreibfähigkeit lassen Sie den Patienten nach Diktat zuerst einfache Wörter, dann Sätze schreiben. Aphasie-Patienten haben immer auch Schreibschwierigkeiten (Agraphie).

Praktische Fähigkeiten

Unter einer Apraxie versteht man eine Störung der Feinmotorik (des Gesichts, der Zunge und/oder der Gliedmaßen), die nicht auf Schwäche, Koordinations- oder Sensibilitätsverlust oder das Nichtverstehen einer Aufforderung zurückzuführen ist.

- Ideokinetische Apraxie – Unfähigkeit, eine einzelne feinmotorische Aufgabe auszuführen
- Ideatorische Apraxie – Unfähigkeit, komplexere feinmotorische Abläufe durchzuführen

11

229

Bei der Untersuchung lassen Sie den Patienten eine bestimmte Aufgabe ausführen. Gelingt ihm das nicht, führen Sie sie aus und bitten den Patienten, Sie nachzuahmen. Ist auch dies nicht erfolgreich, geben Sie dem Patienten einen Gegenstand (z. B. einen Schraubenzieher) und lassen ihn vorführen, wie man diesen gebraucht. Zum Testen komplexerer Bewegungsabläufe lässt man den Patienten eine Folge zusammenhängender Handlungen durchführen.

Rechts-Links-Orientierung
Fangen Sie mit einfachen Aufgaben an. Auch unter gesunden Menschen hat ein Teil Schwierigkeiten mit der Rechts-Links-Orientierung.

Agnosie
Unter Agnosie versteht man die Unfähigkeit eines Patienten, trotz intakter Seh- und Sprachfähigkeit Gegenstände zu erkennen.

Primitivreflexe
Aufgrund von Störungen der höheren Kortikalfunktionen können verschiedene Reflexe wieder auslösbar werden.

Glabellareflex
Klopfen Sie mehrmals mit dem Zeigefinger auf die Glabella (Stirnbein zwischen den Augenbrauen) des Patienten. Nach drei bis vier Wiederholungen sistiert das primäre Augenzwinkern. Bei Parkinson-Syndrom und Alzheimer-Krankheit bleibt dieser Reflex jedoch auslösbar, d. h. das Augenzwinkern hält an.

Palmomentalreflex
Drücken Sie fest und fast schmerzhaft auf die Handfläche entlang des Daumenballens. Bei einem positiven Reflex kontrahiert auf derselben Seite die Kinnmuskulatur.

Schnauz- und Saugreflex
Auf leichtes Beklopfen wölben sich die Lippen wie ein Schmollmund vor. Beginnen die Lippen mit Saugbewegungen, wenn man den Mundwinkel stimuliert, spricht man von einem positiven Saugreflex.

Greifreflex

Man bestreicht die Handfläche kräftig vom radialen zum ulnaren Rand. Bei einer positiven Reaktion ergreifen die Finger des Patienten die Hand des Untersuchers und machen es schwierig bis unmöglich, die Hand wieder zu öffnen. An den Fußsohlen lässt sich ein solcher Reflex durch Bestreichen der Fußsohle mit dem Reflexhammer auslösen. Dabei beugen sich die Zehen, um den Hammer festzuhalten (☞ Abb. 11.1).

Klinische Anwendung

Demenz

Die häufigsten Ursachen für Demenz sind Alzheimer-Erkrankung, Lewy-Körperchen-Demenz und zerebrale Durchblutungsstörungen.

Amnesie

Schäden am limbischen System führen dazu, dass neue Ereignisse nicht mehr vom Gedächtnis verarbeitet werden können (anterograde Amnesie) und außerdem kurz zurückliegende Ereignisse verloren gehen (retrograde Amnesie)

Differenzialdiagnostik
Störungen der höheren kortikalen Funktionen und der Sprache

- Demenz
  - Alzheimer-Erkrankung
- Amnesie
  - Enzephalitis nach Herpes simplex-Infektion
- Dysarthrie
  - Hirnstamminsult
- Dysphonie
  - Myasthenia gravis
- Aphasie
  - Broca-Typ, Wernicke-Typ
- Apraxie
  - Läsionen des Corpus callosum
- Greifreflex
  - Tumor am Frontallappen

11

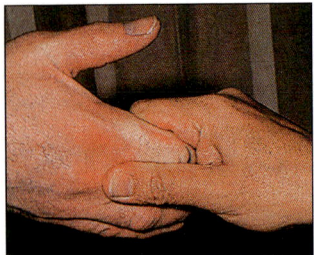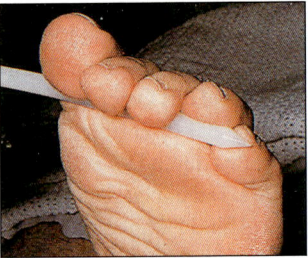

Abb. 11.1 Primitivreflexe (Zwangsgreifen an Hand und Fuß).

Dyskalkulie (Rechenschwäche)

Vorkommen bei unilateralen oder bilateralen Hemisphärenläsionen

Konstruktive Apraxie und geographische Desorientierung

Auftreten meist im Zusammenhang mit nichtdominanten parietalen Läsionen

Dysarthrie

- Bulbärparalyse
  - Kombinierte Lippen-, Zungen- und Gaumenschwäche
- Pseudobulbärparalyse
  - Häufig verursacht durch eine bilaterale Schädigung der kortiko-bulbären Bahnen. Die Sprache ist zögernd, aufbrausend und gepresst.
- Stimmbandlähmung
  - Unilaterale Lähmung führt zu leiser, heiserer Sprache. Ist die Läsion bilateral, ist Sprechen praktisch unmöglich.
- Zerebelläre Läsionen
  - Verlust des Sprachrhythmus mit Schwankungen der Lautstärke und Betonung. Verwaschene und Stakkato-Sprache kommen vor.

Dysphonie

Oft liegt keine organische Ursache vor. Bei spastischer Dysphonie, einer Form der Dystonie, kommt durch unkontrollierte Kontraktion der Muskulatur, besonders des Larynx, eine gepresste Sprache zustande.

Aphasie

Eine Aphasie mit stockender Sprache tritt in Verbindung mit Läsionen des anterioren Hemisphärenbereichs auf, eine Aphasie mit flüssiger Sprache bei Läsionen der posterioren Hemisphärenregion.

- Broca-Aphasie – stockend und meist mit Dysarthrie verbunden. Das Sprachverständnis bleibt weitgehend erhalten. Beim Benennen können Fehler auftreten.
- Transkortikale motorische Aphasie – ähnlich der Broca-Aphasie, aber die Wiederholungsfähigkeit bleibt erhalten. Die Störung liegt oberhalb oder anterior zum Broca-Gebiet.
- Wernicke-Aphasie – flüssige, mühelos artikulierte Sprache, aber häufige Paraphrasierungen und Sinnverlust der Wörter. Sprachverständnis und Wiederholungsvermögen stark eingeschränkt.
- Leitungsaphasie – flüssige Sprache, allerdings weniger flüssig als bei Wernicke-Aphasie. Häufige Unterbrechungen im Sprachrhythmus, aber keine Dysarthrie. Wortfindungsstörungen, aber gutes Begriffsverständnis. Ernsthafte Schwierigkeiten beim Wiederholen.
- Transkortikale sensorische Aphasie – Flüssige Sprache, die aber vom Untersuchenden gestört werden kann, indem er eigene Worte und Sätze einwirft, die der Patient dann wiederholt (Echolalie). Das Begriffsverständnis ist aber stark eingeschränkt.
- Nicht klassifizierbare Aphasie – flüssige Sprache, die eher von Pausen als von paraphrasierenden Ersatzformulierungen unterbrochen wird. Oft ist dies das letzte Stadium bei der Erholung von anderen Formen der Aphasie.
- Globale Aphasie – Alle Aspekte der Sprachfunktion sind betroffen. Die Äußerungen sind stockend, Verständnis, Wiederholung und Wortfindung sind betroffen und vielfach stark gestört.

Dyslexie und Alexie

- Dyslexie: Entwicklungsbedingte Leseschwäche
- Alexie: erworbene Störung der Lesefähigkeit durch eine Hirnschädigung

11

Agraphie (Schreibunfähigkeit)

Bei nahezu allen Aphasiepatienten liegt auch Agraphie vor, aber nicht alle Patienten mit Agraphie leiden auch unter Aphasie.

Apraxie

- Beim Ausführen einer gestellten Aufgabe beginnt der neurologische Weg im Hörzentrum der dominanten Hemisphäre, führt dann weiter in den parietalen assoziativen Kortex zum prämotorischen und schließlich zum eigentlichen motorischen Kortex
- Jede Unterbrechung an einer bestimmten Stelle dieses Weges führt zu einer ideomotorischen Apraxie, die sowohl die dominante als auch die nicht dominante Hand betrifft

Rechts-Links-Desorientierung

Meist infolge einer posterioren Läsion der dominanten Hemisphäre.

Optische Agnosie

- Eine Form der optischen Agnosie ist auf die Unterbrechung der Verbindung zwischen Seh- und Sprachzentrum zurückzuführen.
- Eine andere Form hängt mit dem Verlust des Erkennungsvermögens zusammen. Sie kann umgangen werden, wenn der Patient den Gegenstand betastet.

Primitivreflexe

- Der Palmomentalreflex ist bei manchen Gesunden bilateral zu finden. Tritt er unilateral auf, liegt wahrscheinlich eine Läsion des kontralateralen Frontallappens vor
- Schnauz- und Saugreflex sind bei Patienten mit einer diffusen Hemisphärenerkrankung zu finden
- Tritt der Greifreflex bilateral auf, hilft dies bei der Lokalisierung der Erkrankung nicht weiter. Bei unilateraler Ausprägung liegt die Läsion im kontralateralen Frontallappen.
- Ein Fußgreifreflex kann das erste Anzeichen für eine Schädigung eines Frontallappens sein

11.2 Psychiatrische Untersuchung

Überzeugen Sie sich, dass der Patient versteht, wer Sie sind und was der Zweck des Gesprächs ist. Wenn sehr persönliche Probleme berührt werden, ist Vertraulichkeit besonders wichtig. Machen Sie also am Anfang keine schriftlichen Notizen, denn das könnte das Vertrauensverhältnis stören, das Sie mit dem Patient aufbauen wollen. In dieser ersten Phase kann man aus der **Beobachtung von Haltung, Gesten und Gesichtsausdruck** des Patienten Rückschlüsse auf seine Stimmung und Gefühlslage ziehen. Ein depressiver Patient erscheint apathisch mit wenig Ausdruck und zeigt keine Neigung, sich zu seiner Anamnese zu äußern. Ein erregter Patient fällt durch Ruhelosigkeit auf.

Anamnese der aktuellen Erkrankung

Das Vorgehen entspricht dem der Anamneseerhebung bei einer körperlichen Erkrankung. Nicht selten stehen bei primär psychiatrischen Patienten körperliche Symptome im Vordergrund. Erfragen Sie, wann es dem Patienten zuletzt gut ging, damit Sie sich ein Bild von der **Dauer** der Erkrankung und der zeitlichen **Reihenfolge** des Auftretens der Symptome machen können. Gegebenenfalls unterbrechen Sie den Patienten, wenn er vom Thema abschweift, z.B. über brennende soziale Probleme berichtet. Sie können dem Patienten sagen, dass Sie später auf diese für ihn wichtige Thematik zurückkommen werden. Manchmal ist es nötig, durch **gezielte Fragen** die Aufmerksamkeit des Patienten auf bestimmte Symptome zu lenken, über die Sie mehr erfahren wollen, z.B. Kopfschmerzen. Im Verlauf der Anamnese nehmen die offenen Fragen ab, und **geschlossene Ja-Nein-Fragen** treten an ihre Stelle. Bestimmte Fragen können beim Patienten starke emotionale Reaktionen auslösen, die ernst genommen werden müssen. In solchen Situationen kann ein taktvolles Befragen wichtig sein, auch wenn dadurch die Erhebung der Anamnese verlängert wird.

Häufig kann ein Patient nicht direkt über Probleme und Symptome sprechen, die ihn bedrücken, indem er nur in einem Nebensatz seine körperlichen Symptome erwähnt. Beachten Sie solche wichtigen Hinweise und gehen Sie gezielt die noch offenen Fragen an. Wenn

11

Sie das nicht tun, verliert der Patient möglicherweise den Mut, die Problematik selbst anzusprechen.

Manche Symptome kommen sowohl bei körperlichen als auch bei psychischen Erkrankungen vor, während andere überwiegend dem psychischen Bereich zuzuordnen sind.

Spezifische Symptome

Stimmung

Erkundigen Sie sich, ob der Patient oder ein Verwandter eine Stimmungsveränderung beobachtet hat. Zur Abklärung einer **Depression** hat sich vor allem die Frage bewährt, ob der Patient die Freude an seinen gewohnten Tätigkeiten verloren hat (Anhedonie). Ergänzend fragen Sie nach Schlafrhythmus, Libidoverlust und Suizidgedanken. Manchmal bestreitet der Patient einen Stimmungsabfall, auch wenn dieser im Gespräch deutlich zutage tritt. Halten Sie solche Widersprüche schriftlich fest.

Meist klagt der Patient über **Angstzustände,** doch stehen manchmal auch die somatischen Störungen, wie Herzjagen, Schweißausbrüche und Zittern im Vordergrund. Die Angst kann chronischer oder spontaner Natur sein. Bei Phobien kann sie auch durch ein bestimmtes Erlebnis ausgelöst werden.

Über **Euphorie** klagen Patienten nur selten – das Gefühl unbegrenzter körperlicher und geistiger Energie. Im Gesprächsverhalten zeigt sich der Patient manisch angespannt und körperlich ruhelos.

 Fragen an den Patienten
Psychiatrische Untersuchung

- Leiden Sie unter übermäßiger Ängstlichkeit oder Niedergeschlagenheit?
- Wiederholen Sie bestimmte Aufgaben immer wieder?
- Haben Sie das Gefühl, dass andere Menschen etwas gegen Sie haben?
- Haben Sie Dinge gesehen oder gehört, die nicht wirklich vorhanden sind?
- Wissen Sie manchmal nicht, wer Sie sind und wo Sie sich befinden?

Wahrnehmungsstörungen

Diese lassen sich nur mit großer Sensibilität erfragen. Verständlicherweise spricht der Patient nur ungern darüber. Im Gespräch bemerkt man schon, dass den Gedanken des Patienten nur schwer zu folgen ist und dass die Unterhaltung immer wieder von abwegigen Gedankengängen beherrscht ist. Fragen Sie den Patienten nach **Wahnvorstellungen** – anders ausgedrückt, ob der Patient das Gefühl hat, dass andere Menschen etwas gegen ihn im Schilde führen. Fragen Sie, ob bestimmte Gedanken **zwanghaft** immer wieder auftauchen und ob der Patient glaubt, dass diese Gedanken von außen beeinflusst werden. Zu solchen pathologischen Gedanken zählen Wahnvorstellungen und zwanghaftes Verhalten.

Wahnvorstellungen

Unter Wahnvorstellungen versteht man Gedanken, die nachweislich falsch sind, von denen der Patient sich aber nicht lösen kann. Wer glaubt, die Erde sei eine Scheibe, leidet an einer Wahnvorstellung. Bestimmte Verhaltensweisen werden nur auf ein bestimmtes Individuum bezogen, obwohl diese Verhaltensweisen durch das Fernsehen allgemein bekannt sind. **Paranoide** Gedanken gehen mit Verfolgungswahn einher. Bei Depressionen treten vor allem Wahnvorstellungen über die eigene Wertlosigkeit auf.

Symptome und Befunde
Psychische und somatische Symptome von Angstzuständen und Depression

	Angst	Depression
Somatisch	Palpitationen Tremor Kurzatmigkeit Schwindel Müdigkeit Durchfall Schweißausbruch	Appetitstörungen Obstipation Kopfschmerzen Körperliche und geistige Erschöpfung
Psychisch	Spannungsgefühl Reizbarkeit Schlafprobleme Angst Verlust des Icherlebens (Depersonalisation)	Apathie Konzentrationsstörungen Früherwachen Stimmungsschwankungen im Tagesverlauf Verlangsamung Schuldgefühle

11

Zwang

Zwangsgedanken treten wiederholt auf und führen oft zu wiederholten Zwangshandlungen. Dem Patienten ist bewusst, dass die Handlungen nicht angemessen sind, er kann sich aber nicht dagegen wehren. Beispiele für derartige Zwagsgedanken sind die Überzeugung, dass ein bestimmter Mensch Böses will oder der Ehepartner untreu ist.

Wahrnehmungsstörungen

Dies sind optische oder akustische Erscheinungen, die außer dem Patienten niemand wahrnimmt.

Halluzinationen sind Erfahrungen, für die es keine objektive Erklärung gibt. Sie sind meistens optischer oder akustischer Natur, können aber auch andere Sinnesempfindungen betreffen, beispielsweise Geruch oder Geschmack bei komplex-fokalen Anfällen. **Optische Halluzinationen** können gestaltlos sein (z.B. verschwommene Lichtmuster) oder feste Formen haben. Dann beschreibt der Patient Menschen oder Tiere von oft Furcht einflößendem Aussehen. Optische Halluzinationen sind eher Ausdruck einer organischen Krankheit des Gehirns – z.B. Delirium tremens oder eine Medikamentenwirkung – als einer funktionellen Psychose, z.B. Schizophrenie. Auch **akustische Halluzinationen** können geformt oder ungeformt auftreten. Sie treten häufiger bei funktionellen Psychosen als bei organischen Hirnerkrankungen auf. Stimmen können den Schizophreniepatienten verfolgen und dem Depressiven Vorwürfe machen.

Beim **Déjà-vu-** und **Jamais-vu-Phänomen** kommt es zu der starken Empfindung, eine Situation schon einmal erlebt zu haben bzw. eine Umgebung nicht zu erkennen, die vertraut sein sollte. Beides kann auch im täglichen Leben vorkommen, doch in krankhafter Ausprägung ist es meist ein Hinweis auf Epilepsie.

Illusionen sind eine Fehlinterpretation der Realität, wie wir sie alle schon erlebt haben, wenn wir einem Zauberer zugeschaut haben.

Beim Realitätsverlust fühlt sich der Einzelne entweder von seinem normalen Ichbewusstsein getrennt – **Depersonalisation** – oder interpretiert die Wirklichkeit in subjektiver Ausdeutung – **Derealisation**. Beide Erscheinungen treten bei Neurosen auf, werden aber gelegentlich auch bei gesunden Menschen beobachtet.

Die Untersuchung der höheren Kortikalfunktionen ist bereits besprochen worden. Zwischen kognitiver Behinderung durch Demenz und kognitiver Behinderung aufgrund eines Deliriums ist streng zu unterscheiden. Im letzteren Fall kommt es zu einer Bewusstseinstrübung, die sich in einer reduzierten Wahrnehmung der Umgebung oder einer verminderten Reaktion auf sie äußert.

Familienanamnese

Erkundigen Sie sich zunächst nach Vater und Mutter, nach deren aktuellem Alter oder dem Alter bei ihrem Tode, deren Gesundheitszustand, ob jemals eine psychische Erkrankung vorlag sowie nach dem persönlichen Verhältnis des Patienten zu seinen Eltern. Stellen Sie entsprechende Fragen nach den Geschwistern des Patienten. Nach den Kindern des Patienten wird in der persönlichen Anamnese gefragt. Besonders bei Schizophrenie und manisch-depressiver Psychose spielen genetische Faktoren eine wichtige Rolle.

Persönliche Anamnese
Kindheit

Es ist unwahrscheinlich, dass der Patient genaue Details über seine Geburt und frühkindliche Entwicklung kennt – es sei denn, es lagen besondere Probleme vor. Immer muss der Patient gezielt gefragt werden, ob er seine Kindheit insgesamt als glücklich oder unglücklich empfindet. Bei weiterem Nachfragen stellt sich allerdings oft heraus, dass die Antwort „glückliche Kindheit" nicht ganz zutreffend war. Wird die Kindheit als unglücklich erinnert, fragen Sie nach den Beziehungen zu den Eltern und nach eigenen körperlichen Krankheiten.

Schule und Ausbildung

Die Fragen nach Schule und Ausbildung geben ein Bild vom Bildungsstand des Patienten vor seiner Erkrankung. Erkundigen Sie sich auch, ob der Patient Freunde hatte, Einzelgänger war oder gehänselt oder sogar bedroht wurde.

Sexuelle Entwicklung

Erkundigen Sie sich bei Frauen nach ihrem Alter bei Eintritt der Menarche und wie sie Pubertät und Sexualität erlebt haben. Bei Männern sollte gefragt werden, ob zu Hause über Sexualität gesprochen wurde und wie sie ihre sexuellen Erfahrungen gesammelt haben.

11

239

Weitere Fragen zur sexuellen Entwicklung z. B. Homosexualität, sollten erst im weiteren Gespräch mit dem Patienten gestellt werden.

Eheliche Beziehung

Zum allgemeinen Bild gehört das Alter des Ehepartners, wann die Ehe geschlossen wurde, die Qualität der Beziehung insgesamt, das Sexualleben und Genaueres zu den Kindern.

Berufsanamnese

Erkundigen Sie sich, wie vielen Beschäftigungen der Patient bereits nachgegangen ist, warum er seine früheren Stellen aufgegeben hat. Fragen Sie nach dem Arbeitsklima in seinem Betrieb und nach seiner Zufriedenheit mit der Arbeit. Hat es Zeiten der Arbeitslosigkeit gegeben, erkundigen Sie sich, wie diese sich auf das Allgemeinbefinden des Patienten ausgewirkt haben.

Frühere Anamnese

Folgen Sie dem üblichen Schema und erstellen Sie die körperliche sowie die psychische Krankengeschichte.

Medikamenten- und Drogenanamnese

Erkundigen Sie sich nach dem Alkoholkonsum, aber denken Sie daran, dass die angegebene Menge nicht unbedingt der tatsächlich konsumierten Menge entspricht. Folgende Anzeichen können ein Hinweis auf eine Alkoholabhängigkeit sein: morgendlicher Alkoholkonsum, morgendliches Erbrechen, vor einer Besprechung „ein Gläschen trinken", unregelmäßiges Erscheinen bei der Arbeit und Trinken im stillen Kämmerlein. Erkundigen Sie sich nach dem Gebrauch von Narkotika, auch weicher Drogen wie Cannabis und dem Gebrauch von Tranquilizern. Wenn der Patient Codeinderivate einnimmt, fragen Sie nach Zweck und Dosis.

Persönlichkeitsprofil

Hinweise auf eine Veränderung der Persönlichkeit und der Stimmung des Patienten sind oft zuverlässiger von Kollegen, Verwandten und Freunden zu erhalten als vom Patienten selbst. Es gibt Fragebögen zur Persönlichkeitsbeurteilung, aber auch ohne sie lässt sich die Einstellung und das Verhalten des Patienten, im Arbeitsleben wie im Umgang mit Freunden, seine persönlichen Zielvorstellungen, sein Antrieb, seine Unabhängigkeit, Autorität und Belastbarkeit und damit seine allgemeine Reife beurteilen.

11.3 Hirnnerven

Der I. Hirnnerv (N. olfactorius)

Untersuchung

Halten Sie dem Patienten ein Riechfläschchen unter jedes Nasenloch und lassen Sie ihn den Geruch beschreiben.

 Symptome und Befunde
Störungen des Geruchssinns

- Hyposmie – teilweiser Verlust des Geruchssinns
- Anosmie – vollständiger Verlust des Geruchssinns
- Dysosmie – verzerrte Wahrnehmung von Gerüchen
- Hyperosmie – übertrieben starke Wahrnehmung von Gerüchen

Klinische Anwendung
- Beeinträchtigung des Geruchssinns häufig durch Infektionen des oberen Respirationstrakts oder pathologische Veränderungen der Nase
- Bei Parkinson-Syndrom und Demenz kommt es zu einer Beeinträchtigung der Geruchsempfindlichkeit
- Durch Kompression des N. olfactorius kommt es zum Verlust des Geruchssinns
- Bei psychomotorischen epileptischen Anfällen können Geruchshalluzinationen auftreten.

Der II. Hirnnerv (N. opticus)

Untersuchung

Sehschärfe
- Verwenden Sie zur Untersuchung der Fernsicht die Snellen-Tabelle in 6 m Abstand vom Patienten. Eine Sehschärfe von 6/18 bedeutet, dass der Patient aus 6 m Entfernung nur die Zeile lesen kann, die ein Gesunder aus 18 m Entfernung lesen könnte. Vergewissern Sie sich, dass Brillenträger für den Test auch die vorgesehene Brille tra-

11

gen. Bei einer Sehschärfe von unter 1/60 wird festgestellt, ob der Patient in der Lage ist, Finger zu zählen, Handbewegungen zu erkennen oder hell und dunkel zu unterscheiden

- Zur Untersuchung des Nahsehens verwenden Sie die Standardtests

Farbsehen

Verwenden Sie die Ishihara-Testtafeln und überprüfen Sie jedes Auge einzeln. Fragen Sie den Patienten, ob er an einem kongenitalen Farbsehdefekt leidet.

Gesichtsfeld

- Für die Untersuchung des peripheren Gesichtsfeldes kann man sowohl Fingerbewegungen als auch eine rote Nadel verwenden, für das zentrale Gesichtsfeld nur die rote Nadel.
- Setzen Sie sich etwa im Abstand von 1 m dem Patienten gegenüber. Testen Sie jedes Auge einzeln und vergleichen Sie sein Gesichtsfeld mit dem eigenen. Um das periphere Gesichtsfeld zu testen, bringen Sie das Zielobjekt in die vier verschiedenen Quadranten des Gesichtsfeldes. Ist der Zielgegenstand rot, fragen Sie den Patienten, wo er das Rot zuerst erkennen kann. Gibt es keine Einschränkungen auf beiden Seiten des Gesichtsfeldes, kann das Zielobjekt (Finger in Bewegung) in beiden peripheren Feldern gleichzeitig getestet werden.
- Vor dem Überprüfen des zentralen Gesichtsfeldes lokalisieren Sie den blinden Fleck beim Patienten. Damit ist sichergestellt, dass der Patient das Objekt auch wirklich fixiert. Fragen Sie den Patienten erneut, ob er den Gegenstand nicht nur sieht, sondern als rot erkennen kann (☞ Abb. 11.2).

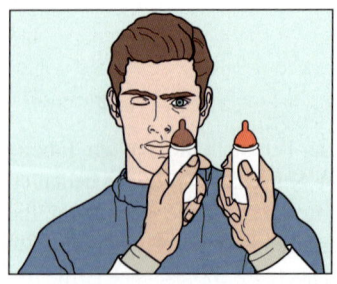

Abb. 11.2 Vergleich des Farbsehens zwischen zentralem und peripherem Gesichtsfeld. Bei diesem Patienten mit einem Zentralskotom wird das rote Objekt im zentralen Gesichtsfeld als braun wahrgenommen.

Fundoskopie

Sie wird am besten in einem abgedunkelten Raum durchgeführt. Der Patient soll ein entferntes Zielobjekt fixieren. Ist er stark kurzsichtig, kann er seine Brille dabei tragen. Schauen Sie nach

- der Papille und stellen Sie Größe, Form, Farbe und Transparenz fest.
- den Arterien – sie sollten enger und heller sein als die Venen.
- den Venen – achten Sie vor allem auf Pulsieren von Venen in der Nähe der Papille. Der Venenpuls in der Retina ist bei 80 % aller Gesunden zu beobachten und verschwindet, wenn der Liquordruck über 200 mmH$_2$O ansteigt.
- dem Fundus – beschreiben Sie eventuelle Abweichungen in der Pigmentierung, Hämorrhagien und Exsudate. Verwenden Sie bei der Beschreibung eine Zifferblatteinteilung, z.B. flammenförmige Blutung bei 3 Uhr, 1 Papillendurchmesser von der Papille entfernt.

Klinische Anwendung

Optikusatrophie
Tritt bei jeder Veränderung der Ganglienzellen oder Axone zwischen der Retinanervenfaserschicht und dem Corpus geniculatum laterale auf. Als Folge blasst die Papille vor allem temporal ab.

Papillenödem
Auftreten in der Regel bilateral, zuweilen aber asymmetrisch. Allmähliches Anschwellen der Nervenfaserschichten (am besten mit rot-freiem Licht zu erkennen), Hyperämie der Papille unter Verlust der scharfen Begrenzung und Verschwinden des Venenpulses in der Retina. Schließlich kommt es zu Dilatation der Venen, flammenförmigen Blutungen und Cotton-wool-Herden (aufgrund von Verschlüssen der Retinagefäße). Zu den Veränderungen im Gesichtsfeld gehören eine Vergrößerung des blinden Fleckes und bogenförmige Gesichtsfeldausfälle. Als Spätkomplikation kann eine Einschränkung des peripheren Gesichtsfeldes auftreten.

Vaskuläre Erkrankungen der Retina
- Zentralarterienverschluss – blasse Retina mit einem kirschroten Fleck an der Makula. Die Papille ist zunächst geschwollen, dann blass.

11

- Zentralvenenverschluss – Anschwellen der Papille mit Erweiterung der Netzhautvenen und Blutungen
- Hypertensive Retinopathie – zunächst unterschiedliche Weite der retinalen Arterien, später Blutungen und Cotton-wool-Herde, schließlich Papillenödem (maligne oder akzelerierte Hypertonie)
- Diabetische Retinopathie – verursacht zunächst Veränderungen in der Mikrozirkulation, die zu Mikroaneurysmen führen. Dann treten Blutungen, Exsudate und Cotton-wool-Herde auf. Außerdem können Makulaödem und -infarkt und eine vermehrte Bildung neuer Blutgefäße auftreten (☞ Abb. 11.3).

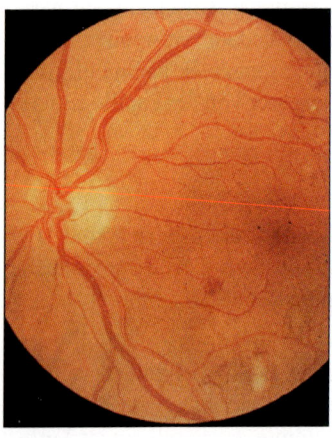

Abb. 11.3 Diabetische Retinopathie. Mikroaneurysmen, Hämorrhagien, Exsudate und Cotton-wool-Herde.

Glaukom
Man unterscheidet primäre oder sekundäre Glaukome. Zu den Veränderungen an der Papille gehört die zunehmende Exkavation. Es kommt zu einer Atrophie der Nervenfasern in der Retina und damit zu bogenförmigen Ausfällen im Gesichtsfeld.

Symptome und Befunde
Gesichtsfeldausfälle

Absolutes Zentralskotom	In der Umgebung der Macula lutea wird kein optischer Stimulus wahrgenommen
Relatives Zentralskotom	Ein Bereich, in dem zwar ein Gegenstand wahrgenommen wird, das Farbsehen aber gestört ist (desaturierte Farbe)
Zentrozäkales Skotom	Gesichtsfeldausfall, der von der Macula lutea zum blinden Fleck reicht
Bitemporale Hemianopsie	Bei beiden Gesichtsfeldern ist jeweils die temporale Hälfte ausgefallen
Homonyme Hemianopsie	Das temporale Gesichtsfeld des einen Auges und das nasale des anderen sind ausgefallen

Erkrankung des Nervus opticus
- Die Sehstörung betrifft nur ein Auge mit einem Zentralskotom
- Sehschärfe und Farbsehen sind beide vermindert
- Es liegt eine afferente Pupillenstörung vor

Chiasmaläsionen
Auftreten durch einen Hypophysentumor, ein Kraniopharyngiom oder ein Meningeom bedingt. Der Gesichtsfeldausfall ist eine häufig asymmetrische bitemporale Hemianopsie.

Läsionen der Sehbahn und des Corpus geniculatum laterale
Selten. Führt zu atypischer homonymer Hemianopsie.

Läsionen der Radiatio optica und des okzipitalen Kortex
Führen zu homonymen Ausfällen. Je weiter hinten die Läsion lokalisiert ist, desto kongruenter der Ausfall. Läsionen am Okzipitallappen führen zu kongruenten Defekten, die total, auf einen Quadranten begrenzt oder als Skotom auftreten können.

III., IV. und VI. Hirnnerv (N. oculomotorius, N. trochlearis und N. abducens)

11

Symptome
- Ptosis – Stellen Sie fest, ob das hängende Oberlid einseitig oder doppelseitig ausgebildet ist und ob es wechselseitig auftritt.
- Diplopie – Mit einigen gezielten Fragen lässt sich klären, wodurch sie ausgelöst wird.

Fragen an den Patienten
Diplopie (Doppeltsehen)

- Verschwinden die Doppelbilder, wenn Sie das eine oder das andere Auge bedecken?
- Liegen die Doppelbilder senkrecht, waagerecht oder schräg nebeneinander?
- Verstärkt sich der Effekt, wenn Sie in eine bestimmte Richtung schauen?
- Sehen Sie ständig oder nur zeitweise Doppelbilder?

Untersuchung
Inspektion von Augenlidern und Pupillen
- Schauen Sie nach Ptose und untersuchen Sie die Ermüdbarkeit der Lider.
- Untersuchen Sie die Pupillen auf Größe, Symmetrie und Regelmäßigkeit. Bei etwa 20 % der Bevölkerung besteht eine physiologische Differenz (Anisokorie) in der Pupillengröße von bis zu 2 mm.

Lichtreaktion der Pupille
Lassen Sie den Patienten in einem abgedunkelten Raum ein entferntes Objekt fixieren. Verwenden Sie eine helle Stablampe. Um einen afferenten Pupillendefekt zu entdecken, lassen Sie die Lampe zwischen beiden Augen hin- und herpendeln und beobachten Sie nur die erleuchtete Pupille.

Naheinstellungsreaktion
Ist die Lichtreaktion normal, besteht kein Grund, die Naheinstellungsreaktion zu prüfen. Im anderen Fall beobachten Sie die Pupillen, während der Patient ein sich den Augen näherndes Zielobjekt fixiert.

Inspektion von Augenbewegungen
Konjugierte Augenbewegungen
- Folgebewegungen – lassen Sie den Patienten mit den Augen ein Zielobjekt zunächst horizontal, dann vertikal verfolgen
- Sakkaden – lassen Sie den Patienten abwechselnd in schneller Folge zwei verschiedene Objekte fixieren, bei positivem Ausfall kommt es zu ruckartigen Augenbewegungen.

Okulozephaler Reflex (Puppenkopfphänomen)

Sind weder Sakkaden noch Folgebewegungen auslösbar, lassen Sie den Patienten mit seinen Augen einen Gegenstand fixieren, fassen seinen Kopf und bewegen ihn erst horizontal, dann vertikal. Gelingt es dem Patienten, seine Augen weiterhin zu fixieren, ist das ein Zeichen für eine intakte Vestibularisfunktion.

Untersuchung der Augenmuskeln (☞ Abb. 11.4)

- Beim Strabismus oder Schielen verlaufen die Sehachsen nicht mehr parallel
- Begleitschielen – hierbei bleibt der Abweichungswinkel der beiden Augachsen konstant. In der Regel kongenital bedingt und im Allgemeinen ohne Auftreten von Doppelbildern
- Lähmungsschielen – hier variiert der Abweichungswinkel, und das Schielen ist meist erworben – Ursache: Lähmung eines oder mehrerer Augenmuskeln
- Lassen Sie den Patienten nun in die sechs in Abbildung 11.4 angegebenen Richtungen schauen. Die Diplopie tritt am stärksten in der Richtung des gelähmten Muskels auf. Horizontale Diplopie deutet auf eine Schwäche des M. rectus medialis oder lateralis hin. Vertikale und schräge Diplopie sind auf die Schwäche der übrigen Muskeln zurückzuführen. Das Zweitbild tritt unklar und verschwommen an der Peripherie des eigentlichen Bildes auf und verschwindet, sobald das Auge mit dem gelähmten Muskel abgedeckt wird
- Achten Sie darauf, ob der Patient durch auffälliges Neigen des Kopfes die Diplopie auszugleichen sucht

Nystagmus

Charakterisieren Sie jede Form eines Nystagmus:

- Ruckartige Bewegungen mit Phasen unterschiedlicher Geschwindigkeit oder gleichmäßiges Hin- und Herpendeln
- Amplitude (fein-, mittel- oder grobschlägig)
- Dauer
- Blickrichtung, bei der der Nystagmus auftritt
- Horizontal, kreisend, vertikal oder wechselnd. Linksseitiger Nystagmus ersten Grades tritt nur beim Blick nach links auf. Bei linksseitigem Nystagmus zweiten oder dritten Grades tritt Nystagmus auch schon beim Blick geradeaus bzw. beim Blick nach rechts auf

11

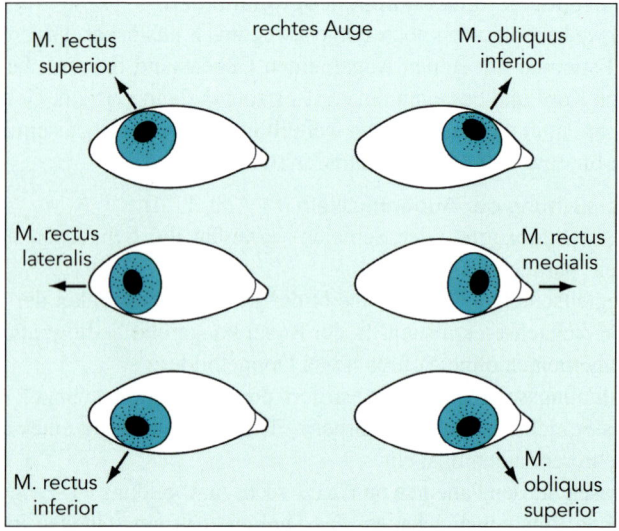

Abb. 11.4 Die für die verschiedenen Augenbewegungen zuständigen Muskeln.

Optokinetischer Nystagmus (physiologisch)

Zur Untersuchung lässt man den Patienten eine rotierende Trommel zunächst in horizontaler, dann in vertikaler Richtung beobachten. Die Trommel ist mit vertikalen Linien bemalt. Beim Beobachten der Trommel führt der Patient eine Folgebewegung in der Rotationsrichtung aus, ehe die Augen in einer Sakkade wieder die Mittelposition erreichen.

Klinische Anwendung: Die Pupille

Horner-Syndrom

- Die Ursache liegt in der Unterbrechung der sympathischen Innervation des Auges.
- Kombination von Miosis und Verengung des Lidspalts aufgrund einer leichten Ptose des Oberlids und Hebung des Unterlids.
- Ein Enophthalmus lässt sich mit den üblichen Messmethoden nicht objektivieren.

- Auf der Seite der Läsion kann es zu verminderter Schweißbildung des Gesichtes kommen.
- Tropfen Sie zur Bestätigung der Diagnose in jedes Auge 4%ige Kokainlösung. Während bei der gesunden Pupille Dilatation eintritt, bleibt die kranke Pupille unverändert (☞ Abb. 11.5).

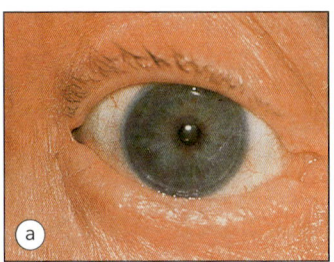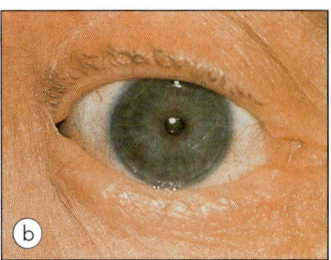

Abb. 11.5 Horner-Syndrom (a) vor und (b) nach Eintropfen von Kokain

Pupillotonie

- In der Regel unilateral
- Die betroffene Pupille ist erweitert, verengt sich aber mit der Zeit.
- Der Lichtreflex fehlt ganz oder ist stark vermindert. In einem abgedunkelten Raum wird die Pupille enger, da die reflektorische Erweiterung ausbleibt.
- Die Naheinstellungsreaktion kommt verzögert, kann aber schließlich die Reaktion einer gesunden Pupille übertreffen.
- Die Relaxation der Naheinstellungsreaktion ist auch verzögert, sodass die betroffene Pupille noch eine Weile enger erscheint.
- Manchmal besteht eine Abschwächung der tiefen Sehnenreflexe (Adie-Syndrom).

Argyll-Robertson-Phänomen

- Miosierte und oft entrundete Pupille mit Anzeichen einer Irisatrophie
- Verminderte oder fehlende Lichtreaktion bei erhaltener Naheinstellungsreaktion (Dissoziation)
- Das voll ausgebildete Krankheitsbild ist pathognomonisch für eine syphilitische Nervenerkrankung (Neurolues).

11

Relativer afferenter Pupillendefekt

- Ursache ist eine Läsion der afferenten Lichtreflexbahn zwischen Retina und dem lateralen Corpus geniculatum.
- Tritt nicht bei einer Erkrankung der Linse oder des Glaskörpers auf.
- Beim Swinging-Light-Test erweitert sich die betroffene Pupille, wenn das Licht von der gesunden Pupille herüberschwingt.

 Differenzialdiagnostik
Pupille und Augenbewegungen

Krankheitsbilder an der Pupille
- Horner-Syndrom
- Pupillotonie
- Argyll-Robertson-Phänomen
- Relativer afferenter Pupillendefekt

Störungen der Augenmotilität
- Blicklähmung
- Roth-Bielschowsky-Syndrom
- Eineinhalbsyndrom
- Lähmung der Nn. abducens, trochlearis und oculomotorius

Nystagmus
- Kongenital
- Vestibulär
- Blickrichtungsnystagmus
- Downbeat-Nystagmus
- Konvergenznystagmus, retraktorischer Nystagmus

Klinische Anwendung: Augenmotilitätsstörungen

Blicklähmung

- Akute Läsion des Frontallappens – Abschwächung oder Ausfall der kontralateralen horizontalen Sakkaden, ipsilateral auftretende Parese der Extremitäten. Folgebewegungen und kopfbegleitende Bewegungen bleiben erhalten. Die Sakkaden treten später, ausgehend vom kontralateralen Frontallappen, wieder auf.
- Pons-Syndrom – paramediane Läsion des Pedunculus cerebellaris medianis – ipsilaterale Blicklähmung, sowohl für Sakkaden- als auch für Folgebewegungen.
- Posteriore Hemisphärenläsionen resultieren in einer ipsilateralen Lähmung der Folgebewegung und gehen mit einer kontralateralen homonymen Hemianopsie einher.

- Beim Parinaud-Syndrom besteht eine Lähmung der Aufwärtssakkaden. Zunächst bleiben die Folgebewegungen relativ gut erhalten. Außerdem liegt konvergierend-retraktorischer Nystagmus vor, und die Pupillen bleiben unabhängig von den Lichtverhältnissen erweitert.

Sonstige Störungen der Sakkaden- und Folgebewegungen
- Bei Parkinson-Syndrom und Chorea Huntington tritt eine Verlangsamung der Sakkadenbewegungen auf, die mit chaotischen Folgebewegungen einhergeht.
- Bei progredienter supranukleärer Parese fallen Abwärtssakkaden und Folgebewegungen aus, schließlich auch die Horizontalbewegungen. Der okulozephale Reflex bleibt bis zum Endstadium erhalten.

Eineinhalbsyndrom
Es kommt zustande, wenn eine Läsion, die eine unilaterale internukleäre Ophthalmoplegie auslöst, sich auf das Pons-Blickzentrum ausdehnt. Die einzige mögliche Augenbewegung ist eine Abduktion des nicht betroffenen Auges.

Internukleäre Ophthalmoplegie (INO)
- Nach einer Läsion des Fasciculus longitudinalis medialis kommt es zu einer Verlangsamung der Kontraktion oder einem Versagen des M. rectus medialis beim Seitwärtsblicken.
- Nystagmus tritt gewöhnlich am abduzierenden Auge auf.
- Bei bilateraler INO tritt beim Aufwärtsblicken vertikaler Nystagmus auf.

Abduzenslähmung
- Durch eine Schädigung des sechsten Hirnnervs entsteht eine Blickparese mit Doppeltsehen.
- Bei einer Läsion der zentralen oder peripheren Bahnen des sechsten Nervs kommt es zu einer isolierten Schwäche des M. rectus lateralis. Das Auge kann nicht abduziert werden.

Trochlearislähmung
- Eine Schwäche des M. obliquus superior kommt bei einer Trochlearislähmung vor, kann aber auch auf Myasthenie oder eine schilddrüsenbedingte Augenerkrankung zurückzuführen sein.

11

- Der Kopf ist zur entgegengesetzten Seite des betroffenen Auges geneigt, und der Patient klagt über Doppelbilder, besonders beim Blick nach unten. Beim adduzierten Auge ist der Blick nach unten behindert.

Okulomotoriuslähmung

- Lähmungen des Kerns treten vollständig oder unvollständig auf – die Pupille bleibt aber immer funktionsfähig. Eine komplette Lähmung des dritten Hirnnervs kann nicht durch eine Kernläsion entstehen, sofern nicht auch der kontralaterale M. obliquus superior betroffen ist.
- Periphere Lähmungen sind im Allgemeinen Folge eines Diabetes. Typisch für diese Parese ist, dass sie mit Schmerzen einhergeht und in 50 % der Fälle die Pupille funktionsfähig bleibt.
- Bei einer vollständigen Lähmung des III. Hirnnervs tritt eine deutliche Ptose auf, und das Auge weicht nach lateral und unten ab.
- Bei einer Kompression des N. oculomotorius, beispielsweise durch ein Aneurysma der A. communis posterior, tritt fast immer eine Dilatation der Pupille auf (☞ Abb. 11.6).

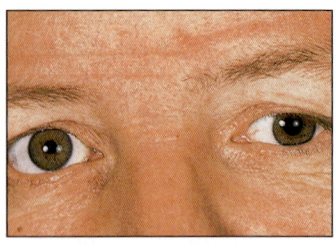

Abb. 11.6 Linksseitige Parese des dritten Nervs. Die Pupille ist dilatiert.

In Kombination auftretende Lähmungen

- Eine Läsion des Sinus cavernosus, etwa ein Aneurysma, wird sich wahrscheinlich auf mehrere Augennerven auswirken und nicht nur auf einen einzelnen. Davon können der III., IV. und VI. Hirnnerv, der erste und zweite Ast des Trigeminus und Sympathikusfasern im Augenbereich betroffen sein.
- Eine komplexe, gemischte Ophthalmoplegie ohne Pupillenbeteiligung kann auf eine Myasthenie oder eine schilddrüsenbedingte Augenerkrankung hinweisen.

Nystagmus

- Pendelnystagmus – in der Regel angeboren, aber manchmal auch auf eine vaskuläre Erkrankung des Hirnstamms oder Multiple Sklerose zurückzuführen.
- Vestibulärer Nystagmus – bei der peripheren Form sind sowohl horizontale als auch rotierende Bewegungen vorhanden, doch kann der Nystagmus durch Fixieren unterdrückt werden. Bei der zentralen Form sind die Symptome vielfältig, und sie sind durch Fixieren nicht zu unterdrücken.
- Blickrichtungsnystagmus – oft medikamenteninduziert, tritt aber auch bei Erkrankungen des Zerebellums oder des Hirnstamms auf. Vertikale Komponenten sind ein Hinweis auf Hirnstamm- oder Zerebellumbeteiligung.
- Vertikaler Nystagmus – wenn er beim Blick nach unten und außen auftritt, deutet er auf eine Foramen-magnum-Läsion hin, z.B. ein Arnold-Chiari-Syndrom.
- Endpunkt-Nystagmus – tritt als physiologische Erscheinung an den Extrempunkten des seitlichen Blickbereichs auf und kann asymmetrisch sein.

V. Hirnnerv (N. trigeminus)

Untersuchung
Sensibilität

Machen Sie im Versorgungsgebiet aller drei Äste einen leichten Berührungs- und Nadelstichtest. Denken Sie daran, dass der dritte Ast nicht bis zum Kieferwinkel reicht.

Korneareflex

Berühren Sie die Kornea leicht mit einem Wattebausch. Achten Sie auf die ipsilaterale und kontralaterale Zwinkerreaktion und auf die subjektive Reaktion.

Motorik

Achten Sie auf eine Muskelatrophie. Bei Schwund des M. temporalis erscheint eine Grube über dem Jochbogen. Die Kraft der M. pterygoidei, masseter und temporalis lässt sich jeweils am Widerstand beim Öffnen und Schließen des Kiefers feststellen. Bei einer unilateralen Trigeminusläsion weicht der Kiefer beim Öffnen auf die gelahmte Seite ab (☞ Abb. 11.7).

253

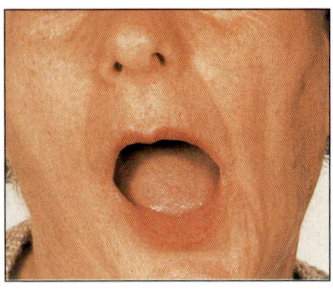

Abb. 11.7 Läsion des linken Trigeminus. Abweichen des Unterkiefers nach der linken Seite

Masseterreflex

Lassen Sie den Patienten den Mund leicht öffnen. Legen Sie den Zeigefinger auf die Kinnspitze und beklopfen Sie ihn mit dem Reflexhammer. Die Reaktion, eine Kontraktion der M. pterygoidei, fällt bei Gesunden sehr verschieden aus.

Klinische Anwendung

- Bei einer Kompression des Trigeminus gehen die Veränderungen der motorischen Funktion in der Regel mit einem Verlust der Sensibilität einher. Bei Myasthenie und Guillain-Barré-Syndrom kann es zu einer bilateralen Trigeminusschwäche kommen. Bei einer bilateralen Motoneuronerkrankung (Pseudobulbärparalyse) ist der Unterkieferreflex verstärkt auslösbar.
- Bei einer isolierten Trigeminusneuropathie kann ein isolierter Verlust der sensorischen Funktion eintreten. Bei spinalen Läsionen oberhalb von C2 ist ein selektiver Verlust der Schmerz- und Temperaturwahrnehmung im Gesicht möglich, mitunter mit zwiebelringförmig verteiltem Auftreten. Ipsilateraler Verlust der Schmerz- und Temperaturempfindung tritt auch beim Wallenberg-Syndrom auf.
- Eine veränderte Korneareaktion kann ein erster Hinweis auf eine Kompression des Trigeminus sein.

VII. Hirnnerv (N. facialis)

Untersuchung

Zwar enthält der Fazialis auch sensible Fasern, doch ist es nicht möglich, diese mit einfachen Untersuchungstechniken zu testen.

Motorik

- Beobachten Sie während des Untersuchungsgesprächs die Mimik des Patienten. Achten Sie auf Asymmetrien von Stirn, Augenbrauen, den Mundwinkeln oder beim Blinzeln. Werden Zuckungen des Mundes von Blinzeln begleitet (aberrierende Reinnervation). Eine bilaterale Fazialisschwäche kann leicht übersehen werden – das Gesicht wirkt ausdruckslos.
- Lassen Sie den Patienten, die Augenbrauen anheben und dann die Augen fest schließen. Versuchen Sie, die Lider durch Daumendruck zu öffnen. Dann lassen Sie den Patienten beide Backen aufblasen. Dabei sollen die Lippen fest geschlossen bleiben. Schließlich soll der Patient die Halsmuskeln zur Prüfung des Platysma straffen.

Geschmackssinn

Der Geschmackssinn ist bei einer einfachen Untersuchung schwer zu testen. Geben Sie Zucker-, Salz-, Chinin- und Essiglösungen nacheinander auf die vorderen zwei Drittel der Zunge, erst auf die eine, dann auf die andere Seite. Zwischendurch den Mund mit destilliertem Wasser ausspülen.

Klinische Anwendung

Schwäche des oberen Fazialisastes

Bei Kontraktion des M. frontalis kommt es nur zu minimaler Asymmetrie, dagegen finden sich auffällige Asymmetrien in der unteren Gesichtshälfte (☞ Abb. 11.8).

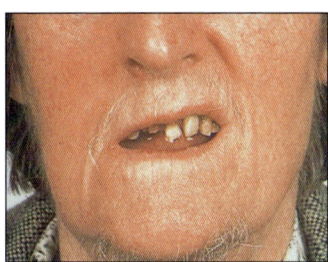

Abb. 11.8 Fazialisschwäche bei einer Motoneuronenerkrankung. Die Patientin war aufgefordert worden, die Zähne zu zeigen

11

Schwäche des unteren Fazialisastes

Die gesamte Gesichtsmuskulatur ist betroffen – es sei denn, die Läsion liegt so weit distal, dass nur einzelne Nervenäste involviert sind. Ist der Nerv proximal bis zum Ursprung der Chorda tympani beteiligt, geht der Geschmackssinn in den vorderen zwei Dritteln der Zunge verloren. Ist dagegen der Nerv proximal der Abzweigung des Stapediusastes beteiligt, kommt es zu Hyperakusis. Ist der Nerv am oder proximal vom Ganglion Gasseri geschädigt, fällt darüber hinaus die Tränenbildung aus.

Bell-Lähmung

Eine idiopathische Erkrankung des unteren Motoneurons, bei dem sich die Fazialisschwäche durch Schmerzen ankündigt. Bei der Heilung können sich die Nervenfasern so regenerieren, dass sie in Muskeln enden, die sie ursprünglich nicht innerviert hatten (aberrierende Reinnervation).

Ramsay-Hunt-Syndrom (Zoster oticus)

Entsteht bei einer Herpes-Zoster-Infektion des Ganglion geniculatum. An verschiedenen Stellen kann es zur Eruption von Vesikeln kommen, auch in der Ohrmuschel.

Störungen der Mimik

- Faszikulationen – praktisch nur bei Patienten mit einer Motoneuronerkrankung
- Myokymie – oberflächliches „Muskelwogen" in einem Teil oder im gesamten vom Fazialis innervierten Bereich, meist aufgrund einer Multiplen Sklerose, aber auch nach Ermüdung oder Stress
- Halbseitiger Fazialisspasmus – unwillkürliche Kontraktion des M. orbicularis oculi, später ipsilateral auf die anderen vom Fazialis versorgten Muskeln überspringend. Es entsteht eine leichte Fazialisschwäche.
- Blepharospasmus – zwanghaftes, wiederholtes Blinzeln aufgrund einer lokalisierten Dystonie (Blinzeltic)
- Tics – stereotype, nur teilweise willentlich kontrollierbare Gesichtsbewegungen
- Orofaziale Dysfunktion – unwillkürliche, semirepetitive Kontraktion der Muskulatur im Mundbereich, oft mit auffälligen Zungenbewegungen verbunden

VIII. Hirnnerv (N. vestibulocochlearis)

Symptome

- Hörverlust – Wenn der Patient über Hörverlust klagt, erfragen Sie, wie dieser eingesetzt hat, ob er progredient oder statisch, unilateral oder bilateral auftritt.

- Vertigo – Klagt der Patient über Schwindel, finden Sie heraus, ob er durch bestimmte Körperhaltungen und Bewegungen induziert werden kann.

Untersuchung

Beide Ohren werden getrennt getestet. Lassen Sie den Patienten das jeweils andere Ohr durch Druck auf den Tragus verschließen. Die Empfindlichkeit des Gehörs lässt sich durch Flüstern, das normalerweise aus mindestens 80 cm Entfernung hörbar sein sollte, durch das Ticken einer Armbanduhr (aus etwa 75 cm Entfernung) und durch Händereiben überprüfen.

Rinne-Test

Setzen Sie eine vibrierende 512-Hz-Stimmgabel auf das Mastoid und halten Sie sie anschließend vor die Ohrmuschel. Normalerweise wird der Ton durch die Luft besser als durch den Knochen geleitet (Rinne positiv). Bei Schallempfindungsstörung bleibt dieser Unterschied erhalten, wohingegen er sich bei Schallleitungsschwerhörigkeit umkehrt (☞ Abb. 4.6).

Weber-Test

Setzen Sie die vibrierende 512-Hz-Stimmgabel auf die Mittellinie über dem Scheitel oder auf die Stirn und fragen Sie den Patienten, ob er den Ton auf beiden Ohren gleich laut hört oder ob er auf einem Ohr verstärkt klingt. Normalerweise sollte der Ton auf beiden Ohren identisch gehört werden. Bei Schallempfindungsschwerhörigkeit ist er mit dem gesunden Ohr besser hörbar, bei Schallleitungsschwerhörigkeit mit dem erkrankten (☞ Abb. 4.5).

Vestibularfunktion

Mit einem Kopfdrehtest lässt sich die periphere Funktion des N. vestibularis testen. Der Patient fixiert einen entfernten Gegenstand, während sein Kopf schnell um 15° zuerst nach der einen, dann nach der anderen Seite gedreht wird. Liegt beispielsweise eine periphere rechtsseitige Läsion mit Einbuße der Funktion der Bogengänge vor, ist der okulovestibuläre Reflex gestört, und die Augen des Patienten bleiben nicht auf den Zielgegenstand fixiert. Stattdessen wird versucht, die Augen mit korrigierenden Sakkaden auf den Untersuchenden zu richten, was deutlich zu sehen ist.

Klagt der Patient über Lagerungsschwindel, setzen Sie ihn so an den Rand der Untersuchungscouch, dass er vom Rand wegschaut und drücken Sie Kopf und Oberkörper so weit nach unten, dass der Kopf 30° unter die Horizontale kommt. Dann lassen Sie den Patienten zuerst zur einen, dann zur anderen Seite schauen. Tritt ein Nystagmus auf, notieren Sie, ob er sofort oder erst mit einem Intervall einsetzt, ob er anhält oder nachlässt und ob er in sitzender Position wieder auftritt.

Klinische Anwendung

Hörverlust

- Schallleitungsschwerhörigkeit wird meist durch eine Verstopfung des äußeren Gehörgangs, einen Elastizitätsverlust der Gehörknöchelchen (Otosklerose) oder eine Mittelohrerkrankung verursacht
- Schallempfindungsschwerhörigkeit tritt bei Veränderungen im Innenohr (z.B. Menière-Krankheit) oder als Folge einer Beeinträchtigung des N. acusticus (z.B. nach Verschluss der Innenohr-Arterie)

Tinnitus

- Tinnitus tritt z.B. bei einer Kochleaerkrankung oder bei Kompression des Hörnervs, aber auch häufig aus ungeklärter Ursache auf.

Schwindel

Schwindel tritt in der Regel durch eine Beeinträchtigung des Labyrinthsystems (periphere Vertigo) oder der zentralen Verbindungen des N. vestibulocochlearis auf (Zentralschwindel).

- Epidemische Labyrinthitis und akute Vestibulärneuritis – diese Diagnosen werden häufig bei Patienten gestellt, die in der Anamnese akute Schwindelanfälle, oft mit Erbrechen, Ataxie und Unwohlsein aufweisen.
- Gutartiger Lagerungsschwindel – Schwindelattacken, die meist durch Liegen auf einer bestimmten Seite ausgelöst werden. Test auf lageabhängigen Nystagmus positiv.

- Menière-Krankheit – ist vermutlich auf eine Erweiterung des endolymphatischen Raumes zurückzuführen. Die Schwindelanfälle treten mit durchgehendem unilateralen Tinnitus und progredienter Schallleitungsschwerhörigkeit auf.
- Zentralschwindel – länger anhaltend als peripherer Schwindel. Bei Lageabhängigkeit lässt er sich durch Lageänderung weder verzögern noch abschwächen, wie es beim gutartigen Lagerungsschwindel der Fall ist.

 Differenzialdiagnostik
Schwerhörigkeit und Schwindel

Schallleitungsschwerhörigkeit
- Ohrenschmalz
- Otosklerose
- Mittelohrerkrankung

Schallempfindungsschwerhörigkeit
- Menière-Erkrankung
- Vaskulär bedingt
- Akustikusneurinom

Peripherer Schwindel
- Vestibularneuritis
- Gutartiger Lagerungsschwindel
- Menière-Krankheit

Zentralschwindel
- Zerebrovaskuläre Erkrankung

IX. Hirnnerv (N. glossopharyngeus)

Untersuchung

- Die motorische Komponente des Nervs lässt sich wegen Innervationsüberschneidungen mit dem N. vagus nicht testen.
- Die sensorische Komponente kann mittels Würgereflex getestet werden. Dabei handelt es sich aber um eine unangenehme Prozedur, die nur durchgeführt werden sollte, wenn Verdacht auf eine Dysfunktion des unteren Astes dieses Hirnnervs besteht. Drücken Sie das Ende des Spatels fest in die beiden Fossae tonsillares. Fragen Sie den Patienten, ob die Empfindung auf beiden Seiten gleich ist und beobachten Sie die Hebung des Gaumens. Bei einer Läsion des N. glossopharyngeus ist der Würgereflex auf der betroffenen Seite abgeschwächt oder nicht vorhanden.

11

259

Klinische Anwendung

- Isolierte Läsionen des N. glossopharyngeus sind selten.
- Foramen-jugulare-Syndrom – der IX., X. und XI. Hirnnerv sind betroffen. Als Ursache kann ein Nasopharyngealkarzinomen oder ein Glomustumor vorliegen.
- Arnold-Chiari-Syndrom – Durch Dehnung des IX. Hirnnervs kommt es zu Abschwächung oder Verlust des Würgereflexes auf einer oder beiden Seiten.
- Glossopharyngeusneuralgie – führt zu anfallartigen Schmerzen in Zunge, weichem Gaumen oder Rachenmandeln, die durch Schlucken, Kauen oder Vorstrecken der Zunge ausgelöst werden können.

X. Hirnnerv (N. vagus)

Untersuchung

Der Nerv wird durch Überprüfung der Beweglichkeit von Uvula und hinterer Rachenwand überprüft. Bei einer unilateralen Vagusläsion weicht das Zäpfchen beim Sprechen oder bei Stimulation des Reflexes zur intakten Seite ab (☞ Abb. 11.9). Bilaterale Vaguslähmung führt zu ausgeprägter Gaumenlähmung mit nasaler Regurgitation und Aphonie.

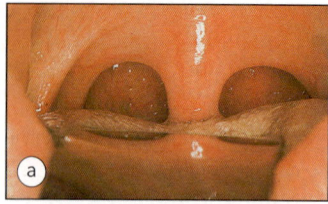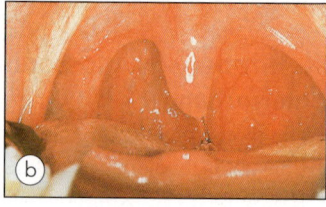

Abb. 11.9 Linksseitige Vagusparese. Der Gaumen weicht beim Sprechen nach rechts ab

> **DD** Differenzialdiagnostik
> **Zehnter Hirnnerv**
>
> **Bilaterale supranukleäre Parese (Pseudobulbärparalyse)**
> • Schlaganfall
> • Motoneuronerkrankung
>
> **Unilaterale nukleäre Läsionen**
> • Wallenberg-Syndrom
>
> **Bilaterale nukleäre Läsionen (Bulbärparalyse)**
> • Motoneuronerkrankung
>
> **Rekurrensparese**
> • Aortenaneurysma
> • Bösartiger Tumor
> • Schilddrüsenoperation

Klinische Anwendung

• Eine einseitige Beeinträchtigung der kortikobulbären Projektionsbahn zum Nucleus ambiguus hat in der Regel keine Auswirkung.

• Bilaterale supranukleäre Läsionen führen zu Pseudobulbärparalyse.

• Läsionen am Vaguskern kommen bei einer Polioerkrankung oder einem Infarkt der lateralen Medulla oblongata vor. Sie bewirken eine ipsilaterale Lähmung des weichen Gaumens und des Stimmbandes.

• Paresen des N. (laryngealis) recurrens sind häufig. Die Ursache kann in einem Aortenaneurysma, einer Schilddrüsenoperation oder der Infiltration von malignem Gewebe liegen. Meistens werden die Abduktoren der Stimmbänder vor den Adduktoren gelähmt, sodass das betroffene Stimmband nahe der Mittellinie zu liegen kommt. Bei nahezu vollständiger Lähmung liegt das Stimmband in einer Mittelposition zwischen Adduktion und Abduktion.

XI. Hirnnerv (N. accessorius)

Untersuchung

• Nur die spinale Komponente des N. accessorius lässt sich untersuchen.

• Zur Untersuchung des M. trapezius lassen Sie den Patienten die Schultern zuerst ohne, dann gegen Widerstand anheben.

- Zur Untersuchung des M. sternocleidomastoideus lassen Sie den Patienten den Kopf gegen Widerstand drehen.

Klinische Anwendung

- Isoliert auftretende Akzessorius-Läsionen sind selten. Beim Foramen-jugulare-Syndrom sind der IX., X. und XI. Hirnnerv gemeinsam betroffen.
- Bei einer Hemiplegie führt die Beteiligung des M. trapezius zu einer Verzögerung beim Schulterheben auf der betroffenen Seite. Ein ähnliches klinisches Bild findet sich bei Brachykinesie im Rahmen eines Hemiparkinsonismus.
- Ein spastischer Schiefhals beruht auf einer fokalen Dystonie des M. sternocleidomastoideus (und anderer Muskeln), die für die Rotation von Kopf und Hals verantwortlich sind.

XII. Hirnnerv (N. hypoglossus)

Untersuchung

Inspizieren Sie die flach dem Mundboden aufliegende Zunge. Durch Faszikulationen entsteht eine leichte, wogende Bewegung. Grobschlägigere unwillkürliche Bewegungen treten bei Parkinson-Syndrom, Chorea Huntington und orofazialer Dyskinesie auf. Überprüfen Sie die vorhandene Zungenmuskelmasse und lassen Sie den Patienten dann die Zunge herausstrecken. Achten Sie auf eine etwaige Abweichung von der Mittellinie. Denken Sie aber daran, dass auch bei Gesunden eine geringe Abweichung vorkommt. Um die Kraft des Zungenmuskels zu testen, lassen Sie den Patienten die Zunge gegen Widerstand in die Wange drücken. Überprüfen Sie zum Schluss die Geschwindigkeit der lateralen Bewegung.

Klinische Anwendung

Unilaterale Läsionen des unteren Motoneurons

Bei einer unilateralen Läsion des N. hypoglossus kommt es zu einer fokalen Atrophie mit Faszikulationen und einer Abweichung der Zunge beim Herausstrecken zur gelähmten Seite (☞ Abb. 11.10). Die Erkrankung kann bei maligner Infiltration im Schädelbasisbereich, bei Karotisdissektion auftreten oder idiopathischer Natur sein.

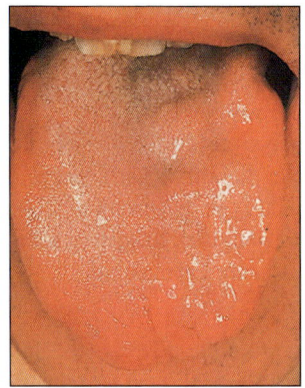

Abb. 11.10 Linksseitige Läsion des N. hypoglossus

Bilaterale Läsionen des unteren Motoneurons

Diese treten gewöhnlich im Zusammenhang mit einer Bulbärparalyse aufgrund einer Motoneuronerkrankung auf. Die Zunge ist atrophisch und unbeweglich. Dysphagie und Dysarthrie sind deutlich ausgeprägt.

Symptome und Befunde
Untersuchung der Hirnnerven

I   Untersuchen Sie den Geruchssinn auf beiden Seiten der Nase.
II Untersuchen Sie Sehschärfe, Gesichtsfeld, Augenhintergrund und Lichtreaktion.
III, IV, VI Untersuchen Sie Augenbewegungen und Naheinstellungsreaktion. Achten Sie auf einen Nystagmus.
V   Untersuchen Sie die motorische und sensorische Innervierung, Korneareflex und Unterkieferreflex.
VII Untersuchen Sie die mimischen Muskeln einschließlich des M. buccinator und den Geschmackssinn in den vorderen zwei Dritteln der Zunge.
VIII Überprüfen Sie das Gehör und führen Sie den Rinne- und Weber-Test durch.
IX Untersuchen Sie die Schmerzempfindung in der Fossa tonsillaris.
X   Überprüfen Sie Beweglichkeit des Gaumens und den Würgereflex.
XI Untersuchen Sie den M. sternocleidomastoideus und den M. trapezius.
XII Untersuchen Sie Aussehen und Beweglichkeit der Zunge.

11

Unilaterale Läsion des oberen Motoneurons

Auf der betroffenen Seite kann es zu leichter Zungenabweichung kommen

Bilaterale Läsion des oberen Motoneurons

Tritt im Rahmen einer Pseudobulärparalyse auf, in Verbindung mit Dysphagie, Dysarthrie und emotionaler Labilität. Die Zunge ist steif und unbeweglich. Die Gaumenhebung ist abgeschwächt, der Würgereflex und der Unterkieferreflex sind stark ausgeprägt. Die Ursache ist in der Regel eine zerebrovaskuläre Erkrankung.

11.4 Motorisches System

Symptome

- Wenn der Patient von einer Muskelschwäche spricht, erfragen Sie, wie diese angefangen hat, wo sie auftritt, ob sie permanent oder wechselnd auftritt und mit einer Spastik des betroffenen Körperteils einhergeht

- Auch wenn Faszikulationen leicht erkennbar sind, fragen Sie den Patienten trotzdem, ob er sie beobachtet hat. Wenn ja, fragen Sie, wo sie auftreten und seit wann er sie bemerkt hat

- Hat der Patient unwillkürliche Bewegungen bemerkt? Wenn ja, erfragen Sie, ob diese kontinuierlich oder nur episodisch auftreten und ob es auslösende Faktoren gibt

Symptome und Befunde
Definition von Lähmungen

Parese	Partielle Lähmung
Plegie	Vollständige Lähmung
Monoplegie	Lähmung einer Gliedmaße
Hemiplegie	Lähmung einer Körperhälfte
Paraplegie	Lähmung beider Beine oder beider Arme
Tetraplegie	Lähmung aller vier Gliedmaßen

Untersuchung

In Kapitel 10 findet sich eine detaillierte Übersicht der Extremitätenuntersuchung.

Erscheinungsbild

Muskelmasse

Bei älteren Menschen kommt es zu einer gewissen Abnahme der Muskelmasse, die aber nicht mit Schwäche einhergeht. Eine Reduktion der gesamten Muskelmasse ist in der Regel auf unzureichende Ernährung oder eine Tumorerkrankung zurückzuführen. Ein durch eine fokale Läsion bedingter Muskelschwund (☞ Abb. 11.11) kann z.B. in der Nähe einer Gelenkverletzung sichtbar werden. Bei einer Muskelhypertrophie handelt es sich um eine Pseudohypertrophie, wenn die Muskelkraft aufgrund von Fetteinlagerung geschwächt ist.

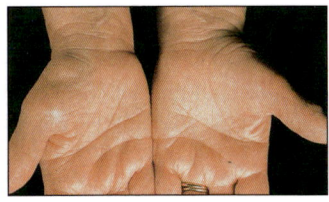

Abb. 11.11 Isolierte Atrophie des rechten Daumenballens infolge einer Kompression des N. medianus

Faszikulationen

Dies sind spontane Kontraktionen der Muskelfasern durch eine Entladung in einer einzigen motorischen Einheit. Diese kann physiologisch bedingt sein (meist auf die Wadenmuskulatur beschränkt), mit der Dysfunktion eines peripheren Nervs oder einer Nervenwurzel zusammenhängen oder als Symptom einer Motoneuronerkrankung auftreten.

Muskeltonus

Sorgen Sie dafür, dass der Patient sich entspannt. Achten Sie auf Veränderungen in der Haltung der Gliedmaßen, die auf einen unterschiedlichen Tonus zwischen antagonistischen Muskelgruppen zurückzuführen sind. Um sich ein genaueres Bild zu machen, überprüfen Sie Flexion und Extension des Ellenbogens, Pronation und Supination des Unterarms und Flexion und Extension des Knies. Führen Sie die Gelenkbewegungen in unterschiedlichem Tempo und in verschiedene Richtungen durch und achten Sie auf eventuell auftretende Schmerzen in den Gliedmaßen oder den Gelenken.

11

Muskelspastik

Eine Muskelspastik ist – abgesehen von schweren Fällen – geschwindigkeitsabhängig. Mit anderen Worten, bei langsamen Bewegungen fehlt sie ganz, setzt aber plötzlich bei Beschleunigung ein (Einrasten). Bei anhaltender Dehnung kann der erhöhte Tonus nachlassen. In den oberen Gliedmaßen findet sich die Spastik vor allem in der Beugermuskulatur und tritt am Unterarm mehr in der Supinations- als in der Pronationshaltung auf. An den unteren Gliedmaßen tritt sie eher am Quadrizeps als am Bizeps femoris auf.

Rigor

Ein Rigor befällt eine Gliedmaße gleichmäßig und ist nicht geschwindigkeitsabhängig. Wenn man den Patienten die Zähne zusammenbeißen oder die nicht untersuchte Hand greifen lässt, kann der Rigor deutlicher hervortreten. Er kann auch phasenweise auftreten (Zahnradphänomen).

Gegenhalten

Eine diffusere Tonuszunahme, die bei Patienten mit einer veränderten Bewusstseinslage und bei Läsionen des Frontallappens auftritt.

Muskelhypotonie

Reduzierter Muskeltonus. Die Extremität ist schlaff und lässt sich über das normaler Maß hinaus passiv bewegen. Hypotonie tritt bei Läsionen des unteren Motoneurons und Erkrankungen des Zerebellums auf.

Muskelkraft

Die Muskelkraft wird auf der MRC-Skala gemessen (☞ Kap. 10). Dabei ist die Spanne zwischen Grad 4 und 5 so groß, dass man mit zunehmender Erfahrung Zwischenabstufungen wie 4+, 4++ und 5– verwendet.

Um sich einen Überblick zu verschaffen, untersuchen Sie an den oberen Gliedmaßen die Mm. deltoideus, biceps und triceps, die Fingerstrecker und -beuger und dann den ersten M. interosseus dorsalis und M. abductor pollicis brevis. An den unteren Gliedmaßen überprüfen Sie Flexion und Extension im Hüftgelenk, Dorsalextension und Plantarflexion des Fußes und den M. extensor hallucis longus.

Prüfen Sie immer die symmetrische Anhebung beider Schultern. Eine unilaterale Verzögerung deutet auf eine Läsion der Pyramidenbahn oberhalb von C2 hin. Andere Ursachen sind eine Läsion des N. accessorius oder ein Hemiparkinsonismus.

Wechselt die Muskelkraft während der Untersuchung, müssen Sie normale Ermüdung ausschließen.

Myotonie

Myotonie kommt durch eine Störung der Relaxation der kontrahierten Skelettmuskulatur zustande. Sind die Fingerbeuger betroffen, kann der Patient seinen Griff nur schwer lösen. Wird der myotonische Muskel mit einem Reflexhammer beklopft, neigt er zu mehrere Sekunden anhaltender Kontraktion mit Dellenbildung. Diese Reaktion lässt sich sowohl an der Zunge als auch an der Muskulatur der Extremitäten auslösen.

Muskeleigenreflexe

Mit den Reflexen testet man, ob der Reflexbogen intakt ist und welchen supraspinalen Einflüssen er unterliegt.

 Symptome und Befunde
Reflexskala

Grad	Definition
0	Fehlend
±	Nur mit Unterstützung auslösbar
+	Schwach auslösbar
++	Normale, lebhafte Reflexe
+++	Gesteigerte Reflexe

Obere Gliedmaßen

An den oberen Gliedmaßen werden routinemäßig der Bizeps-, Brachioradialis- und Trizepsreflex getestet.

Bizepssehnenreflex (C 5/6)

Der gesamte Arm muss unbekleidet sein. Die Hände ruhen auf dem Unterbauch, kreuzen sich aber nicht. Zur Untersuchung des rechten Armes legen Sie den linken Daumen oder Zeigefinger auf die Bizepssehne und beklopfen ihn pendelartig mit dem Hammer. Lässt sich der Reflex nicht auslösen, lassen Sie den Patienten unmittelbar

11

vor dem Stimulus die Zähne fest zusammenbeißen (Jendrassik-Manöver). Die linke Bizepssehne lässt sich mit dem linken Daumen nur bei Pronation des Unterarms perkutieren.

Radiusperiostreflex (C 5/6)

Die Arme liegen in der Ausgangslage mit gebeugten Ellenbogen. Klopfen Sie etwa 5 cm oberhalb des Handgelenks auf die radiale Kante des Unterarms (wenn Sie wollen, können Sie den Finger auflegen). Dadurch kommt es zu einer Kontraktion der Mm. brachioradialis und biceps. Bleibt oder ist die Reaktion ausgesprochen schwach oder kommt es nur zu einer Beugung der Finger, spricht man von Reflexumkehr. Dieser Befund (am häufigsten aufgrund einer Zervikalspondylose) kommt durch die Unterdrückung des Reflexbogens in Höhe von C5/6 mit Beteiligung des Rückenmarks zustande. Die Folge ist eine Steigerung der Reflexe in den unteren Segmenten.

Trizepssehnenreflex (C 6/7)

Zum Testen des rechtsseitigen Trizepsreflexes wird der rechte Arm quer über den Körper gelegt und der Ellenbogen auf 90° angewinkelt. Damit liegt die Trizepssehne frei, und der gesamte Muskel ist sichtbar. Klopfen Sie mit dem Reflexhammer direkt auf die Sehne und wiederholen Sie dieses Vorgehen auf der anderen Seite.

Trömner-Reflex (C 8)

Der Unterarm des Patienten ist proniert. Drücken Sie mit der linken Hand die gekrümmten Finger des Patienten leicht zusammen und klopfen Sie mit dem Hammer auf die Rückseite Ihrer eigenen Finger. Bei einer positiven Reaktion kommt es zu einer kurzen Beugung der Fingerendgelenke. Diese Reaktion kann auch bei Gesunden auftreten. Ist die Reaktion aber besonders lebhaft, spricht dies für eine Erkrankung des oberen Motoneurons im Bereich von C8.

Untere Gliedmaßen

Patellarsehnenreflex (L 2/3/4)

Um den Patellarsehnenreflex zu testen, schieben Sie den linken Arm unter die Knie des liegenden Patienten und beugen sie die Knie auf etwa 60°. Klopfen Sie abwechselnd auf beide Patellarsehnen. Ist der Reflex auf einer Seite besonders lebhaft, versuchen Sie einen Patellarklonus auszulösen, indem Sie das Knie wieder strecken und dann einen plötzlichen, aber anhaltenden Druck auf den oberen Patellarand ausüben, um den M. quadrizeps zu dehnen. Selbst zwei oder drei Klonuskontraktionen sind schon pathologisch und weisen auf eine Läsion des oberen Motoneurons hin.

Achillessehnenreflex (S 1)

Abduzieren Sie das zu untersuchende Bein und drehen Sie es im Hüftgelenk auswärts. Das Knie ist zu etwa 135°, das Fußgelenk etwas unterhalb 90° gebeugt. Ist die Hüftbeweglichkeit eingeschränkt, legen Sie das Bein auf das andere, damit die Achillessehne frei liegt. Ist der Reflex lebhaft, versuchen Sie einen Fußklonus auszulösen. Beim Gesunden kann es zu drei bis vier symmetrischen Kontraktionen kommen. Asymmetrische und länger andauernde Kontraktionen sind dagegen pathologisch.

Die Muskeleigenreflexe sind bei Gesunden sehr unterschiedlich ausgeprägt. Bei manchen fehlen sie ganz und sind auch mit Unterstützung nicht auszulösen. Oft sind in diesen Fällen die Achillessehnenreflexe relativ gut erhalten.

Weitere Reflexe

Bauchdeckenreflex

Ziehen Sie einen Holzspatel leicht über die vier periumbilikalen Abdominalsegmente. Während der Stimulierung sollte sich die ipsilaterale Abdominalwand kurz kontrahieren. Bei älteren Menschen verschwindet der Bauchdeckenreflex. Bei adipösen Patienten und Multiparae ist er häufig schwierig oder gar nicht auszulösen.

Kremasterreflex (L 1/2)

Durch Bestreichen der Innenseite des Oberschenkels wird eine Retraktion des ipsilateralen Hodens ausgelöst.

Plantarreflex (Babinski-Reflex, S 1)

Dieser wird durch druckvolles Bestreichen, z.B. mit einem Holzspatel, auf die Außenseite der Fußsohle ausgelöst, und zwar zuerst von der Ferse zur kleinen Zehe, dann quer über die Köpfe der Metatarsalknochen hinweg. Achten Sie auf eventuelle Bewegungen im Grundgelenk der Großzehe. Bei einer Läsion der Pyramidenbahn kommt es zu einer ausgeprägten Dorsalflexion der Großzehe. Dokumentieren Sie die Bewegung als Flexion (↓), Extension (↑), nicht eindeutig (↓↑) oder fehlend (0).

Analreflex (S 4/5)

Er wird durch kurzes Einstechen in die Haut des Analrandes ausgelöst. Beim Gesunden kommt es zu einer lebhaften Kontraktion des Analsphinkters. Der Tonus des Analsphinkters lässt sich überprüfen, indem man einen Finger in den Anus einführt und den Patienten pressen lässt.

Extrapyramidales System

Bradykinese

- Die Bewegungsabläufe und -koordination sind verlangsamt, und die Bewegungen beginnen verzögert
- An den oberen Gliedmaßen lässt sich eine Bradykinese feststellen, indem man den Patienten die Hände übereinander legen und abwechselnd polierende Bewegungen auf dem Rücken der anderen Hand ausführen lässt. Zur Überprüfung der unteren Gliedmaßen drücken Sie ihre Hand gegen die Fußsohle des Patienten und fordern Sie ihn auf rhythmisch und kraftvoll gegen Ihre Hand zu treten. Bei Bradykinese nehmen Rhythmus und Kraft der Bein- und Fußbewegungen schnell ab
- Eine Bradykinese tritt vor allem im Rahmen des Parkinson-Syndroms auf

Unwillkürliche Bewegungen

Stellen Sie zunächst die Charakteristika der Bewegung fest.

- Wann tritt sie auf – in Ruhe, wenn die Extremität entspannt auf einer Unterlage liegt, wenn sie in eine bestimmte Position gebracht wird oder wenn die Extremität in Bewegung ist?
- Handelt es sich um eine sich dauernd wiederholende oder eine ziellose Bewegung?
- Beschränkt sich die Bewegung auf eine Extremität, ein Segment, eine Körperhälfte oder ist der gesamte Körper betroffen?
- Tritt sie an der Extremität hauptsächlich proximal oder distal auf?
- Sind die Bewegungen nur kurz oder andauernd?

Tremor

Es handelt sich um eine rhythmische Bewegung, die an einem Gelenk in der Regel auf eine Ebene beschränkt ist.

Myoklonus
Charakteristisch für einen Myoklonus ist die schnelle Wiederholung von Muskelzuckungen

Chorea
Choreatiforme Bewegungen sind kurze, ziellos auftretende Bewegungen, die weniger abrupt erscheinen als Myoklonus-Bewegungen. Sie können sowohl im proximalen als auch im distalen Bereich einer Extremität auftreten.

Athetose
Athetotische Bewegungen sind langsamer als choreatische und treten vor allem bei willkürlichen Bewegungen auf. Man beobachtet sie vor allem distal an der Hand (☞ Abb. 11.12). Eine Hyperextension von Fingern und Daumen, meist verbunden mit einer Pronation des Unterarms, wird gefolgt von Flexion der Finger mit Supination. Bei manchen Patienten überlagern sich diese Bewegungen und sind lang anhaltend.

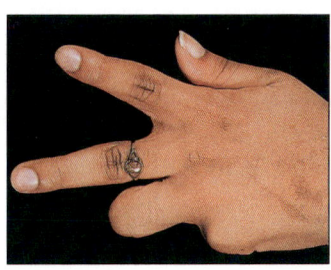

Abb. 11.12   Athetotische Handhaltung

Hemiballismus
Hemiballismus führt zu starken Schleuderbewegungen der ipsilateralen Extremitäten

Dystonie
Bei Dystonie führt die Kontraktion antagonistischer Muskelgruppen zu Haltungsanomalien.

Tics
Tics sind repetitive Bewegungen, die sich – zumindest kurzfristig – willentlich unterdrücken lassen.

11

Dyskinesie

Dyskinesien sind kurze unwillkürliche Bewegungen um den Mund und im Gesicht zumeist älterer Menschen (orofaziale Dyskinesie). Unter einer Dopa- oder Phenothiazin-Therapie kann es zu ähnlichen Bewegungen kommen.

Myokymie

Eine aufs Augenlid beschränkte Myokymie („Muskelwogen"), die sich als feinschlägiges Zucken äußert, ist weit verbreitet. Bei einer pathologischen Myokymie dehnt sich die Bewegung auf andere Gesichtsteile aus.

Asterixis (Flapping Tremor)

Bei einigen Stoffwechselstörungen, vor allem Leber- und Niereninsuffizienz, tritt eine Störung der Gliedmaßenkontrolle auf. Wenn der Patient Arme und Finger ausstreckt, sinken diese ab, unterbrochen von einer plötzlichen Korrekturbewegung nach oben (Flügelschlagen).

Klinische Anwendung

Myasthenia gravis

Hierbei kann die Ermüdungsschwäche jeden Skelettmuskel befallen. Häufig treten Diplopie und Ptosis auf. Die Sehnenreflexe bleiben erhalten. Im Spätstadium kann Muskelschwund auftreten.

 Differenzialdiagnostik
Das motorische System

Erkrankung des oberen Motoneurons
• Zerebrovaskuläre Erkrankung
• Kopf- oder Rückenmarksverletzung
• Tumor
• Multiple Sklerose

Erkrankung des unteren Motoneurons
• Periphere Neuropathie
• Nervenwurzelerkrankung
• Motoneuronerkrankung

Wechselnde Schwäche
• Myasthenia gravis

Myotonie
• Dystrophia myotonica

Erkrankungen des extrapyramidalen Systems
Parkinson-Syndrom
Hierbei entsteht eine typische Mischung aus Bradykinesie, Rigor und Tremor. Häufig tritt auch eine haltungsbedingte Instabilität auf, und Hals und Oberkörper sind gebeugt. Beim Gehen ist der Armschwung eingeschränkt und Richtungswechsel, besonders Umdrehen, wird zunehmend schwieriger.

Multisystematrophie
Hier kommen zum extrapyramidalen Syndrom (Anzeichen für) pyramidale, zerebelläre und autonome Störungen hinzu.

Medikamenteninduzierte Störungen
Bei vielen Patienten mit Rigor und Bradykinesie (akinetisch-rigides Syndrom) sind die Symptome Medikamenten zuzuschreiben, die einen Einfluss auf die Dopaminfreisetzung und die Dopaminrezeptoren haben (z. B. Phenothiazine).

Progrediente supranukleäre Parese
Bei dieser Erkrankung sind nicht nur das extrapyramidale System, sondern auch die supranukleären und schließlich die nukleären Bahnen für die Augenbewegung – anfänglich nur in vertikaler Richtung – betroffen.

Bewegungsstörungen
Tremor
- Essenzieller (hereditärer) Tremor – Aktionstremor (in Ruhe nicht vorhanden), der Kopf, Hals und Stimme sowie die Gliedmaßen befallen kann. Er wird autosomal dominant vererbt. Bei 50 % der Betroffenen lässt der Tremor bei Alkoholgenuss nach.
- Parkinson-Syndrom – tritt typischerweise als Ruhetremor mit 4–5 Hz auf. Am häufigsten sind Flexions- und Extensionsbewegungen von Handgelenk und Fingern betroffen – bei Pronation oder Supination des Unterarms. Er kann kurzfristig durch gezielte Bewegungen unterbrochen werden.
- Kleinhirntremor – tritt typischerweise als Aktionstremor auf und nimmt beim Zusteuern auf das Ziel zu (= Intentionstremor).
- Physiologischer Tremor – normaler Befund, im EMG zu erkennen. Frequenz bei etwa 9 Hz. Tritt verstärkt bei Erregung, Hyperthyreose und Einnahme von Sympathomimetika auf.

11

Myoklonus

- Gaumensegelmyoklonus – tritt mit typischerweise 2–3 Hz an Gaumen, Rachen und Gesicht auf und geht mit einer Hirnstammerkrankung – meist vaskulärer Ursache – einher.
- Segmentaler Myoklonus – tritt im Rahmen von Spinalerkrankungen auf.
- Generalisierter Myoklonus – kann zahlreiche Ursachen haben und sowohl erblich bedingt als auch erworben sein, z.B. bei subakuter sklerosierender Panenzephalitis und Creutzfeldt-Jakob-Krankheit.

Chorea

- Sydenham- (rheumatische) Chorea – manchmal kommt es im Erwachsenenalter zu einer erneuten Manifestation, entweder spontan oder durch eine Schwangerschaft ausgelöst.
- Chorea Huntington – hierbei ist Chorea gewöhnlich ein führendes Symptom, allerdings nicht bei den frühen Erscheinungsformen in jugendlichem Alter.
- Zu weiteren Ursachen gehören Hyperthyreose, systemischer Lupus erythematodes, Polyzythämie und die Einnahme oraler Kontrazeptiva.

Hemiballismus

Tritt in der Regel aufgrund einer vaskulären Läsion am kontralateralen Corpus subthalamicum auf.

Dystonie

- Torsionsdystonie, eine hereditäre generalisierte Dystonie, die vor allem in der axialen oder der Gliedmaßenmuskulatur in Erscheinung tritt.
- Medikamenteninduziert, z.B. durch Dopa
- Hemidystonie, z.B. bei kontralateralen Thalamusläsionen
- Fokale Dystonien, z.B. Blepharospasmus, spastischer Schiefhals und Schreibkrampf

Myokymie

Eine Myokymie im Gesicht tritt bei Hirnstammtumoren und Multipler Sklerose auf.

Symptome und Befunde
Untersuchung des motorischen Systems

- Inspizieren Sie die Muskelmasse und überprüfen Sie, ob Faszikulationen vorliegen.
- Überprüfen Sie den Muskeltonus.
- Überprüfen Sie die Muskelkraft (MRC-Skala).
- Prüfen Sie die Muskeleigenreflexe, den Bauchdeckenreflex und den Babinski-Reflex.
- Achten Sie auf unwillkürliche Bewegungen

11.5 Zerebelläres System

Symptome

Dysarthrie

Dysarthriepatienten haben Artikulationsstörungen. Der Sprachinhalt ist nicht betroffen.

Koordinationsstörung

Bei einer Störung im Bereich des Zerebellums kommt es zu einer ipsilateralen Gliedmaßenataxie.

Gangataxie

Bei einer unilateralen Erkrankung des Zerebellums hat der Patient beim Gehen die Tendenz, zur betroffenen Seite abzuweichen. Sind zentrale Ganglienstrukturen betroffen, tritt das Schwanken nicht mehr einseitig auf und ist ausgeprägter als eine etwa vorhandene Gliedmaßenataxie.

Untersuchung (Zusammenfassung S. 291)

Sprache

Bei zerebellärer Dysarthrie schwanken Lautstärke und Tonhöhe und führen zu einem holprigen Sprechrhythmus mit plötzlichen Verlangsamungen und Beschleunigungen. In schweren Fällen spricht der Patient im Stakkato.

Augenbewegungen

In die Untersuchung sollten Folgebewegungen und Sakkaden einbezogen und eventuell auftretender Nystagmus untersucht werden. Bei

11

275

Läsionen des Zerebellums können die Sakkaden vorzeitig abgebremst werden oder über das Ziel hinausschießen (Hypometrie und Hypermetrie), und Folgebewegungen sind oft unterbrochen.

Symptome und Befunde Anzeichen an den Augen für eine zerebelläre Erkrankung	
Flocculus	Ungewöhnlich gleitende Folgebewegung und Blickrichtungsnystagmus
Flocculus/Nodulus	Vertikaler Nystagmus
Vermis/Nucleus fastigialis	Dysmetrie
Laterale Bereiche	Dysmetrie und Blickrichtungsnystagmus

Extremitäten

- Hypotonie – Stellen Sie fest, ob die Extremität relativ hypoton ist – was aber nicht immer leicht zu erkennen ist.
- Finger-Nase-Test – Lassen Sie den Patienten aus einer Entfernung von 50 cm mit jedem Zeigefinger nacheinander die Nasenspitze berühren. Bei einer zerebellären Läsion zeigt sich auf der betroffenen Seite eine Ataxie. Die Bewegung wird unsicherer und ausfahrender, je näher sie dem Ziel – der Nasenspitze – kommt. Schließlich wird die Bewegung vorzeitig verlangsamt, oder verfehlt das Ziel oder erreicht es abrupt (Intentionstremor).
- Alternierende Bewegung – Lassen Sie den Patienten mit den Fingern einer ausgestreckten Hand von oben, dann von unten auf die andere ausgestreckte Hand klopfen. Es treten Schwankungen in Amplitude, Rhythmus und Kraft auf (Dysdiadochokinese).
- Zur Untersuchung der Koordination der unteren Gliedmaßen lassen Sie den Patienten die Ferse am Schienbein des anderen Beines entlang bewegen. Danach lassen Sie den Patienten das Bein anheben und fordern Sie ihn auf, die Ferse direkt unterhalb des Knies aufzusetzen (Knie-Hacke-Versuch). Bei einer Erkrankung des Zerebellums wird die Ferse unsicher geführt und setzt häufig abrupt auf dem Schienbein und nicht unterhalb des Knies auf.

Gang

Bei einer einseitigen Läsion weicht der Patient zur betroffenen Seite ab. Ist die Läsion bilateral oder der Vermis beteiligt, kommt es zu einem breitbasigen Gang, der nach beiden Seiten hin abweicht. In schweren Fällen treten oszillierende Rumpfbewegungen auf.

Klinische Anwendung

- Läsionen der Kleinhirnhemisphären sind gewöhnlich auf zerebrovaskuläre Ursachen oder einen Tumor zurückzuführen. Die Störung tritt ipsilateral auf.
- Medianläsionen unter Beteiligung des Vermis oder der paravermalen Zone äußern sich vor allem als Gangataxie.
- Globale Atrophie des Zerebellums – oft hereditär.

 **Differenzialdiagnostik
Zerebellum**

Hemisphäre	Vermis
• Schlaganfall	• Alkoholbedingt
• Primär- und Sekundärtumore	• Hypothyreose
• Multiple Sklerose	
• Degenerative Erkrankungen	

11.6 Sensorisches System

Symptome

Schmerzen

- Nur selten lässt sich von der Qualität des Schmerzes auf seine Ursache schließen.
- Eine Kausalgie ist ein dauerhafter brennender Schmerz, der nach der Schädigung eines peripheren Nervs auftreten kann.
- Als Thalamusschmerz bezeichnet man eine andauernde, unangenehme Empfindung des Verbrennens oder Verbrühens, der sich bei Berührung verschlimmern kann. Er tritt nach einer Läsion der spinothalamischen Bahn oder des Thalamus ein.

11

Parästhesie oder Gefühllosigkeit

Stellen Sie fest, was der Patient genau meint, wenn er von taubem Gefühl spricht. Möglicherweise versteht er darunter etwas ganz anderes als Sie vermutet haben.

Symptome und Befunde Sensorische Störungen		
Sinneseindruck	**Leichte Berührung**	**Schmerzreiz**
Vermindert	Hypaesthesie (vermindert)	Hypalgesie (vermindert)
Aufgehoben	Anästhesie (aufgehoben)	Analgesie (schmerzlos)
Verstärkt	Hyperaesthesie (verstärkt)	Hyperpathie (überempfindlich)
Verstärkt über die normale Schwelle		Hyperalgesie (gesteigert)

Untersuchung (Zusammenfassung S. 291)

- Es ist schwierig, die Sensorik zu untersuchen, da die Reaktionen subjektiv angegeben werden.
- Ermüden Sie den Patienten nicht unnötig durch fortwährende Sensibilitätstests.
- Klagt der Patient über mangelnde Sensibilität in einem bestimmten Bereich, dann beginnen Sie dort mit der Untersuchung und bewegen sich in Richtung der Übergangszone zur normalen Sensibilität.

Leichte Berührung

- Verwenden Sie einen Wattebausch.
- Setzen Sie den Stimulus punktuell ein und ziehen sie ihn nicht diffus über die Haut.
- Der Patient soll während des Tests die Augen geschlossen halten.
- Bei parietalen Läsionen kann die Körperhälfte, die von dem geschädigten Kortex versorgt wird, den Stimulus manchmal nicht wahrnehmen, wenn gleichzeitig eine zweite Stimulation auf der gesunden Seite erfolgt. Wird der Stimulus auf der kranken Körperseite allerdings allein gesetzt, kann er durchaus wahrgenommen werden (sensorische Suppression oder Extinktion).

Zwei-Punkte-Diskrimination

• Hierzu wird ein spezieller Zirkel verwendet, bei dem der Abstand der Spitzen in einer Zentimeterskala ablesbar ist.

• Bei Jugendlichen liegt die Wahrnehmungsgrenze an den Fingerspitzen bei etwa 3 mm, auf der Handfläche bei 1 cm und bei 3 cm an der Fußsohle.

Propriozeption (Empfindungsqualität)

• Bei der Untersuchung der Propriozeption vermeiden Sie es, für die Bewegung der Finger einen zu starken Druck auszuüben, damit der Patient nicht schon aus dem Druck die Richtung der Bewegung erkennen kann. Um das Endphalanxgelenk am Zeigefinger zu testen, fassen sie ihn seitlich zwischen Ihrem rechten Daumen und Zeigefinger und stabilisieren die proximalen Fingergelenke mit Ihrer Linken. Ist die Reaktion nach sechs Bewegungen noch unklar, testen Sie das proximal gelegene Gelenk. Normalerweise lassen sich die Richtungen von Bewegungen, die mit dem Auge kaum erkennbar sind, exakt wahrnehmen und angeben

• Die aktive Propriozeption lässt sich testen, in dem man den Patienten auffordert mit geschlossenen Augen und ausgestreckten Armen mit dem Zeigefinger der einen Hand einen Finger der anderen Hand zu treffen. Bei einem starken Verlust der Propriozeption an den Händen, wandern bei geschlossenen Augen die Finger der ausgestreckten Hand ziellos umher (Pseudoathetose)

• Liegt in den Füßen ein starker Verlust der Propriozeption vor, kann der Patient bei zusammenstehenden Füßen mit offenen Augen das Gleichgewicht halten, verliert es aber, sobald er die Augen schließt (positiver Romberg-Versuch).

Wahrnehmung von Vibrationen

• Die Wahrnehmung von Vibrationen wird mit einer 128-Hz-Stimmgabel getestet.

• Zur Untersuchung der Finger stellt man die Basis der vibrierenden Stimmgabel auf das distale Interphalangealgelenk.

• Die Untersuchung des Fußes wird am Interphalangealgelenk der Großzehe begonnen.

11

- Fehlt distal das Gefühl für Vibrationen, bewegen Sie die Gabel proximal. Über die Spinae iliacae anteriores superiores hinauszugehen ist allerdings sinnlos.

Schmerzwahrnehmung

- Verwenden Sie für den Test keine Kanüle, sondern eine spitze Stecknadel.
- Die Stecknadel wird anschließend als scharfer, kontaminierter Müll entsorgt.
- Tief sitzender Schmerz lässt sich durch Druck auf die tiefer liegenden Strukturen untersuchen, z.B. durch Kneifen der Achillessehne.

Temperaturwahrnehmung

- Zur Untersuchung werden mit heißem Wasser bzw. Eis gefüllte Metallröhrchen verwendet.
- Testen Sie die Temperatur auf der eigenen Haut aus, bevor sie den Patienten untersuchen.

Gewicht, Form, Größe und Oberflächenstrukturen

- Einige sensorische Funktionen sind schwierig zu testen, wenn Störungen der kortikalen Funktion erwartet werden.
- Zur Untersuchung der Gewichtswahrnehmung geben Sie dem Patienten einen Gegenstand mit einem bestimmten Gewicht und lassen ihn mit einem ähnlichen Gewicht in der anderen Hand vergleichen.
- Zur Untersuchung der Formwahrnehmung soll der Patient verschiedene Münzen beurteilen, z.B. ob der Rand der Münze geriffelt ist, obgleich dieser Test streng genommen in einen anderen Wahrnehmungsbereich gehört.
- Die Wahrnehmung von Oberflächenstrukturen lässt sich an Stoffen, z.B. Seide, Leinen oder Wolle, testen.

Klinische Anwendung
Störungen der Nerven und der Wurzeln

- Innerhalb eines erkrankten Nervs oder einer Nervenwurzel sind alle Wahrnehmungsformen gleichermaßen betroffen.

- Um das betroffene Gebiet gibt es eine Zone mit partiellem Wahrnehmungsverlust, in der die Wahrnehmung einer leichten Berührung stärker gestört sein kann als Schmerz- und Temperaturempfindung.
- Ein Ausfall der schmerzleitenden Fasern von Haut und Gelenken kann zu schmerzlosen Hautulzerationen bzw. zu schweren Gelenkfehlbildungen (Charcot-Gelenk; ☞ Abb. 11.13) führen.

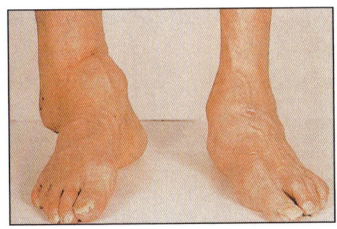

Abb. 11.13 Charcot-Gelenk. Rechtes Sprunggelenk

Rückenmarksverletzungen

- Bei einer quer verlaufenden Rückenmarksverletzung ist in der näheren Umgebung besonders die Sensibilität betroffen. Oft entsteht eine kleine Zone, in der Hautstimulation Schmerzen auslöst.
- Unilaterale Rückenmarksläsion (Brown-Séquard) führt zum Verlust der kontralateralen Schmerz- und Temperaturempfindung direkt unterhalb der Läsion. Ipsilateral treten Schwäche und Dämpfung der Vibrations- und Gelenkstellungsempfindung auf.
- Zentrale Spinalläsionen führen zu einer Schädigung der kreuzenden spinothalamischen Fasern und zu bilateralem selektiven Verlust der Temperatur- und Schmerzempfindung in den betroffenen Segmenten (☞ Abb. 11.14).
- Eine Läsion des dorsalen Stranges stört Vibrationsempfindung, Propriozeption und Zwei-Punkt-Diskrimination. Manche Patienten mit dorsalen Läsionen der Halswirbelsäule berichten von einem elektrisierenden Gefühl, das sich halsabwärts fortleitet, wenn sie den Hals beugen (Lhermitte-Zeichen).
- Externe Kompression verschont in der Regel die tieferen Fasern der spinothalamischen Bahn, die aus Segmenten unmittelbar unterhalb der Kompression entspringen.

11

• Störungen im Hirnstamm- und Thalamusbereich: In der Medulla oblongata betreffen laterale Läsionen in erster Linie die kontralaterale Schmerz- und Temperaturwahrnehmung. Mediale Läsionen dagegen stören die vom dorsalen Strang versorgten Sensibilitätsbereiche. Läsionen des Thalamus wirken sich auf die gesamte kontralaterale Sensibilität aus.

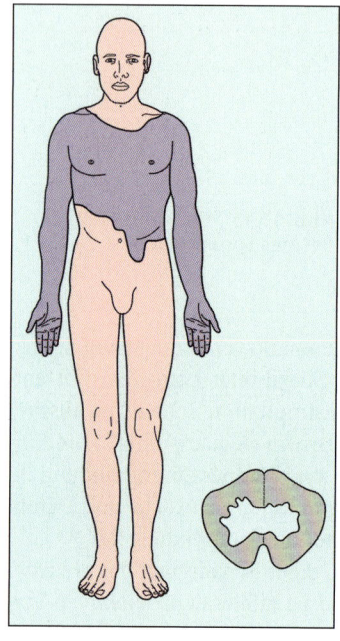

Abb. 11.14 Capeförmiger selektiver Ausfall der Schmerz- und Temperaturempfindung aufgrund einer Zentralstrangläsion zwischen C 3 und D 10.

Läsionen des Kortex

Zu den Aspekten kortikaler Sensibilität gehören:

• Bestimmung von Größe, Gewicht und Oberflächenstruktur eines Gegenstandes (Verlust dieser Fähigkeit: Astereognosie)
• Genaues Erkennen eines Berührungspunktes und Unterscheidung von einfacher und mehrfacher Stimulation
• Lagesinn

Kortikale Läsionen machen sich insbesondere durch Sensibilitäts-störungen bemerkbar. Bei nicht dominanten parietalen Läsionen kann es zu einer so ausgeprägten Empfindungsstörung der kontralateralen Gliedmaßen kommen, dass der Patient ihr Vorhandensein nicht wahrhaben will und versucht, sie zu entfernen, in der Meinung sie gehörten einer anderen Person.

Nicht organisch bedingter Ausfall der Sensibilität

Bei der häufigsten Form des nicht organisch bedingten Ausfalls der Sensibilität ist die kutane Wahrnehmung aller Sensibilitätsempfindungen betroffen. Nahezu unbeeinträchtigt bleibt die Propriozeption. Meist ist eine einzelne Gliedmaße betroffen, manchmal aber auch eine Körperseite oder die ganze untere Körperhälfte (☞ Abb. 11.15).

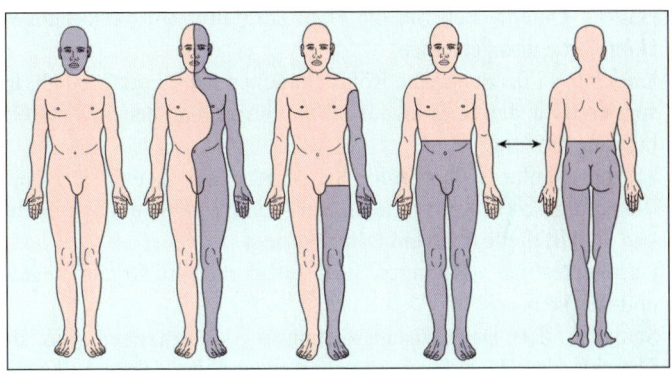

Abb. 11.15 Verteilungsmuster des nicht organischen Sensibilitätsverlustes

11.7 Der bewusstlose Patient

Ein Koma aus neurologischer Ursache kann folgende Ursachen haben:
- Ausgedehnte bilaterale Erkrankung der Hemisphären
- Unilaterale Läsion der Hirnsubstanz
- Erkrankung des Hirnstamms

Läsionen in einer Hirnhälfte können einen Prolaps von Hirnstrukturen in den Tentoriumsschlitz (Hernia tentorialis) auslösen und zu einer sekundären Kompression des Hirnstamms führen. Damit ist auch das Bewusstsein betroffen.

Es gibt zwei Arten der Hernienbildung:

- Zentral – in der Regel verbunden mit allmählich von der Mitte expandierender Hirnsubstanz
- Unkus-Hernie – Die Hirnmasse in der Schädelgrube, vor allem der Temporallappen, drückt die Mitte des Unkus über den freien Rand des Tentoriums

Untersuchung

- Allgemein – Begutachten Sie Aussehen und Haltung des Patienten insgesamt
- Haut – Untersuchen Sie die Haut sorgfältig auf Verfärbungen, Hämatome und Petechien
- Knochen – Tasten sie die Röhrenknochen nach Frakturen ab. Inspizieren Sie den Schädel auf Schwellungen und den äußeren Gehörgang auf Blut
- Kardiovaskulär – Überprüfen Sie Blutdruck, Puls und Herztöne
- Respiratorisch – Kontrollieren Sie Atemfrequenz und -rhythmus und stellen Sie fest, ob ein Fötor vorliegt
- Gastrointestinal – Palpieren Sie das Abdomen auf Organomegalie und Resistenzen
- Schwere der Bewusstseinsstörung – klassifizieren Sie die Schwere der Bewusstseinsstörung anhand der Glasgow-Komaskala (☞ Tab. 11.2)
- Zeichen einer Hirnhautreizung – Achten Sie auf Nackensteife und führen Sie den Kernig-Test durch, indem Sie das Bein in Hüfte und Knie beugen und dann das Knie strecken. Auf das Strecken des Knies kann der Patient reagieren, oder es treten reflektorische Spasmen im M. biceps femoris auf. Bei tiefer Bewusstlosigkeit sind die Zeichen einer Hirnhautreizung nicht nachweisbar.

Tab. 11.2   Glasgow-Komaskala

	Patientenreaktion	Punktzahl	08.00	10.00	12.00
Augen öffnen	spontan	4			
	auf Anruf	3			
	auf Schmerzreiz	2			
	keine	1			
Verbale Reaktion	orientiert	5			
	verwirrt	4			
	unangemessen	3			
	unverständlich	2			
	keine	1			
Motorische Reaktion	auf Aufforderung	6			
	gerichtet	5			
	Rückzug	4			
	Beugesynergismen	3			
	Strecksynergismen	2			
	keine	1			

Pupillenreaktion

Verwenden Sie eine helle Taschenlampe. Überzeugen Sie sich, dass keine Augentropfen verabreicht wurden und verabreichen Sie selbst auch keine.

- Metabolisches Koma – Die Pupillen behalten ihre Reaktivität und Symmetrie.
- Medikamentös induziertes Koma – Bei Atropin, Amphetaminen und trizyklischen Antidepressiva sind die Pupillen weit, bei Morphinen eng.
- Läsionen – bei Läsion des Nucleus praetectalis bleiben die Pupillen in mittelweiter Stellung. Bei Läsionen des okulomotorischen Komplexes sind die Pupillen leicht unregelmäßig und reaktionslos. Läsionen des dritten Hirnnervs – die Augen sind kaudalwärts abgewichen, die Pupille ist dilatiert und reaktionslos.
- Augenbewegungen – Prüfen Sie das Vorhandensein von spontanen Bewegungen, die bei Bewusstlosen auch dann nicht konjugiert zu sein brauchen, wenn das okulomotorische Zentrum nicht geschädigt ist.

11

Augenbewegungen

- Untersuchen Sie den okulozephalen Reflex. Bei Ausbleiben der reflektorischen Augenbewegung führen Sie eine kalorische Prüfung durch, indem Sie etwa 50 ml Eiswasser zuerst in das eine, dann in das andere Ohr injizieren. Dabei sollte der Kopf etwa 30° über der Horizontale gelagert sein. Bei intakten Hirnstammreflexen drehen sich die Augen nach der Seite, wo das Wasser injiziert wurde. Sollen vertikale reflektorische Augenbewegungen getestet werden, muss in beide Ohren gleichzeitig kaltes (Blick nach unten) oder warmes (Blick nach oben) Wasser injiziert werden.

- Läsion des Frontallappens: bei destruktiven Läsionen weichen die Augen zur Seite der Läsion ab. Liegt eine Hemiplegie vor, weichen die Augen zur gesunden Seite ab.

- Läsion des Hirnstamms – Liegt diese unterhalb der Kreuzung der supranukleären Bahn für die horizontale Blickrichtung, weichen die Augen zur Seite der Hemiplegie ab.

- Läsionen im oberen Mittelhirn – führen zu frühzeitigem Ausfall des kranialen Blickfeldes.

- Pons-Läsionen – Sie können zu internukleären Ophthalmoplegie, Eineinhalb-Syndrom oder vertikalen Augenbewegungsstörungen (ocular bobbing) führen. Beim klassischen „bobbing" treten zunächst ruckartige Abwärtsbewegungen auf, denen eine langsame Aufwärtsbewegung folgt.

Motorische Reaktionen

Die Beurteilung geschieht durch Beobachtung der Körperhaltung des Patienten, und durch Beurteilung der Reaktion auf Schmerzreize (Druck auf das Sternum, das Nagelbett oder die Achillessehne).

- Dekortikationshaltung – führt zu Flexion und Adduktion der oberen Gliedmaßen und Streckung der unteren Gliedmaßen. Diese Haltung ist charakteristisch für Durchblutungsstörung einer zerebralen Hemisphäre oder der Capsula interna.

- Dezerebrationshaltung – Es kommt zu Streckung, Adduktion und Hyperpronation der oberen Gliedmaßen bei Streckung der unteren Gliedmaßen. Diese Haltung tritt bei Läsionen im mittleren Bereich des Pons auf.

Atmung

- Cheyne-Stokes-Atmung – Wechsel von beschleunigter und verlangsamter Atmung mit dazwischenliegenden Apnoezuständen. Diese Atmung tritt bei metabolischem Koma bei tiefen bilateralen Hemisphärenläsionen und bei weit fortgeschrittener Herzinsuffizienz auf.
- Hyperventilation zentralnervöser Genese – dauerhaft beschleunigte Atmung, wie sie bei Läsionen des Mittelhirns und Pons auftritt, kann zur Tetanie führen.
- Apnoeische Perioden – zeitweiliger inspiratorischer Atemstillstand, bei Läsionen des Pons.
- Ataktische Atmung – Länge und Tiefe der Atemzüge ungleichmäßig, aufgrund einer Läsion des Atemzentrums in der Medulla oblongata

Klinische Anwendung

Metabolisches Koma

- Pupillenreaktion bis ins Spätstadium erhalten.
- Augenbewegungen – die Augenbewegungen sind konjugiert und parallel, abgesehen von Einzelfällen, in denen eine konjugierte Abwärtsbewegung auftritt. Reflektorische Bewegungen können später ausfallen.
- Motorische Reaktionen – Es kann zu generalisierten oder fokalen Anfällen kommen. Bei Urämie und Hyperkapnie können myoklonische Zuckungen auftreten.
- Sowohl Dekortikations- als auch Dezerebrationshaltung können auftreten.
- Bei Hypoglykämie und Leberkoma kann Hemiplegie auftreten.

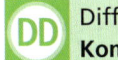 **Differenzialdiagnostik**
Komaursachen

Metabolische	**Hirnorganische**
• Hypoglykämie	Läsionen der Hemisphären z.B.
• Hyperglykämie	• Maligner Tumor
• Urämie	• Extradurales Hämatom
• Hepatische Enzephalopathie	• Subdurales Hämatom
• Hyperkapnie	• Schlaganfall
• Drogenbedingt	• Schädel-Hirn-Trauma

11

Hirnorganisch bedingtes Koma

Zentrale Einklemmung (von der supratentoriellen Hirnmasse verursacht)

- Pupillen – anfangs noch reaktiv, später (bei Mittelhirnbeteiligung) reaktionslos
- Augenbewegung – zunächst Verlust der Aufwärts- und später der Horizontalbewegung
- Motorische Reaktion – zunächst kontralaterale Hemiplegie. Die nicht betroffene Seite zeigt zuerst Dekortikations- dann Dezebrationshaltung.
- Atmung – zunächst unspezifisch, dann Cheyne-Stokes, später Hyperventilation zentralnervöser Genese.

Unkushernie (aufgrund einer Hirnmassenüberlagerung des Tentoriums)

- Pupillen – die ipsilaterale Pupille zunächst erweitert, dann lichtstarr. Die kontralaterale Pupille erstarrt später.
- Augenbewegungen – ipsilaterale Parese des dritten Hirnnervs. Reflektorische Augenbewegungen bleiben zunächst kontralateral noch erhalten, verschwinden später.
- Motorische Reaktionen – zunächst ipsilaterale Hemiplegie, später bilaterale Dezerebrationshaltung.
- Atmung – zunächst keine besondere Störung des Atemrhythmus, dann Hyperventilation und schließlich ataktische Atmung.

Die Endstadien der beiden Hernientypen gleichen sich. Die klinischen Symptome eines mit Hirnstammläsionen einhergehenden Komas sind sehr viel vielfältiger.

Hirntod

- Am Ende vieler metabolisch und strukturell bedingter Gehirninsulte findet sich ein tief komatöser Patient, dessen Kreislauffunktionen bei künstlicher Beatmung noch intakt sind.
- Wenn bei solchen Patienten nachgewiesen werden kann, dass die Funktion der Hirnstrukturen erloschen ist, besteht keine Aussicht auf Wiederbelebung.
- Zur Definition des Hirntodes sind Kriterien ausgearbeitet worden, mit denen entschieden werden kann, ob bei einem Patienten lebenserhaltende Maßnahmen noch sinnvoll sind (☞ Abb. 11.16).

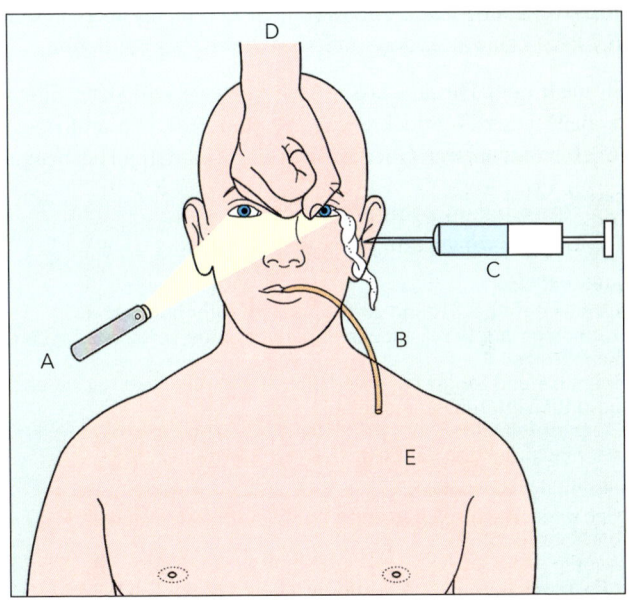

Abb. 11.16 Testung der Hirnstammreflexe. A Pupillenreaktion auf Licht, B Kornealreflex, C Injektion von Eiswasser zur Testung des okulo-vestibularen Reflexes, D Stimulierung der Glabella mit einem Knöcheldruck (Schmerzreiz), E Stimulierung der Trachea mit einem Absaugkatheter

1. **Pupillenreaktion:** fehlt bei Verwendung einer hellen Taschenlampe
2. **Korneareflex:** fehlt
3. **Vestibulookulärer Reflex:** keine Reaktion bei Einflößen von 50 ml eiskalten Wassers in den äußeren Gehörgang beider Ohren nacheinander
4. **Motorische Reaktion der Hirnnerven:** keine Reaktion auf einen auf die Glabella ausgeübten Schmerzreiz
5. **Würge- oder Trachealreaktion:** auf Stimulation des Gaumens oder Einführen eines Absaugschlauches in die Trachea keine Reaktion
6. **Respiratorische Reaktion auf Hyperkapnie:** Über das Beatmungsgerät werden 95 % O_2 und 5 % CO_2 verabreicht, bis der pCO_2 über 45 mmHg (6 kPa) ansteigt. Das Beatmungsgerät wird abgeschaltet und über einen Trachealkatheter 100%iger Sauer-

11

stoff zugeführt. Auch bei Ansteigen des pCO_2 über 50 mmHg (6,7 kPa) keine Reaktion im Sinne einer Hyperventilation.

Auch nach dem Hirntod lassen sich noch verschiedene Spinalreflexe auslösen, z.B. Streckreflexe, Plantarreaktionen und Beugung der oberen und unteren Gliedmaßen, ausgelöst durch Halsbeugung.

 Untersuchung älterer Patienten
Das Nervensystem

Primitivreflexe
- Glabellareflex – tritt mit zunehmendem Alter häufiger auf.
- Palmomentalreflex – mit zunehmendem Alter verstärkte bilaterale Reaktionen.
- Schnauz- und Saugreflex – vor allem der letztere tritt nur selten bei gesunden älteren Patienten auf.
- Zwangsgreifreflex – das Auftreten des Zwangsgreifens geht mit einer Einschränkung der kognitiven Fähigkeiten einher.

Funktion der Hirnnerven
- Geruchssinn – die Geruchsempfindlichkeit lässt nach dem 65. Lebensjahr nach.
- Augen
  - Schwach ausgeprägte Ptosis bei älteren Menschen häufig.
  - Gesichtsfeld nach oben nimmt im Alter ab.
  - Licht- und Akkommodationsreaktionen verlangsamen sich im Alter. Pupillen werden zunehmend enger.
- Geschmack – die Geschmacksempfindlichkeit nimmt mit dem Alter ab. Die Wahrnehmungsschwelle erhöht sich.
- Gehör – nimmt mit dem Alter ab.

Motorisches System
- Reflexe
  - Im Gegensatz zur weit verbreiteten Lehrmeinung bleibt der Achillessehnenreflex im Alter erhalten.
  - Die Bauchdeckenreflexe werden schwächer und verschwinden im Alter.
- Bewegungen
  - Auch ohne die Einnahme von Neuroleptika kommt es bei älteren Menschen zu Dyskinesien des Gesichts, der Wangen und der Zunge.

Sensibilität
- Vibrationswahrnehmung – die Wahrnehmungsschwelle erhöht sich mit zunehmendem Alter.
- Zwei-Punkte-Diskrimination – Wahrnehmungsschwelle erhöht sich im Alter.

Gang
- Wird mit zunehmendem Alter unsicherer.

Zusammenfassung
Untersuchung der höheren kortikalen Funktionen

- Orientierung
  - Zeitlich, örtlich, zur Person
- Gedächtnis
  - Ultrakurzzeitgedächtnis, Kurzzeitgedächtnis, Langzeitgedächtnis
- Grad der Informiertheit
- Rechenfähigkeiten
- Deutung von Sprichwörtern
- Konstruktive Fähigkeiten
- Geographische Orientierung
- Sprache
  - Artikulation, Lautstärke, Sprachfluss, Verständnis, Wiederholen, Benennen
- Lesen und Schreiben
- Praktische Fähigkeiten
- Rechts-Links-Orientierung
- Erkennung von Objekten, Personen

Zusammenfassung
Untersuchung des zerebellären Systems

- Untersuchung der Artikulation
- Untersuchung der Augen auf Folge- und Sakkadenbewegungen und eventuellen Nystagmus
- Durchführung von Finger-Nase- und Knie-Hacke-Versuch
- Untersuchung des Gangs

Zusammenfassung
Untersuchung der Sensibilität

- Leichte Berührung
- Zwei-Punkt-Diskrimination
- Propriozeption
- Vibrationswahrnehmung
- Schmerz und Temperatur
- Kortikale sensorische Funktion
- Unterdrückung der Sensibilität

12 Kinder und Säuglinge

12.1 Anamneseerhebung

In den vorhergehenden Kapiteln wurde besprochen, wie man mit Patienten umgeht, die über ihre eigenen Beschwerden und Symptome berichten können. Kinder kommen meist in Begleitung ihrer Eltern zum Arzt, die dann auch in der Regel über die Beschwerden des Kindes berichten. Größere Kinder können oft schon selbst Wichtiges dazu beitragen.

Sorgen Sie dafür, dass die Kinder (und ihre Geschwister) die Sprechstunde entspannt und in angenehmer Atmosphäre erleben – dafür können Spielsachen, Bücher und Spiele im Warte- und im Sprechzimmer beitragen.

Nach Schilderung der Beschwerden muss die Krankengeschichte des Kindes und der Familie erfragt und aufgezeichnet werden.

Handelt sich um ein kleines Kind, sollten der Verlauf von Schwangerschaft und Entbindung, der Zustand bei der Geburt und das Gedeihen des Säuglings sowie die Impf- und Entwicklungsgeschichte in die Anamnese einbezogen werden. Frühere Erkrankungen, Krankenhausaufenthalte und Arztbesuche sowie bisher eingenommene Medikamente gehören zu jeder Kinderanamnese.

Berücksichtigen Sie auch die Krankengeschichte von Eltern und Geschwistern und stellen Sie im Zusammenhang mit der augenblicklichen Erkrankung gezielte Fragen dazu. Kommt eine autosomal rezessive Erkrankung in Betracht, muss nach Blutsverwandtschaft der Eltern gefragt werden.

Die Sozialanamnese wird zwar getrennt erfragt, steht aber in Zusammenhang mit der Familienanamnese. Es ist wichtig, sich einen Eindruck über die Verhältnisse zu verschaffen, in denen das Kind lebt. Notieren Sie, welchen Beruf die Eltern ausüben, und wer bei der Kinderbetreuung hilft.

Kindesmissbrauch ist nicht selten. Erwachsene können Kindern auf verschiedene Weise Schaden zufügen – sie können sie seelisch, körperlich oder sexuell misshandeln, sie vernachlässigen oder – in seltenen Fällen – Krankheiten und Vergiftungen induzieren. Bei jeder Verletzung oder Erkrankung eines Kindes – gleichgültig mit welchem sozialen und familiären Hintergrund – muss die Anamnese eine plausible Erklärung für alle bei der Untersuchung erhobenen Befunde liefern.

12.2 Untersuchung

Der Umgang mit dem Kind wird bestimmt von seinem Alter, seinem Entwicklungsstand und seiner Aufnahmefähigkeit. Je jünger das Kind ist (abgesehen von ganz jungen Säuglingen), umso größer muss das Einfühlungsvermögen des Arztes sein, um eine zufrieden stellende und erfolgreiche Untersuchung durchzuführen.

Bemühen Sie sich darum, mit dem kleinen Patienten auf gleicher Augenhöhe zu bleiben – nicht von oben herab. Versetzen Sie sich in die Lage des Kindes, das plötzlich von mehreren fremden Menschen umgeben ist.

Beginnen Sie die Untersuchung in der Peripherie, an Händen oder Füßen. Das Kind soll merken, dass Sie ein freundlicher Arzt sind, dem man vertrauen kann. Eine Perkussion sollte bei kleinen Kindern nur mit großer Zurückhaltung durchgeführt werden.

Die kleinen Patienten sollen Spaß an der Untersuchung haben. Wenn sie das Gefühl haben, ein Spiel mit dem Arzt zu spielen, entspannen sie sich und werden auch mitteilsamer und zutraulicher. Achten Sie darauf, dass Ihre Hände warm und sauber sind und das Stethoskop nicht kalt auf die Haut des Kindes gesetzt wird.

Vermeiden Sie, wenn möglich, unangenehme Untersuchungen (z. B. rektale Untersuchungen). Es ist besser, auf eine vollständige Untersuchung zu verzichten als am Ende einer kompletten Untersuchung ein weinendes, überfordertes Kind vor sich zu haben, das jedes Vertrauen verloren hat.

12.3 Wachstum und Entwicklung

Größe und Gewicht

Das kontinuierliche Wachstum vom Säuglings- zum Erwachsenenalter wird in drei Phasen eingeteilt (☞ Abb. 12.1).

- Die Säuglingsphase: Das exponentielle Wachstum des Fötus setzt sich zunächst fort und verlangsamt sich im zweiten Lebensjahr. Die entscheidenden Faktoren sind in dieser Phase die Ernährung und die den Stoffwechsel regulierenden Hormone wie die insulinähnlichen Wachstumsfaktoren (Insulin-like Growth Factors, IGF), z. B. IGF-1.

- Die Kindheitsphase: Diese reicht vom zweiten bis jenseits des zehnten Lebensjahres. In dieser Phase sind die Hormone der Hypophyse von entscheidender Bedeutung, insbesondere das Wachstumshormon.

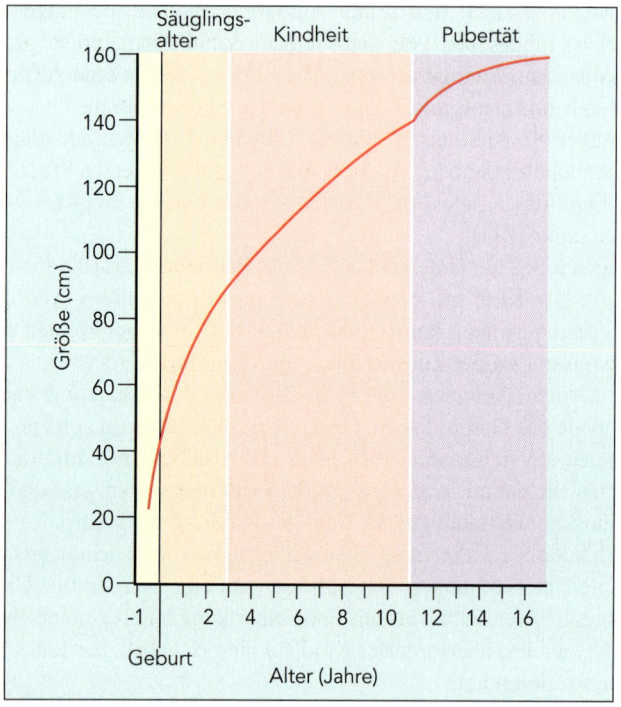

Abb. 12.1 Die drei Wachstumsphasen im Kindesalter (nach Prof. J. Karlberg). Die Wachstumsgeschwindigkeit variiert in den verschiedenen Altersstufen aufgrund von vielfältigen Einflüssen. Karlberg fasst drei kontinuierliche Wachstumsphasen zusammen, jede mit ihren eigenen charakteristischen Eigenschaften.

- Die Adoleszenz oder Pubertätsphase: Diese reicht vom Beginn bis zum Abschluss der Pubertät und damit bis zum Abschluss des Größenwachstums und dem Beginn der Reproduktionsphase. Die entscheidenden Faktoren in dieser Phase sind die Sexualhormone (Androgene und Östrogene).

Jede Untersuchung eines Kindes ohne exakte Berücksichtigung von Wachstum und Entwicklung ist unvollständig. In jedem Alter wird das Gewicht überprüft, bei Säuglingen die Körpergröße im Liegen (☞ Abb. 12.2) und bis zu zwei Jahren auch der Kopfumfang. Bei älteren Kindern wird die Größe im Stehen gemessen (☞ Abb. 12.3). Anhand von Wachstumskurven lässt sich für jedes Alter der Erwartungsbereich von Größe und Gewicht ablesen.

Entwicklung

Den Entwicklungsstand eines Kindes zu beurteilen, ist komplizierter als die Beurteilung des Wachstums. Der Einfachheit halber wird die Entwicklung meist unter acht Hauptpunkten zusammengefasst, die sich gut als vier Begriffspaare einprägen lassen:

- Grobmotorik   motorische Fähigkeiten
- Feinmotorik   motorische Fähigkeiten
- Sehen   Sinnesentwicklung
- Hören   Sinnesentwicklung
- Sprachlicher Ausdruck   Kommunikation
- Hörverständnis   Kommunikation
- Soziale Fähigkeiten   Psychosoziale Fähigkeiten
- Verhalten   Psychosoziale Fähigkeiten

12

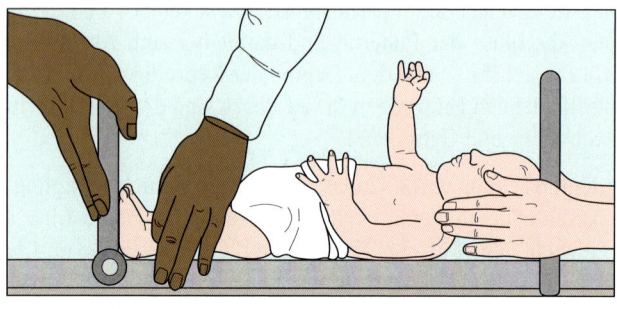

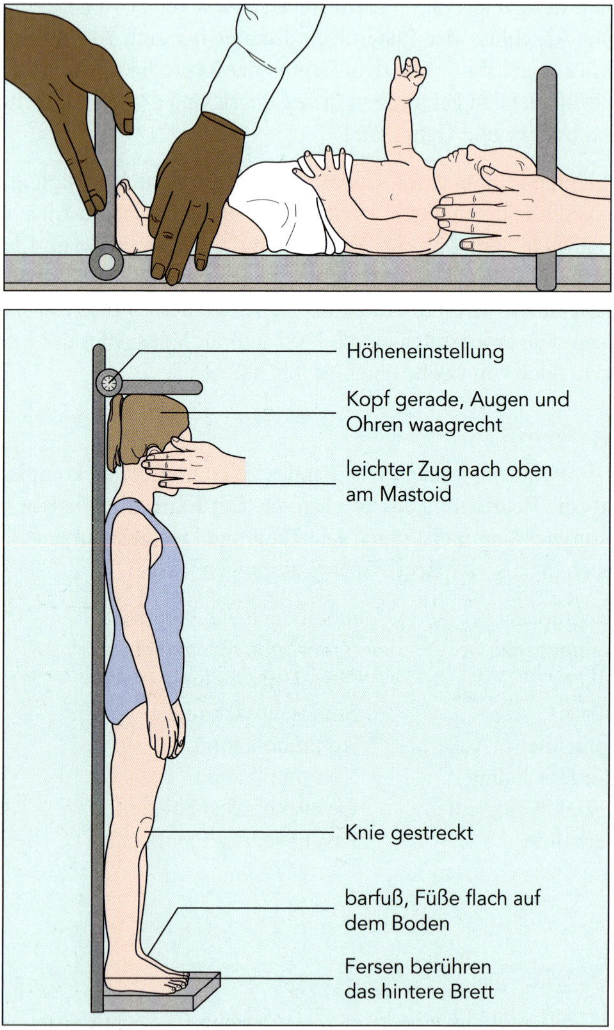

Höheneinstellung

Kopf gerade, Augen und
Ohren waagrecht

leichter Zug nach oben
am Mastoid

Knie gestreckt

barfuß, Füße flach auf
dem Boden

Fersen berühren
das hintere Brett

Abb. 12.2 und 12.3 Messung der Länge im Liegen und der Höhe im Stehen. Die Messung von Länge und Höhe kann zu falschen Ergebnissen
führen, wenn sie nicht sorgfältig vorgenommen wird, besonders bei
Kleinkindern.

12.4 Das Neugeborene und die ersten Lebenswochen

Neugeborene und Säuglinge werden in der Regel unmittelbar nach der Geburt (U1), zwischen dem 3. und 10. Lebenstag (U2), zwischen der 4. und 6. Lebenswoche (U3) und bei Impfungen routinemäßig untersucht.

 Zusammenfassung
Gestationsperiode und Geburtsgewicht

- Reife Neugeborene
  - Geburtstermin zwischen der 37. und 42. Schwangerschaftswoche, gerechnet von der letzten Menstruation (LMP) ab
- Frühgeborene
  - Geburt vor der 37. Schwangerschaftswoche (259 Tage), gerechnet ab der LMP
  - Beachten Sie, dass das Alter des Frühgeborenen ab Geburtstermin (nicht korrigiert) oder ab Zeugungstermin (korrigiert) angegeben werden kann. Dies muss vor allem in den ersten zwei Jahren bei der Beurteilung von Wachstum und Entwicklung berücksichtigt werden.
- Übertragene Säuglinge
  - Geburtstermin nach der 42. Schwangerschaftswoche (294 Tage), gerechnet ab der LMP
- Hypotrophe Neugeborene („small for gestational age", SGA)
  - Geburtsgewicht unter der 10. Perzentile für das Gestationsalter
- Hypertrophe Neugeborene („large for gestational age", LGA)
  - Geburtsgewicht über der 90. Perzentile für das Gestationsalter

Bei sehr jungen Kindern zeigen sich oft keine spezifischen Symptome, selbst wenn sie sehr krank sind. Der „Baby-Check" (☞ Tab. 12.1) soll Eltern, Pflegepersonal und Sozialarbeitern eine Hilfestellung geben. Ärzte müssen mit den wichtigsten Anzeichen für eine ernsthafte Erkrankung bei jungen Säuglingen vertraut sein.

Bei Neugeborenen und jungen Säuglingen kann sich der Gesundheitszustand sehr rasch verschlechtern. Bei jedem kranken Säugling sollte differentialdiagnostisch an Infektionen gedacht werden.

12

12.4 Das Neugeborene und die ersten Lebenswochen

Tab. 12.1 Baby-Check (Erläuterungen)

Das System „Baby-Check" soll Eltern, Pflegepersonal und Ärzten Anhaltspunkte zur Einschätzung der Schwere der Erkrankung eines Säuglings geben. Dazu werden 19 Befunde und Symptome in einem Punktesystem addiert. Aus der Gesamtpunktzahl ergibt sich der Schweregrad der Erkrankung des Säuglings.

Das Punktesystem ist für den Gebrauch von Eltern, Ärzten und Pflegepersonal für Säuglinge unter sechs Monaten validiert.

Gesamtpunktzahl	
0–7	Das Wohlbefinden des Säuglings ist kaum beeinträchtigt. Ärztliche Behandlung ist nicht erforderlich.
8–12	Das Wohlbefinden des Säuglings ist beeinträchtigt, doch liegt keine ernsthafte Erkrankung vor. Arzt oder Hebamme sollte zu Rate gezogen werden.
13–19	Der Säugling ist krank und sollte dem Arzt vorgestellt werden.
>20	Der Säugling ist schwer krank und muss sofort dem Arzt vorgestellt werden.

Wenn es dem Kind nach einer anfänglich niedrigen Punktzahl schlechter zu gehen scheint, muss es erneut untersucht und die Punktzahl revidiert werden.

Tab. 12.1 (Forts.) Baby-Check

1	Auffälliges Schreien	z.B. schrill, schwach, jammernd, Schmerzensschreie	2 Punkte
2	Flüssigkeitsaufnahme in den vergangenen 24 Stunden	weniger als gewöhnlich	2 Punkte
		die Hälfte der gewöhnlichen Menge	4 Punkte
		sehr wenig	9 Punkte
3	Erbrechen	Erbrechen von mindestens der halben Nahrungsmenge während der letzten drei Mahlzeiten	4 Punkte
4	Erbrechen von Gallenflüssigkeit	Grünfärbung des Erbrochenen	13 Punkte
5	Urinmenge	weniger Urin als gewöhnlich	3 Punkte
6	Blut in der Windel	Große Blutmengen in der Windel	11 Punkte
7	Benommenheit	zeitweise Benommenheit	3 Punkte
		nahezu ständige Benommenheit	5 Punkte
8	Schlaffheit	Das Kind bewegt sich weniger als gewöhnlich	4 Punkte

9	Beobachtung	Das Kind beobachtet seine Umgebung weniger als sonst	2 Punkte
10	Vigilanz	Das Kind reagiert weniger als gewöhnlich auf seine Umgebung	2 Punkte
11	Atemschwierigkeiten	minimale Atemexkursionen sichtbar	2 Punkte
		starke Kontraktionen der Atemmuskulatur	4 Punkte
12	Blässe	Das Kind sieht ungewöhnlich blass aus oder hat schon in den letzten 24 Stunden blass ausgesehen.	3 Punkte
13	Atemgeräusche	pfeifende, keuchende Atemgeräusche	2 Punkte
14	Blaue Nägel	Blauverfärbung der Nägel	3 Punkte
15	Kreislauf	Die Zehen des Kindes sind weiß oder bleiben nach Zusammendrücken 3 Sekunden lang weiß	3 Punkte
16	Ausschlag	Ausschlag am Körper oder wunde, nässende Fläche, Ausdehnung über 5 × 5 cm	4 Punkte
17	Hernie	Vorwölbung in Skrotum oder Leiste	13 Punkte
18	Temperatur (rektal)	Rektaltemperatur über 38,3 °C	4 Punkte
19	Auffälliges Schreien	Auffälliges Schreien während der Untersuchung, das in Qualität und Quantität das gewohnte Ausmaß übersteigt	4 Punkte

Größe und Gewicht

In der ersten Woche verlieren Neugeborene zwischen 5 und 10 % ihres Geburtsgewichts, legen dann aber in den ersten sechs Monaten im Durchschnitt pro Tag 30–35 g zu. In dieser Zeit ist die Messung des Kopfumfangs wichtig.

Entwicklung

Bei der Geburt kann das Neugeborene hören, riechen, schmecken, fühlen und sehen (allerdings nur 30 cm weit). Für die Entwicklung der höheren kortikalen Funktionen ist das soziale Lächeln ein sehr wichtiges Kriterium. Die vor diesem Zeitpunkt beobachteten Verhaltensweisen sind zum Großteil in Rückenmark und Hirnstamm ausgelöste Reaktionen – z.B. die Schreckreaktion bei Lärm und die Primitivreflexe.

12

Anamnese

Wichtig ist die Ernährungsanamnese. Schwierigkeiten bei der Nahrungsaufnahme können unter Umständen auf kardiorespiratorische Funktionsstörungen hinweisen. Bei gestillten Kindern lässt sich die Stillmenge nicht sicher feststellen. Fragen Sie die Mutter, wie oft und wie lange sie das Kind stillt, wie nach ihrem Eindruck die Mahlzeit verläuft und ob sie subjektiv den Eindruck hat, dass sie Milch absetzt. Eine Dokumentation der Gewichtszunahme und das Gefühl der Mutter, dass ihre Brüste geleert werden, sind wertvolle Hinweise.

Untersuchung

Die Zunahme von Gewicht und Kopfumfang sollte in eine Kurve eingetragen werden. Für eine vollständige Untersuchung muss der Säugling ausgezogen werden.

Untersuchung von Herz und Kreislauf

Die **Auskultation** der Herztöne sollte zu Beginn der Untersuchung durchgeführt werden, bevor das Baby anfängt zu schreien. Für die **Inspektion** sind Farbe und Durchblutungszustand des Säuglings wichtig. In den ersten Tagen der Neugeborenenperiode tritt oft eine periphere Zyanose (Akrozyanose) auf, die mit einer Vasokonstriktion in Verbindung mit einer Polyzythämie (Hb 14,9–23,7 g/dl bei der Geburt) zusammenhängt. Die Rekapillarisierungszeit kann daher verzögert sein. Eine zentrale Zyanose lässt sich am besten an der Zunge beurteilen. Bei der Inspektion kann akute Atemnot in Ruhe das einzige Anzeichen für eine kongenitale Herzerkrankung sein. Ein blasses Baby kann unter Anämie oder gar Hypoxie leiden.

Frequenz, Rhythmus und Charakter des **Brachial- und Femoralispulses** müssen festgestellt werden. Schwach ausgeprägte oder fehlende Femoralispulse können auf eine Aortenisthmusstenose hinweisen, ebenso ein Blutdruckgradient zwischen oberen und unteren Extremitäten bei der **Blutdruckmessung** an allen vier Extremitäten. Bei einem persistierenden Ductus arteriosus kommt es zu einer vergrößerten Blutdruckamplitude. Das Präkordium sollte palpiert werden und der Herzspitzenstoß (meist links) sowie Hebungen oder Schwirren sollten beachtet werden.

Eine fehlende Spaltung des zweiten Herztons kann ein Hinweis auf eine Obstruktion der pulmonalen Ausflussbahn sein. **Akzidentelle Herzgeräusche** treten bei Neugeborenen häufig auf – bei mehr als 20 % aller Säuglinge mit einem physiologisch gesunden Herzen sind sie am ersten Lebenstag zu hören. Pansystolische und kontinuierliche Herzgeräusche sind bedenklich, ebenso systolische Austreibungsgeräusche, die in Rücken und Nacken fortgeleitet werden. Bei vielen Säuglingen mit einer kongenitalen Herzerkrankung tritt zwar kein Herzgeräusch auf, aber es liegen andere Symptome und Hinweise auf eine Herzerkrankung vor.

Atmung und Respirationstrakt

Atemnot ist der wichtigste klinische Befund, während die Auskultation von geringerer Bedeutung ist.

Beim Trinken sind alle Babys Nasenatmer, daher können verlegte Nasenwege sich als Trinkstörung äußern. Ein hörbarer inspiratorischer Stridor oder heiseres Schreien erfordern eine baldige Abklärung.

 Differenzialdiagnostik
Akute Atemnot

Die folgenden Symptome können einzeln oder in Kombination auftreten:
- Tachypnoe (die Obergrenze des Normalbereichs hängt vom Alter ab)
- Subkostale, interkostale und juguläre Einziehungen
- Stöhnen (endexspiratorisches Geräusch bei Ausatmung gegen den Widerstand einer partiell geschlossenen Stimmritze)
- Nasenflügelatmen, die Nasenflügel zählen zur Atemhilfsmuskulatur
- Zyanose (eventuell subklinisch; daher mit einem Pulsoximeter die Sauerstoffsättigung prüfen)
- Apnoe (kann bei einem sehr jungen Säugling Hinweis für Atemnotsyndrom sein), geht einher mit einem Wechsel der Hautfarbe (Blässe oder Zyanose)
- Bei Frühgeborenen und ganz jungen Säuglingen kommt manchmal ein periodisches Atmen vor, das physiologisch ist. Dabei werden Atempausen von 3–5 s beobachtet, vor allem im Schlaf. Die Hautfarbe verändert sich dabei nicht.

12

Abdomen

Das Spucken von kleinen Mengen Milch ist eine häufige Erscheinung, aber galliges Erbrechen muss umgehend abgeklärt werden.
Gelbsucht ist sehr häufig. Tritt sie innerhalb der ersten 24 Lebensstunden auf, ist sie meist auf eine pathologische Hämolyse zurückzuführen. Nach dem zweiten Lebenstag ist eine physiologische Gelbsucht sehr verbreitet, die bis in die zweite Lebenswoche andauern kann. Sie tritt meist als Begleiterscheinung des Stillens auf. Tritt eine Gelbsucht in Verbindung mit entfärbtem Stuhl, dunklem Urin und Gedeihstörung auf, ist aber wahrscheinlich eine Erkrankung der Leber oder eine Verlegung der Gallenwege die Ursache.

Der Kiefer muss inspiziert und auf Spalten palpiert werden. Lage und Durchgängigkeit des Anus müssen überprüft werden. Mit dem Perineum können gleichzeitig die Genitalien in Augenschein genommen werden. Bei Jungen sollten beide Hoden in das Skrotum deszendiert sein. Kleine Hydrozelen treten häufig auf und müssen nicht behandelt werden. Der Penis sollte die Harnleiteröffnung an der richtigen Stelle aufweisen und die Vorhaut an der Eichel festsitzen. Bei Mädchen sollten der Introitus und eine normal große Klitoris ausgebildet sein. Sind die Genitalien nicht eindeutig zuzuordnen, muss eine eingehende Untersuchung durch einen pädiatrischen Endokrinologen erfolgen, bevor das Geschlecht endgültig festgelegt wird.

Das Abdomen sollte nicht gebläht sein. Häufig sind eine Rektusdiastase oder ein Nabelbruch anzutreffen. Der Nabelschnurrest fällt meist bis zum 10. Tag ab.

Der Leberrand ist in der Regel etwa 1 cm unter dem Rippenbogen tastbar.

Die Hüftgelenke müssen ohne Windeln untersucht werden. Um Auffälligkeiten am Hüftgelenk festzustellen, ist das Ortolani-Manöver durchzuführen.

Fragen an den Patienten
Gelbsucht

- War das Baby in den ersten 24 Lebensstunden gelb?
- War das Kind noch in der dritten Lebenswoche gelb?
- Ist das Kind gesund, gedeiht es und nimmt es zu?
- Welche Farbe haben sein Stuhl und sein Urin?

Neurologie und Entwicklung

Zur Untersuchung des Neugeborenen gehört auch die Untersuchung der großen Fontanelle. Eine vorgewölbte Fontanelle deutet auf einen gesteigerten Hirndruck hin, z.B. durch einen Hydrozephalus, eine Meningitis oder andere raumfordernde Erkrankungen.

In den ersten 24 Stunden sind Geburtsgeschwülste, Glückshaube und Vakuumextraktionsmarken häufig. Schwellungen über beiden Scheitelbeinen haben ihre Ursache meist in einem Kephalhämatom (subperiostale Blutungen).

Das Nervensystem des Neugeborenen lässt sich am besten durch sorgfältiges Beobachten des Kindes beurteilen. Selbst das Auslösen sämtlicher Primitivreflexe ist weniger ergiebig als die Beobachtung. Etwaige Asymmetrien in Tonus oder Bewegung sind nur von Bedeutung, wenn sich der Kopf in einer Neutralposition auf der Mittellinie befindet. Der asymmetrisch-tonische Nackenreflex (☞ Abb. 12.4) hat einen starken Einfluss auf Körperhaltung und -motorik.

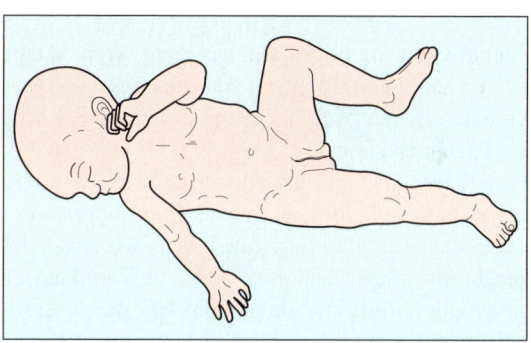

Abb. 12.4 Asymmetrisch-tonischer Nackenreflex (ATNR). Bei Verdacht auf einen asymmetrischen Tonus wiederholen Sie den Test bei Lage des Kopfes in neutraler Mittellinienposition, um den Einfluss des ATNR zu vermeiden.

Der Säugling sollte ein Objekt fixieren und es über 90° verfolgen können. Schauen Sie mit dem Ophthalmoskop nach einem roten Reflex in beiden Augen. Fehlt dieser, könnte ein Katarakt vorliegen. Bei Kindern unter acht Wochen kann Schielen durchaus vorkommen, sollte aber mit der Zeit abnehmen.

Junge Säuglinge sollten bei plötzlichen lauten Geräuschen zusammenfahren und sich bei lauten Dauergeräuschen beruhigen.

Die Routineuntersuchung des Neugeborenen

Mit dieser Untersuchung werden verschiedene Zwecke verfolgt. Es ist eine Allgemeinuntersuchung, bei der angeborene Auffälligkeiten entdeckt werden sollen, die sich eventuell korrigieren lassen. Die Untersuchung sollte am besten am 24 Stunden alten Säugling oder etwas später durchgeführt werden.

Untersuchen Sie das Neugeborene in Gegenwart der Eltern. Wie bei keiner späteren Untersuchung besteht hier die Chance, erbliche Anomalien zu entdecken. Diese treten etwa bei 14 % aller Lebendgeburten auf. Schwere und letale Erbkrankheiten treten nur bei 1,5 % der Lebendgeburten auf. Untersuchen Sie den entkleideten Säugling in einer warmen Umgebung (☞ Abb. 12.5, 12.6).

12.5 Ältere Säuglinge und Kleinkinder

Der aufrechte Gang markiert den Übergang vom Säugling zum Kleinkind und damit den Übergang von einer aus dem Liegen an einem Ort heraus erlebten Welt in eine, in der sie sich selbst bewegen und die sie benennen können.

Am Anfang dieser Zeit sind die Kinder aufgrund des anhaltenden mütterlichen (passiven) Immunschutzes (transplazentales Immunglobulin G) nicht so anfällig für virale Infekte wie später. Im Durchschnitt macht ein älterer Säugling oder ein Kleinkind etwa acht selbstlimitierende Viruserkrankungen pro Jahr durch. Zuweilen treten diese Erkrankungen auch wiederholt hintereinander auf und verursachen bei den Eltern Besorgnis. Beim Kind können dann vorübergehende Gedeihstörungen auftreten.

In vielen entwickelten Ländern werden während der zwei ersten Lebensjahre umfassende Impfprogramme durchgeführt, mit denen neun oder mehr wichtige Infektionskrankheiten verhütet werden sollen, z.B. Diphtherie, Tetanus, Keuchhusten, Polio, Haemophilus Typ B, Meningokokken C-Infektionen, Masern, Mumps und Röteln. Die Impftermine bieten dem Arzt Gelegenheit, Wachstum, Entwicklung und allgemeine Gesundheit des Kindes zu verfolgen.

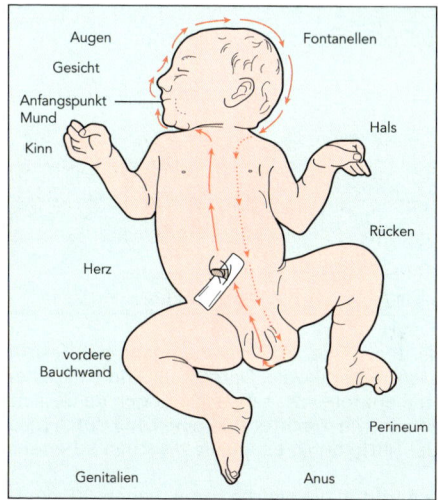

Abb. 12.5 Schema für die Untersuchung eines Neugeborenen. Durch eine systematisch das ganze Baby „umfahrende" Untersuchung kann man die meisten sichtbaren kongenitalen Missbildungen entdecken. Da die wichtigsten angeborenen Anomalien auf oder nahe der Mittellinie zu finden sind, empfiehlt es sich, die Untersuchung immer vom gleichen Ausgangspunkt, z.B. dem Mund zu beginnen und dann entlang der Mittellinie des Neugeborenen das ganze Baby zu inspizieren, um schließlich zum Ausgangspunkt zurückzukehren. An einigen Stellen muss man die Mittellinie verlassen, z.B. um die Augen zu untersuchen oder das Herz zu auskultieren. Zum Schluss dürfen Hände, Füße und Hüftgelenke nicht vergessen werden.

Größe und Gewicht

Im Durchschnitt hat ein Kind sein Geburtsgewicht nach etwa fünf Monaten verdoppelt und nach etwa einem Jahr verdreifacht.
Das ausgeprägteste Wachstum zeigt der Kopfumfang als Folge der Reifung der Hirnrinde mit beschleunigtem Wachstum des Gehirns.

12

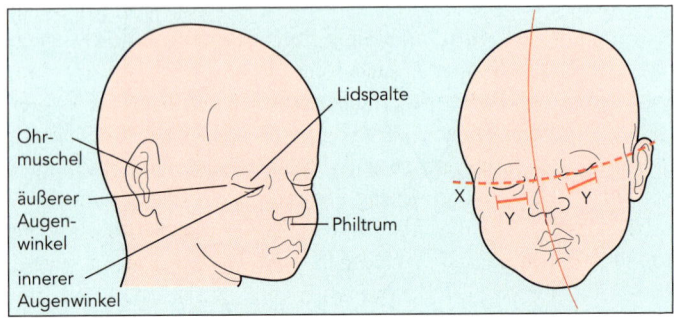

Abb. 12.6 Erläuterung der im Zusammenhang mit Gesichtsfehlbildungen verwendeten Terminologie. Dargestellt sind einige der am häufigsten verwendeten anatomischen Bezeichnungen im Gesichtsbereich. Das Gesicht wird von vorn betrachtet und eine Linie durch beide Augen (X) wird etwa in der Mitte durch eine Linie zwischen Scheitel und Kinn geteilt.

Beide **Lidspalten** sollten die gleiche Länge haben (Y), gemessen vom inneren zum äußeren Augenwinkel **(Kanthus)**. Die Lidspalten sind meist leicht geneigt. Ist diese Neigung stärker ausgeprägt, kann sie entweder **nach oben** – z.B. bei Trisomie 21, dem Down-Syndrom – oder in der Gegenrichtung **nach unten** zu erkennen sein, was bei verschiedenen anderen Syndromen auftritt.

Der Abstand zwischen den Augen entspricht in der Regel der Länge der beiden Lidspalten (Y). Ist er kürzer, wird dies als **Hypotelorismus,** ist er weiter, als **Hypertelorismus** bezeichnet. Die Nasenrinne **(Philtrum)** führt von den Nasenlöchern zum Oberlippenrand.

Zieht man eine Linie vom äußeren Augenwinkel zum Hinterhaupt (Okziput), dann sollte sie die Stelle kreuzen, an der der obere Teil der **Ohrmuschel** am Kopf angewachsen ist. Ist das nicht der Fall, spricht man von **niedrig angesetzten** Ohren. Die Ohrmuschel kann auch **unzureichend ausgebildet** und **verdreht** sein.

Entwicklung

Am Anfang dieser Phase steht der erste Meilenstein der kortikalen Entwicklung – das Lächeln des Kindes (6.–8. Woche). Am Ende des Entwicklungsabschnitts (2 Jahre) kann das Kind laufen, seine Wünsche und Bedürfnisse verbal mitteilen und hat in der Funktion der Hände und in der Koordination große Fortschritte gemacht.

Die Schlüsselfrage lautet bei dieser Altersgruppe: Sind die Eltern hinsichtlich der Entwicklungsfortschritte besorgt?

Die früheste Entwicklung findet in den Bereichen des Sehens und der Steuerung der Handbewegungen statt. Es folgen die allgemeine Motorik, das Umdrehen und das freie Sitzen. In dieser Zeit nehmen Sehschärfe und die Geschicklichkeit der Hände weiterhin zu. Fein- und Grobmotorik hängen stark von der Entwicklung des Sehens ab. Das Kind hört Erwachsenen und Geschwistern aufmerksam zu. Es beginnt zu lallen und das Gesagte immer mehr zu verstehen.

Sobald das Kind in der Lage ist, in Bauchlage die Hüfte zu beugen, nimmt es bald die Hände zu Hilfe und beginnt zu krabbeln. Bald danach zieht sich das Kind zum Stehen hoch und wandert von einem Möbelstück zum anderen. Dies ist die Vorbereitung auf das freie Laufen. Zur Feinmotorik gehört die Weiterentwicklung des Greifens, bis der Pinzettengriff erreicht ist. Um die gleiche Zeit werden die Laute spezifischer. „Mama" und „dada" werden gezielt ausgesprochen. Das Sprachverständnis reicht bald zum Befolgen von Anweisungen und Befehlen. Dies alles findet in der Regel während des ersten Lebensjahres statt.

Im folgenden Jahr macht das Gehen weitere Fortschritte – schnelles Laufen, Kicken eines Balls und schneller Richtungswechsel werden möglich. In der Feinmotorik zeigt sich eine Zunahme an manueller Geschicklichkeit – Bauen eines Turmes aus sechs Klötzen – und selbstständigem Handeln – z. B. Essen mit dem Löffel, aus der Tasse trinken, sich selbst ausziehen. Die Kommunikation macht Fortschritte – der Wortschatz wächst, und die Wörter werden zu kurzen Sätzen zusammengestellt. Noch ist aber das Sprachverständnis größer als die Fähigkeit, sich selbst auszudrücken.

Anamnese

Die Anamnese sollte dieselben Bereiche wie bei der Anamnese des jungen Säuglings abdecken und zusätzlich Punkte einschließen, die in dieser Entwicklungsphase besonders wichtig sind, z. B. augenblickliche Ernährung, Abstillen, Entwicklungsstand und durchgeführte Impfungen.

12

Untersuchung

Während der Untersuchung sitzt das Kind am besten auf dem Schoß von Vater oder Mutter, und es wird spielerisch in alle Vorgänge einbezogen.

Wie bei Neugeborenen untersuchen Sie als Erstes, was nach der Anamnese im Vordergrund steht, weil die Untersuchung bei längerer Dauer immer schwieriger werden kann. Am Ende der Untersuchung sollten Sie das unbekleidete Kind vollständig untersucht haben. Das lässt sich schrittweise durchführen. Heben Sie die unangenehmeren Teile der Untersuchung (z.B. Inspektion von Ohren und Rachen) bis zum Schluss auf.

Kreislauf und kardiovaskuläres System

Schauen Sie auf die **Hautfarbe** des Kindes. In diesem Alter ist es nicht mehr polyzythämisch, sondern eher „physiologisch anämisch" (die untere Grenze für den zu erwartenden Hb-Wert liegt im Alter von zwei Monaten bei 9,4 g/dl und im Alter von sechs Monaten bei 11,1 g/dl).

Die **Rekapillarisierungszeit** ist ein sehr empfindliches Zeichen und sollte mit der von Erwachsenen übereinstimmen (2–3 s). Eine Tachykardie stellt ein wichtiges, unbedingt abzuklärendes Symptom dar und kann z.B. durch Fieber, Unwohlsein, Aufregung oder Schreien verursacht sein.

Bei jedem kranken Kind sollte man den **Blutdruck** messen. Um das Ergebnis einer einzigen Blutdruckmessung richtig zu deuten, muss man folgende drei Faktoren berücksichtigen: die Größe der Manschette im Verhältnis zum Oberarm des Kindes, die Größe des Kindes, und die Gemütslage, in der es sich während der Messung befindet. Das Messergebnis kann z.B. viel zu hoch ausfallen, wenn die verwendete Manschette zu klein ist oder das Kind schreit. Normwerte richten sich nach der jeweiligen Größe und dem Alter des Kindes.

Es ist sinnvoll, den **Herzspitzenstoß** und das **Präkordium** zu palpieren, da manche Geräusche als hebende Pulsationen oder Schwirren tastbar sind. Bei der Auskultation der Herztöne kann es schwierig sein, die normale Spaltung des zweiten Herztons zu hören, wenn das Kind tachykard ist.

Bei etwa einem Drittel aller Kinder ist irgendwann im Laufe des Lebens ein **Herzgeräusch** zu hören. Bei weniger als 1% aller Kinder liegt aber ein organischer Herzfehler vor. Harmlose (akzidentelle oder funktionelle) Herzgeräusche haben spezielle Charakteristika. Systolische Austreibungsgeräusche sind entweder kurz und summend oder weich und blasend. Venöses Brummen (Nonnensausen) ist tieffrequent und am besten nach tiefem Einatmen zu hören. In Rückenlage verschwindet es.

Echte pathologische Herzgeräusche sind in der Regel lauter, rauer und länger und werden u. U. fortgeleitet. Diastolische Geräusche sind immer pathologisch.

Zusammenfassung
Messung des kindlichen Blutdrucks

Der kindliche Blutdruck kann gemessen werden durch
- Oszillometrie
- Manschette (Stethoskop oder Dopplersonde oder durch Palpation)
- Direkte (invasive) Messung (auf der Intensivstation)

Beachten Sie die Zwei-Drittel-Regel:
- Die Breite der Manschette soll mindestens zwei Drittel der Entfernung von der Schulter zum Ellenbogen betragen
- Die Länge der Manschette muss den Extremitätenumfang um mindestens zwei Drittel überschreiten

Atmung und Respirationstrakt

Beobachten und Hören der Atmung des Kindes ist das Wichtigste bei der Untersuchung des Respirationstraktes. Die Auskultation kann zwar zusätzliche Informationen erbringen; es besteht aber immer die Gefahr, dass sie von den fortgeleiteten lauten Atemgeräuschen aus den oberen Atemwegen überdeckt werden.

Inspizieren Sie am Ende der Untersuchung die oberen Atemwege (Ohren, Nase und Rachen). Schnupfen und gerötete, entzündete Schleimhäute in Rachen und Ohren sind wahrscheinlich auf eine virale Infektion der oberen Atemwege zurückzuführen.

Eine Lymphadenopathie mit starker Druckempfindlichkeit kann mit einer bakteriellen Infektion zusammenhängen. Eine persistierende, asymmetrisch auftretende Lymphadenopathie ohne Druckempfindlichkeit mit Beeinträchtigung des Allgemeinbefindens muss genau abgeklärt werden.

Differenzialdiagnostik
Nicht wegdrückbare (Purpura-) Ausschläge

Ausschläge treten bei Kindern häufig auf, und mithilfe einer einfachen, systematischen Annäherung sollte es in den meisten Fällen möglich sein, die richtige Diagnose zu stellen.

- Die klinisch wichtigsten Hauterscheinungen, die sofort zu erkannt werden sollten, sind die nicht wegdrückbaren Befunde, z.B. Meningokokkensepsis (☞ Abb. 12.7), idiopathische thrombozytopenische Purpura (☞ Abb. 12.8), „blaue Flecke" und Greifspuren nicht unfallbedingter Genese (☞ Abb. 12.9) sowie Purpura Schoenlein-Henoch (☞ Abb. 12.10)
- Ist der Ausschlag erythematös (wegdrückbar) und geht mit einer interkurrenten Erkrankung einher, ist er wahrscheinlich auf eine Infektion zurückzuführen, die oft viraler Genese und selbstlimitierend ist.
- Ein chronischer, juckender Ausschlag ist wahrscheinlich ein Ekzem und sollte entsprechend behandelt werden.

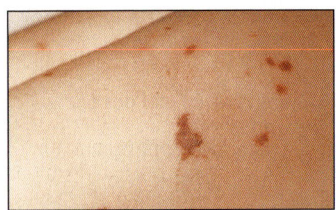

Abb. 12.7 Nicht wegdrückbare Hautbefunde: Meningokokkensepsis. Alle nicht wegdrückbaren Ausschläge im Kindesalter müssen genau untersucht werden. Vom rechtzeitigen Erkennen der Symptome kann das Leben der Patienten mit Meningokokkensepsis abhängen. Beachten Sie, dass der Ausschlag zunächst erythematös beginnen und dann in eine nicht wegdrückbare Purpura übergehen kann. Typisch für die Meningokokken-Infektion ist die schnelle Ausbreitung des Ausschlags und der schwerkranke Zustand des Patienten. Er muss so schnell wie möglich mit einem geeigneten parenteralen Antibiotikum behandelt werden.

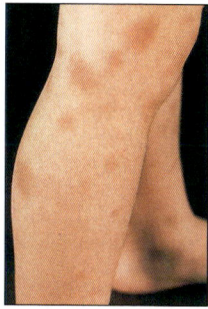

Abb. 12.8 Nicht wegdrückbare Hautbefunde: Idiopathische thrombozytopenische Purpura (Werlhof). Im Kindesalter ist diese Erkrankung gutartiger als im Erwachsenenalter und selbstlimitierend. Differentialdiagnostisch muss immer eine akute Leukämie ausgeschlossen werden. Dazu muss ein großes Blutbild mit Ausstrich erstellt werden.

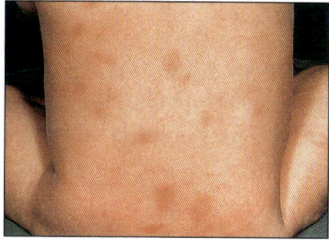

Abb. 12.9 Nicht wegdrückbare Hautbefunde: Hämatome nach kräftigem absichtlich durchgeführtem Fingerdruck. Bei allen Kindern kommt es vor, dass sie stürzen und sich bei kleineren Verletzungen auch blaue Flecke zuziehen. Diese sind meistens am Ort des Aufpralls (z. B. Schienbein oder Ellenbogen) zu finden. Blutergüsse und blaue Flecke in einem normalerweise nicht exponierten Bereich sollten an Misshandlung denken lassen. Erkundigen Sie sich, wie es zu dem Hämatom kam. Passen geschilderter Unfallhergang und Verletzung zusammen? Wenden Sie sich in Zweifelsfällen sofort an erfahrene Kollegen.

Abdomen

Galliges Erbrechen, Blässe, starkes untröstliches Weinen, ein geblähter Bauch, Vorwölbungen in der Leistengegend und Blut im Stuhl sind Hinweise auf eine ernste akute Abdominalerkrankung. Bei einer Peritonitis liegt das Kind ganz still mit angezogenen Beinen und eingeschränkter Zwerchfellatmung.

Mit warmen Händen kann man versuchen, eine Palpation durchzuführen – dazu können mehrere Versuche erforderlich sein. Die Erfolgsaussichten sind am besten, wenn das Kind auf dem Schoß von Vater oder Mutter eingeschlafen ist.

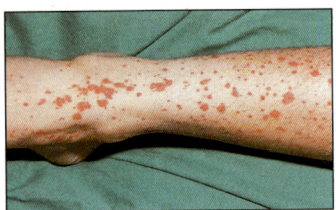

Abb. 12.10 Nicht wegdrückbare Hautbefunde: Purpura Schoenlein-Henoch (HSP). Die HSP ist eine Vaskulitis allergischen Ursprungs mit einer typischen Verteilung der Effloreszenzen an der Rückseite der Beine bis zum Gesäß. Sie wird von verschiedenen systemischen Symptomen begleitet, etwa von Gelenkschwellungen, und kann in seltenen Fällen zu einem dauerhaften Nierenschaden führen.

Überprüfen Sie bei Jungen immer, ob die Hoden ins Skrotum deszendiert sind. Versuchen Sie nicht, die Vorhaut zu lösen. Bei neugeborenen Mädchen sind die Genitalien weniger sichtbar. Die großen Schamlippen sind fleischig und verdecken Introitus, Klitoris und Urethraöffnung.

Neurologie und Entwicklung

In vielen Fällen ist die Anamnese der Schlüssel zur neurologischen Diagnose. Wenn es um mögliche Anfälle oder Blackouts geht, ist ein Bericht aus erster Hand am aufschlussreichsten, sehr hilfreich ist eine Videoaufzeichnung von dem Zwischenfall. Beobachtung ist hier wichtiger als die Reflexprüfung.

Durch Beobachtung der Grobmotorik lassen sich Körperhaltung und Muskelkraft bestimmen; beim Hochheben des Kindes lässt sich der Tonus feststellen. Bei jüngeren Säuglingen kann man die der Schwerkraft entgegenwirkenden Kräfte überprüfen, indem man die Extremitäten anhebt. Die Kopfhebung zeigt sich in Bauchlage. Im Spiel lassen sich die Extremitäten palpieren, um Tonus, Muskelmasse, Kraft und Sensibilität (durch leichtes Kitzeln) festzustellen. Zur Auslösung der Muskeleigenreflexe ist etwas Geduld erforderlich. Manche Kinder lassen sich mit dem Drücken eines Quietschtieres ablenken. Die Koordination kann man schwer in einem systematischen Test erfassen, aber die Beobachtung von Gang und Feinmotorik geben wertvolle Hinweise.

Die Hirnnerven kann man durch Beobachtung von Verhalten und Gesichtsausdruck testen.

▶ **Der I. Hirnnerv (N. olfactorius)** wird nur selten getestet.

▶ **Der II. Hirnnerv (N. opticus)** Es ist in dieser Altersgruppe oft schwierig, das Gesichtsfeld zu untersuchen und eine Fundoskopie durchzuführen. Dies ist im Kindergartenalter leichter, und ab zwei Jahren kann man die Sehschärfe von Kindern mithilfe von Bildern und Buchstaben feststellen.

▶ **Der III., IV. und VI. Hirnnerv (N. oculomotorius, N. trochlearis und N. abducens)** Während das Kind ein Spielzeug oder ein Licht in horizontaler und vertikaler Richtung mit den Augen verfolgt, lassen sich die Augenbewegungen beobachten.

▶ **Der V. und VII. Hirnnerv (N. trigeminus und N. facialis)** Der Trigeminusnerv kann getestet werden, wenn das Kind auf einen Keks oder eine Flasche beißt, der Fazialis, indem man das Kind auffordert zu lächeln oder die Augen fest zu schließen.

▶ **Der VIII. Hirnnerv (N. acusticus)** Vielerorts ist inzwischen die Hörprüfung mittels OAE (otoakustische Emissionen) im Säuglingsalter eingeführt worden.

▶ **Der IX., X., XI. und XII. Hirnnerv (N. glossopharyngeus, N. vagus, N. accessorius und N. hypoglossus)** Hier sind anamnestische Angaben über die Regurgitation von Nahrung und häufiges Verschlucken von Bedeutung.

Wenn Sie Glück haben, stellen Sie bei der Untersuchung des Rachens Folgendes fest: Während der Racheninspektion bewegt sich die Uvula, (IX. Hirnnerv intakt), keine Heiserkeit beim Schreien (X. Hirnnerv intakt), Zucken der Schultern und Drehen des Kopfes mithilfe des M. sternocleidomastoideus (XI. Hirnnerv intakt), Bewegung der Zunge beim Benutzen eines Spatels (XII. Hirnnerv intakt).

12.6 Das Kindergartenkind

Diese Altersgruppe zwischen 2 und 5 Jahren ist häufig beim Arzt anzutreffen.

12

Größe und Gewicht

In dieser Phase verläuft die Wachstumskurve fast linear. Die Wachstumsgeschwindigkeit nimmt in diesem Zeitraum um etwa 30 % ab.

Entwicklung

Diese Zeit ist durch Fortschritte in der Kommunikation und dem Gebrauch und Verständnis von Sprache gekennzeichnet. Durch die sprachlichen und kommunikativen Fortschritte lassen sich bestimmte Tests und detailliertere klinische Untersuchungen annähernd so durchführen wie bei der Untersuchung von Erwachsenen.

Anamnese

Zur Anamnese gehören Einzelheiten zur Entwicklung verschiedener Fähigkeiten und die Frage nach Problemen, die den Eltern Sorgen machen. Weitere wichtige Punkte sind unter anderem die Ernährung (in diesem Alter tritt am häufigsten eine ernährungsbedingte Eisenmangelanämie auf), die körperliche Belastbarkeit und etwaiger Husten (oft wird Asthma übersehen).

Untersuchung

Zur Untersuchung sitzt das Kind am besten auf dem Schoß von Vater oder Mutter. Konzentrieren Sie sich zunächst auf die für die augenblicklichen Beschwerden relevante Körperregion und erledigen Sie die weniger angenehmen Eingriffe erst am Ende der Untersuchung. Ziehen Sie die Untersuchung spielerisch auf und wecken Sie die Neugier des Kindes (z.B. Mamas Herz durchs Stethoskop hören oder in Papas Ohr schauen).

Kreislauf und kardiovaskuläres System

Die niedrigere Herzfrequenz in diesem Alter lässt eine genauere Beurteilung des ersten und zweiten Herztons zu. Auch in dieser Altersgruppe treten häufig akzidentelle Herzgeräusche auf.

Atmung und respiratorisches System

Sehr wichtig ist die Beobachtung der Thoraxexkursionen und des Atemrhythmus. Wenn keine akute Atemnot vorliegt, ist die Auskultation meist unergiebig. Bei Kindern unter vier bis fünf Jahren sind Atemvolumenmessungen nicht reproduzierbar.

Abdomen

Liegt das Kind im Bett oder auf einer Liege, sollte ein Elternteil am Kopfende sitzen. Am besten gehen Sie zur Untersuchung in die Knie und damit in Augenhöhe des Kindes und schauen Sie nicht auf den Bauch, sondern ins Gesicht des Kindes. So sollte eine erfolgreiche Untersuchung des Abdomens möglich sein.

Neurologie und Entwicklung

Beim Spiel des Kindes lassen sich Gang und Grobmotorik beurteilen. Die feinmotorischen Fähigkeiten lassen sich leicht mithilfe von Papier und Bleistift untersuchen. Man lässt das Kind verschiedene Formen abzeichnen: ein dreijähriges Kind kann einen Kreis abzeichnen, ein vierjähriges Kind ein Kreuz, ein viereinhalbjähriges Kind ein Quadrat und ein fünfjähriges Kind Dreiecke. Das Gehör kann man mit der Audiometrie messen. Das Sehen lässt sich im Alter von drei Jahren mit Steckkästen (Formen und Buchstaben) testen.

Reflexuntersuchungen, Fundoskopie, Gesichtsfelduntersuchung und spezielle Motorik- und Koordinationsprüfungen sind alle durchführbar, solange die Untersuchung spielerisch durchgeführt wird.

Um die Stellung der Beine und den Gang ihrer Kinder sind Eltern häufig besorgt. Ein Genu varum (O-Beine) ist bei Kleinkindern normal. Danach gibt es eine Neigung zum Genu valgum (X-Beinen), ehe sich die Beine im Schulalter begradigen (☞ Abb. 12.11).

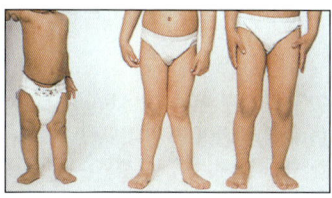

Abb. 12.11   Beine von drei Jungen. Welche Beine sind normal? Diese drei Brüder haben sämtlich normale Beine. Der jüngste hat leichte O-Beine, die im Kleinkindalter physiologisch sind. Der mittlere Bruder hat X-Beine, die im Vorschulalter physiologisch sind. Der älteste Bruder hat „gerade" Beine.

12.7 Das Schulkind

Schulkinder zwischen sechs Jahren und dem Einsetzen der Pubertät kommen weniger häufig zum Arzt. Die Beschwerden eines Kindes und wie es diese seinen Eltern und dem Arzt schildert, ist stark von psychischen Faktoren beeinflusst.

Größe und Gewicht

Das Längenwachstum hängt in der Regel von der durchschnittlichen Größe der Eltern ab. Beschleunigtes Längenwachstum und übermäßige Gewichtszunahme gehen oft Hand in Hand. Verlangsamtes Wachstum kann auf eine nicht erkannte oder nicht adäquat behandelte chronische Erkrankung (z. B. Asthma oder Zöliakie) oder endokrine Störungen zurückzuführen sein.

Entwicklung

Das Kind wird unabhängiger von den Eltern, dafür aber abhängiger von Gleichaltrigen. Sprachliche, kognitive und rechnerische Fähigkeiten haben sich in der Schule und zu Hause weiter entwickelt. Sehen, Hören und Motorik entsprechen allmählich den Verhältnissen Erwachsener.

Anamnese

Lassen Sie das Kind selbst berichten und sprechen Sie erst dann mit den Eltern. Formulieren Sie Ihre Fragen so, dass das Kind sie verstehen kann. Informationen über die häuslichen Verhältnisse und vor allem über die Schule sind wichtig. Weitere Hinweise über den Schweregrad einer Erkrankung und ihre Auswirkung auf das Leben des Kindes geben seine Hobbys, Sportarten und andere Freizeitbeschäftigungen.

Untersuchung

Den Ablauf der Untersuchung bestimmen nun im Großen und Ganzen Sie. In der Untersuchungstechnik gibt es nur noch geringfügige Unterschiede zur Untersuchung Erwachsener. Die Untersuchung sollte allerdings nach wie vor mit Spaß verbunden sein.

12.8 Jugendliche

- Jugendliche gehen nur selten zum Arzt.
- Jugendliche befinden sich im Übergang von der Kindheit zum Erwachsenenalter und sind unsicher, wie sie sich als Erwachsene verhalten sollten.
- Der Arzt muss Jugendliche so akzeptieren, wie sie sind, und er muss wissen, dass ihnen vieles peinlich ist und sie oft ängstlich sind.
- Die Beschwerden, die den Jugendlichen zum Arzt führen, können eine psychische Ursache haben.
- Jugendliche mit chronischen Erkrankungen möchten ihren gesunden Altersgenossen nicht nachstehen, was sich langfristig auf ihren Gesundheitszustand auswirken kann.
- Risikofreudiges Verhalten (Zigaretten-, Alkohol- und Drogenkonsum, Sex usw.) ist typisch in diesem Alter, und wenn daraus gesundheitliche Nachteile entstehen, darf der Arzt nicht moralisierend und autoritär auftreten.
- Bewusste Selbstverletzung (v. a. Überdosierungen) nimmt bei Jugendlichen zu.
- Bei der Behandlung Jugendlicher kann es zu Konflikten zwischen Jugendlichen, Eltern und Arzt bezüglich der Vertraulichkeit der Patienteninformation und dem Einverständnis der Eltern kommen.

Der Arzt sollte hinsichtlich der Beschwerden seiner jugendlichen Patienten und ihrer Ursachen keine Vorurteile haben. Er sollte Verständnis dafür haben, dass der Patient den Arzt ohne seine Eltern aufsuchen möchte.

Größe und Gewicht

In den ersten zehn Lebensjahren ist der Unterschied in der Wachstumsrate und Gewichtszunahme zwischen Mädchen und Jungen erstaunlich gering. Mit Erreichen der Pubertät setzt ein zwei bis drei Jahre dauernder Wachstumsschub ein. (☞ Abb. 12.12)

12

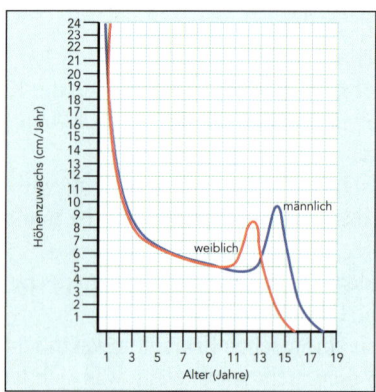

Abb. 12.12 Wachstumsgeschwindigkeit von Mädchen und Jungen. Beachten Sie, dass sich die Wachstumsgeschwindigkeit vor der Pubertät kaum unterscheidet, dann aber der Wachstumsgipfel bei Mädchen früher eintritt und weniger hoch ausfällt als bei Jungen. Daraus erklärt sich der Größenunterschied zwischen erwachsenen Männern und Frauen.

Pubertät

Die Pubertät beginnt bei Mädchen (Durchschnittsalter 11,4 Jahre) knapp ein Jahr früher als bei Jungen (Durchschnittsalter 12,0 Jahre), aber der pubertäre Wachstumsschub setzt bei Mädchen schon etwa zwei Jahre früher ein. Erstes äußeres Anzeichen der Pubertät ist die Entwicklung des Brustgewebes unter den Brustwarzen (Durchschnittsalter 11 Jahre). Bei Jungen ist das erste körperliche Anzeichen die Vergrößerung des Hodenvolumens von unter 2 ml (präpubertär) auf ein endokrinologisch aktives Hodenvolumen von über 4 ml (Durchschnittsalter 12 Jahre).

Für Jungen stellt eine konstitutionelle Verzögerung des Wachstums und der Pubertät ein größeres Problem dar, weil sie ohnehin ihren Wachstumsschub (der dann aber größer ist) zwei Jahre später als Mädchen erreichen. Deshalb ist sein Ausbleiben mit physischen und psychischen Belastungen verbunden.

Wenn sich bei Mädchen der Wachstumsschub auf weniger als 4 cm pro Jahr verlangsamt hat, kann die Menarche auftreten. Nach der Menarche hält das Längenwachstum noch 1,5–2 Jahre an. Die endgültige Erwachsenengröße ist erreicht, wenn die Epiphysenfugen der Wirbel und der langen Röhrenknochen geschlossen sind.

 Differenzialdiagnostik
Konstitutionelle Verzögerung des Wachstums und der Pubertät

- Bei Jungen häufiger
- Die Patienten haben sich meist schon vorher im unteren Bereich der normalen Wachstumskurve bewegt, sind aber in den mittleren Teenagerjahren deutlich kleiner als ihre Altersgenossen. Zu diesem Zeitpunkt stellen sie sich in der Regel beim Facharzt vor.
- Eine genetisch bedingte physiologische Entwicklungsverzögerung kann beim Betroffenen zu einer ernsten psychischen Belastung führen.
- Durch eine medikamentöse Einleitung der Pubertät kann die Belastung für den Patienten günstig beeinflusst werden.

Entwicklung

Auch nach Abschluss des Wachstums setzt sich die Entwicklung weiter fort, vor allem auf den Gebieten des Sozialverhaltens.

Die Zeit zwischen dem Ende der Wachstumsphase und der endgültigen Selbstständigkeit wird immer länger. Dagegen hat das Durchschnittsalter beim Eintritt der Pubertät in den letzten hundert Jahren abgenommen.

Anamnese

Je nach Art des vorliegenden Problems gilt es zu entscheiden, wer im Sprechzimmer verbleibt, der Patient allein oder in Gegenwart seiner Eltern. Hier kann es leicht zu Konflikten zwischen der Vertraulichkeit gegenüber dem Patienten und der Zustimmungspflicht der Eltern kommen. Es ist wichtig, die Fragen in erster Linie an den Patienten zu richten und nur wenn unbedingt notwendig einen Elternteil oder einen Sorgeberechtigten einzubeziehen.

Genauere Informationen über die häuslichen Verhältnisse sind wichtig. Auch Informationen über Alltag und Leistungen in der Schule, über Hobbys, Sport, Freizeitbeschäftigungen und Freundschaften geben Aufschluss darüber, wie der Jugendliche mit den zunehmenden Anforderungen des Alltags zurechtkommt.

12

Untersuchung

Die meisten Jugendlichen haben ihrem Körper gegenüber ein ausgeprägtes Schamgefühl. Deshalb müssen Umkleidekabinen und Tücher zum Zudecken usw. zur Verfügung stehen. Während der Anamnese muss der untersuchende Arzt entscheiden, ob bei der Untersuchung ein Elternteil zugegen sein soll. Sollten Sie sich dagegen entscheiden, ist es ratsam, während der körperlichen Untersuchung noch eine dritte Person im Raum zu haben.

Abgesehen von der Untersuchung des Wachstums und der pubertären Entwicklung kann die Beziehung zwischen dem Jugendlichen und seinen Eltern wichtige Hinweise liefern. Im Übrigen entspricht die Untersuchung der eines erwachsenen Patienten.

 Zusammenfassung
Kindliche Entwicklung

Aufgrund der großen Variationsbreite beim Erwerb verschiedener Fähigkeiten und Fertigkeiten ist es nicht einfach, die kindliche Entwicklung umfassend darzustellen. Berücksichtigen Sie bei Frühgeborenen immer das tatsächliche Alter (korrigiertes Alter nach Konzeption).
Für die Entwicklung im ersten Lebensjahr gibt es folgende **Warnzeichen:**
- Die Eltern sind über bestimmte Aspekte in der Entwicklung des Kindes beunruhigt
- Verlust bereits vorhandener Fähigkeiten (Regression der Entwicklung)
- Persistenz des adduzierten Daumens in Neugeborenenphase
- Kein soziales Lächeln im Alter von acht Wochen
- Kein Zusammenzucken bei plötzlichen Geräuschen und keine Reaktion auf Stimmen in der Nähe im Alter von acht Wochen
- Kein Fixieren und keine Blickverfolgung im Alter von acht Wochen
- Ausgeprägte Asymmetrie von Tonus und Motorik (Kopf in Mittellage) während des ersten Lebensjahres
- Kein freies Sitzen im Alter von acht Monaten
- Kein mehrsilbiges Plappern oder Lallen im Alter von acht Monaten

Index